Birgit Seelbach-Göbel, Wolfgang Würfel (Hrsg.)

Schwangerschaft mit 40 Plus

Birgit Seelbach-Göbel, Wolfgang Würfel (Hrsg.)

Schwangerschaft mit 40 Plus

Kinderwunschbehandlung, Schwangerschafts- und Geburtsbetreuung

DE GRUYTER

Herausgeber
Prof. Dr. med. Birgit Seelbach-Göbel
Klinik für Geburtshilfe und Gynäkologie
der Universität Regensburg – St. Hedwig
Krankenhaus Barmherzige Brüder
Steinmetzstraße 1–3
93049 Regensburg
E-Mail: birgit.seelbach-goebel@barmherzige-regensburg.de

Prof. Dr. Dr. med. Wolfgang Würfel
Kinderwunsch Centrum München (MVZ)
Lortzingstraße 26
81241 München
E-Mail: prof.w.wuerfel@ivf-muenchen.de

ISBN: 978-3-11-051813-9
e-ISBN (PDF): 978-3-11-052280-8
e-ISBN (EPUB): 978-3-11-052194-8

Library of Congress Control Number: 2018957801

Bibliografische Information der Deutschen Nationalbibliothek
Die Deutsche Nationalbibliothek verzeichnet diese Publikation in der Deutschen Nationalbibliographie; detaillierte bibliografische Daten sind im Internet über http://dnb.d-nb.de abrufbar.

Einbandabbildung: Wavebreakmedia / iStock / Getty Images
Satz: L42 AG, Berlin
Druck und Bindung: CPI books GmbH, Leck

www.degruyter.com

Vorwort

In den letzten Jahren bzw. Jahrzehnten hat die Zahl der Patientinnen, die mit über 40 Jahren ihr erstes Kind erwarten, deutlich zugenommen. Zugenommen haben auch Berichte von Frauen, die anscheinend mühelos mit über 50 Jahren ebenfalls noch Kinder bekommen können. Das alles summiert sich zu dem Gesamteindruck, dass es jenseits des 40. Lebensjahres einerseits unproblematisch ist, noch eine Familie zu gründen und dass andererseits die entsprechenden Schwangerschaften kein erhöhtes Risiko beinhalten. Dem ist aber sicherlich nicht so.

Allein schon die Etablierung einer Schwangerschaft mit über 40 Jahren ist aus reproduktionsmedizinischer Sicht in keinster Weise ein einfaches Unterfangen. Denn: Schon ab dem 35. Lebensjahr nimmt die Fertilität sukzessive ab, und die Abortraten sowie die Schwangerschaftskomplikationen nehmen zu. Das ist für viele Paare oft eine bittere Erkenntnis, weswegen sie nach vielfachen Fehlversuchen gerne den Weg ins Ausland suchen, um hier eine Behandlung vermittels Eizellspende durchführen zu lassen. Doch gerade diese Schwangerschaften, also nach Eizellspende, implizieren wiederum deutlich erhöhte Anforderungen an die Schwangerschaftsvorsorge und das geburtshilfliche Management.

Das vorliegende Buch will somit versuchen, von verschiedenen Seiten zu beleuchten, welche Möglichkeiten es gibt, mit Unterstützung jenseits der 40 noch schwanger zu werden und welche spezifischen Probleme für den Schwangerschafts- und Geburtsverlauf zu berücksichtigen sind.

Professor Dr. med. Birgit Seelbach-Göbel
Professor Dr. Dr. med. Wolfgang Würfel

München und Regensburg, Frühjahr 2019

https://doi.org/10.1515/9783110522808-201

Inhalt

Vorwort — V

Autorenverzeichnis — XI

Verzeichnis der Abkürzungen — XIII

1 Physiologische Grundlagen der Ovarialfunktion und der ovariellen Alterung — 1
1.1 Die gynäkoendokrinologische Situation heute — **1**
1.2 Der ovarielle und der menstruelle Zyklus — **1**
1.3 Ovarielle Alterung: Follikelreserve — **5**
1.4 Ovarielle Alterung: zellbiologische Veränderungen — **8**
1.5 Empfängniswahrscheinlichkeiten in Abhängigkeit vom Alter — **11**

2 Psychosoziale Aspekte des Kinderwunsches „nach 40" — 17
2.1 Zusammenfassung — **17**
2.2 Zahlen und Fakten — **17**
2.3 Gesellschaftliche Aspekte — **21**
2.4 Unerfüllter Kinderwunsch und Reproduktionsmedizin: psychosoziale Aspekte — **23**
2.5 Familienbildung mit Eizellspende sowie mit Embryonen Anderer — **25**
2.6 Social (Egg) Freezing — **28**
2.7 Abschließende Bewertung, Beratungsinhalte und „Checkliste" — **31**

3 Immunologie der Implantation – unter besonderer Berücksichtigung von Eizell- und Embryonenspende — 39
3.1 Zusammenfassung — **39**
3.2 Einleitende Gedanken — **40**
3.3 Das HLA-System — **41**
3.3.1 Die Verhältnisse bei der Implantation und in der Schwangerschaft — **41**
3.3.2 Interaktion mit den immunkompetenten Zellen der Mutter in spe — **43**
3.3.3 Sonderstellung: HLA-E — **45**
3.3.4 Das paternale/allogene HLA-C — **46**
3.3.5 Zwischenfazit — **48**
3.4 Das Endometrium – ein hochkompetentes immunologisches Organ — **50**

3.5 Die Bedeutung der einzelnen immunkompetenten Zellen — 52
3.5.1 Die NK-Zellen — 52
3.5.2 Die Lymphozyten — 54
3.5.3 Makrophagen — 57
3.6 Der Mikrochimerismus (MC) — 58
3.6.1 Welche Zellarten können übertreten? — 59
3.6.2 Trophoblastäres Gewebe — 59
3.6.3 Embryonale Stammzellen (ES) — 59
3.6.4 Organspezifische Zellen — 60
3.6.5 Fazit — 64

4 Methoden der Kinderwunschbehandlung nach 40 und ihre Ergebnisse — 71
4.1 Operative Therapiemaßnahmen — 72
4.1.1 Endometriose — 72
4.1.2 Myome — 73
4.1.3 Polypen — 75
4.1.4 Fehlbildungen — 76
4.1.5 Refertilisierung — 77
4.2 Hormonelle Stimulation und Spontankonzeption — 79
4.3 Intrauterine Insemination — 90
4.4 IVF/ICSI — 91
4.5 PKD/PID — 95

5 Alternative und experimentelle Methoden zur Prognoseverbesserung der Kinderwunschbehandlung jenseits des 40. Lebensjahres — 105
5.1 Endometriale Rezeptivität — 105
5.2 Endometriales Mikrobiom — 107
5.3 Unterstützung der Aktivität der Mitochondrien der Eizellen — 108
5.4 Oogonial Stem Cells — 111
5.5 Fruchtbarkeitsdiät — 111
5.6 Akupunktur und Traditionelle chinesische Medizin (TCM) — 113
5.7 GM-CSF als Zusatz in Embryokulturmedium — 114
5.8 Assisted hatching — 115
5.9 Resumée — 115

6 Eizellspende, Embryospende und Leihmutterschaft — 121
6.1 Zusammenfassung — 121
6.2 Einleitung — 121
6.3 Eizellspende — 122
6.3.1 Medizinische Aspekte der Empfängerin (Schwangerschaft und Geburt) — 123

6.3.2 Medizinische Aspekte und Gefahren für die Spenderin — 123
6.3.3 Psychologische und soziale Aspekte der Eizellspende — 124
6.3.4 Aspekte der Beratung des Kinderwunschpaares in Deutschland — 126
6.4 Leihmutterschaft — 126
6.4.1 Definition — 127
6.4.2 Rechtslage — 127
6.4.3 Indikation — 127
6.4.4 Medizinische Aspekte — 128
6.4.5 Schwangerschaft und Geburt — 128
6.4.6 Psychologische Situation der Leihmutter — 129
6.4.7 Psychologische Nachuntersuchungen zu den auftraggebenden Eltern — 129
6.4.8 Ethische Aspekte — 129
6.4.9 Aspekte der Beratung und Betreuung der Leihmutterschaft — 130
6.5 Embryospende — 130
6.5.1 Medizinische Aspekte — 131
6.5.2 Embryonenspende in Deutschland — 131
6.5.3 Ethischer Rahmen — 131
6.5.4 Fazit für die Praxis — 132

7 Pränatale Diagnostik bei Schwangerschaft über 40 Jahren — 137
7.1 Hintergrund — 137
7.1.1 Maternales Erkrankungsrisiko — 137
7.1.2 Erkrankungsrisiko für das Kind — 138
7.1.3 Outcome bei maternalem Alter über 44 Jahren — 139
7.1.4 Paternales Alter — 140
7.2 Überwachung im 1. Trimenon — 140
7.2.1 Aneuploidierisiko — 141
7.2.2 Spektrum der Chromosomenstörungen — 142
7.2.3 Screeningmethoden — 143
7.2.4 Beratung einer 40-Jährigen über das Erkrankungsrisiko für den Feten — 144
7.2.5 Beratung bei Mehrlingen — 145
7.3 Überwachung im 2. Trimenon — 149
7.3.1 Mutterschaftsrichtlinien — 149
7.3.2 Hinweiszeichen für Trisomie 21 im 2. Trimenon — 150
7.3.3 Fetale Anomalien und maternale Adipositas — 153
7.3.4 Ultraschalluntersuchung bei Adipositas — 154
7.4 Überwachung im 3. Trimenon — 156
7.4.1 Intrauterine Wachstumsretardierung — 157
7.4.2 Überwachungsmethoden bei Verdacht auf Wachstumsstörung — 158

8 Komplikationen bei Schwangeren über 40 — 163
8.1 Einleitung — **163**
8.2 Störungen der Frühschwangerschaft — **166**
8.3 Mütterliche schwangerschaftsassoziierte Mortalität — **168**
8.4 Präexistente mütterliche Krankheiten — **168**
8.5 Schwangerschaftsspezifische Komplikationen — **169**
8.6 Geburtsmodus — **171**
8.7 Kindliches Outcome — **171**
8.8 Schwangerenvorsorge bei älteren Schwangeren — **175**
8.8.1 Erstes Trimenon — **175**
8.8.2 Zweites Trimenon — **178**
8.8.3 Drittes Trimenon — **179**
8.9 Geburtsplanung — **179**
8.10 Entbindungsmodus — **181**
8.11 Fazit — **182**

Stichwortverzeichnis — 185

Autorenverzeichnis

Dr. rer. nat. Dunja-Maria Baston-Büst
Universitäres interdisziplinäres Kinderwunschzentrum Düsseldorf (UniKiD)
Frauenklinik des Universitätsklinikums Düsseldorf
Moorenstraße 5
Geb. 14.75
40225 Düsseldorf
E-Mail: baston-buest@unikid.de
Kapitel 5

Prof. Dr. med. Alexandra Bielfeld
Universitäres interdisziplinäres Kinderwunschzentrum Düsseldorf (UniKiD)
Frauenklinik des Universitätsklinikums Düsseldorf
Moorenstraße 5
Geb. 14.75
40225 Düsseldorf
E-Mail: bielfeld@unikid.de
Kapitel 5

Dr. med. Daniel Fehr, M.Sc.
green-ivf
Rheydter Str. 143
41515 Grevenbroich
E-Mail: info@green-ivf.de
Kapitel 1

Dr. med. Klaus Fiedler
Kinderwunsch Centrum München (MVZ)
Lortzingstraße 26
81241 München
E-Mail: dr.k.fiedler@ivf-muenchen.de
Kapitel 4

PD Dr. med. Ute Germer
Caritaskrankenhaus St. Josef
Klinik für Frauenheilkunde und Geburtshilfe
Landshuter Str. 65
93059 Regensburg
E-Mail: ugermer@caritasstjosef.de
Kapitel 7

Prof. Dr. med. Christian Gnoth
green-ivf
Rheydter Str. 143
41515 Grevenbroich
E-Mail: info@green-ivf.de
Kapitel 1

Prof. Dr. med. Heribert Kentenich
Fertility Center Berlin
Spandauer Damm 130 (Haus 14)
14050 Berlin
E-Mail: kentenich@fertilitycenterberlin.de
Kapitel 6

Dr. med. Jan Krüsmann
Kinderwunsch Centrum München (MVZ)
Lortzingstraße 26
81241 München
E-Mail: dr.j.kruesmann@ivf-muenchen.de
Kapitel 4

Prof. Dr. med. Jan-Steffen Krüssel
Universitäres interdisziplinäres Kinderwunschzentrum Düsseldorf (UniKiD)
Frauenklinik des Universitätsklinikums Düsseldorf
Moorenstrasse 5
Geb. 14.75
40225 Düsseldorf
E-Mail: kruessel@unikid.de
Kapitel 5

Dr. med. Claudia Santjohanser
Kinderwunsch Centrum München (MVZ)
Lortzingstraße 26
81241 München
E-Mail: dr.c.santjohanser@ivf-muenchen.de
Kapitel 4

Maren Schick, M.Sc. Psych.
Institut für Medizinische Psychologie
Universitätsklinikum Heidelberg
Bergheimer Str. 20
69115 Heidelberg
E-Mail: maren.schick@med.uniheidelberg.de
Kapitel 2

https://doi.org/10.1515/9783110522808-202

Prof. Dr. med. Birgit Seelbach-Göbel
Krankenhaus Barmherzige Brüder Regensburg - Klinik St. Hedwig
Steinmetzstraße 1-3
93049 Regensburg
E-Mail: birgit.seelbach-goebel@barmherzige-regensburg.de
Kapitel 8

Prof. Dr. sc. hum. Tewes Wischmann
Institut für Medizinische Psychologie
Universitätsklinikum Heidelberg
Bergheimer Str. 20
69115 Heidelberg
E-Mail: tewes.wischmann@med.uni-heidelberg.de
Kapitel 2

Franziska Würfel, Dipl.-Ing. (FH), M.Sc.
STRATIFYER Molecular Pathology GmbH
Werthmannstr. 1c
50935 Köln
E-Mail: Franziska.Wuerfel@Stratifyer.de
Kapitel 3

Prof. Dr. Dr. med. Wolfgang Würfel
Kinderwunsch Centrum München (MVZ)
Lortzingstraße 26
81241 München
E-Mail: prof.w.wuerfel@ivf-muenchen.de
Kapitel 3

Verzeichnis der Abkürzungen

AFC	antraler Follikelcount
AFS	American Fertility Society
AH	Assisted hatching
AK	Antikörper
ALA	α-Liponsäure
AMA	advanced maternal age
AMH	Anti-Müller-Hormon
APC	Antigen-präsentierende Zellen
ART	assistierte Reproduktionstechniken („Assisted Reproductive Technologies“)
ASRM	American Society for Reproductive Medicine
ATAK	antitrophoblastärer Antikörper
ATP	Adenosintriphosphat
BELRAP	Belgian Register for Assisted Reproduction
BGB	Bürgerliches Gesetzbuch
BMI	Body-Mass-Index
BMP-15	„Bone Morphogenetic Protein 15“
CC	Clomifencitrat
CE	chronische Endometritis
CGH	komparative genomische Hybridisierung („Comparative Genomic Hybridization“)
CMV	Cytomegalie-Virus
CoQ10	Co-Enzym Q10
CSF	Kolonie-stimulierender Faktor
CT	Cytotrophoblast
CTG	Kardiotokogramm
DC	dendritische Zellen
DIR	Deutsches IVF-Register
DNA	Desoxyribonukleinsäure
EMA	Europäische Arzeimittelagentur
EMMA	„Endometrial Microbiome Metagenomic Analysis“
ERA®	„Endometrial Receptivity Array“
ES	embryonale Stammzellen
E2	Östrogen
ESHRE	European Society for Human Reproductions and Embryology
ET	Embryotransfer
EUG	Extrauteringravidität
EVT	Extravillöser Trophoblast
FAOSTAT	Food and Agriculture Organization
FISH	Fluoreszenz-in-situ-Hybridisierung
FMF	Fetal Medical Foundation
FS	Fettsäure
FSH	follikelstimulierendes Hormon
G-CSF	Granulozyten koloniestimulierender Faktor
GDF-9	„Growth Differention Factor 9“
GDM	Gestational diabetes mellitus

https://doi.org/10.1515/9783110522808-203

GM-CSF	granulocate-colony stimulating factor
GnRH	Gonadotropin-Releasing-Hormon
GvH	Graft-versus-Host-Reaktion
HCG	Humanes Choriongonadotropin
HELLP	„haemolysis, elevated liver enzymes, low platelet count“
HIV	Humanes Immundefizienz-Virus
HLA	Humane Leukozyten-Antigene
HMG	humanes Menopausengonadotropin
HSA	humanes Serumalbumin
HSK	Hysteroskopie
ICSI	Intrazytoplasmatische Spermieninjektion („intracytoplasmatic spermia injection”)
ILT	immunglobulinähnliches Transkript („immunglobulin-like transcript“)
IUFT	Intrauteriner Fruchttod
IU	Internationale Units (Einheiten)
IUI	Intrauterine Insemination
IUP	Intrauterinpessar
IVF	In-vitro-Fertilisation
kDA	Kilo-Dalton
KIR	Killer-immunglobulinähnliche Rezeptoren
KLR	Killer-lezithinahnlichen Rezeptoren („killer cell lectin-like receptor“)
LE	Lupus erythematodes
LGR	Lebendgeburtenrate
LH	luteinisierendes Hormon
LILR	Leukozyten-immunglobulinähnliche Rezeptoren („leucocyte immunoglobulin-like receptor“)
LJ	Lebensjahr
LUF-Syndrom	„luteinized unruptured follicle“-Syndrom
MC	Mikrochimärismus
MIF/MMIF	Makrophagen-Migration-Inhibitionsfaktor
MiHA	minore Histokompatibilitätsantigene
MRT	Magnetresonanztomographie
MS	Multiple Sklerose
mtDNA	mitochondrialer DNA
MZ	Mehrzeller
NADH	Nicotinamid-Adenin-Dinukleotid, reduzierte Form (Elektronenaufnahme)
NGS	„Next-Generation-Sequencing“
NIPD	nichtinvasive Pränataldiagnostik
NKG2	Natürliche Killerzellen Gruppe 2
NK-Zellen	Natürliche Killerzellen
ODDs-Ratio	Chancenverhältnis
OR	ODDs-Ratio
PAPP-A	schwangerschaftsassoziiertes Plasma-Protein A („pregnancy-associated plasma protein A“)
PCO-S/PCOS	Polycystische Ovarien-Syndrom
PCP	primär chronische Polyarthritis

PCR	Polymerase-Kettenreaktion
PIBF	progesteroninduzierter Blockierungsfaktor
PID	Präimplantationsdiagnostik
PKD	Polkörperdiagnostik
PlGF	plazentarer Wachstumsfaktor (placental growth factor)
PN	Pronucleus
PND	Pranataldiagnostik
POF	Vorzeitige Ovarialinsuffizienz („premature ovarian failure")
POR	poor ovarian response
RIF	repetitiver (rezidivierender) Implantationsfehler
RNA	Ribonucleinsäure
ROS	reaktive Sauerstoffspezies
RSA	rezidivierende Spontanaborte
SART	Society for Assisted Reproductive Technology
SERM	selektiver Östrogen-Rezeptor-Modulator
SET	Single-Embryotransfer
SGA	Small for Gestational Age
sLE	Systemischer Lupus erythematodes
SOGC	Society of Obstetricians and Gynaecologists of Canada
SSW	Schwangerschaftswoche
ST	Synzytiotrophoblast
TCM	traditionelle chinesische Medizin
TEB	Trophektodermbiopsie
TESE	testikuläre Spermienextraktion
TGFB	Transformierender Wachstumsfaktor β („Transforming Growth Factor")
TNF	Tumornekrosefaktor
UFP	ultraschallkontrollierte Follikelpunktion
UK	United Kingdom
USA	United States of America
VAMA	very advanced maternal age
VEGF	Vasoendothelialer Wachstumsfaktor („Vasoendothelial Growth Factor")
VZO	Verkehr zum Optimum

1 Physiologische Grundlagen der Ovarialfunktion und der ovariellen Alterung

Christian Gnoth, Daniel Fehr

1.1 Die gynäkoendokrinologische Situation heute

Die endokrinologische Situation von Frauen hat sich im Vergleich zu früher stark verändert:
- frühe Menarche
- oft viele Jahre der hormonellen Kontrazeption
- viele Menstruationen infolge niedriger Kinderzahl
- zunehmende Tendenz zum Übergewicht und schließlich
- späte Erfüllung des Kinderwunsches.

Infolgedessen haben gynäkologische Krankheitsbilder wie Endometriose, Blutungsstörungen, Regeltempostörungen infolge polyfollikulärer Ovarien und der unerfüllte Kinderwunsch in den späten reproduktiven Jahren eine besondere Bedeutung erlangt und Veränderungen im alternden Ovar sind von besonderer klinischer Relevanz.

1.2 Der ovarielle und der menstruelle Zyklus

Grundsätzlich muss zwischen dem ovariellen Zyklus und dem menstruellen Zyklus unterscheiden werden.

Der menstruelle Zyklus ist das Intervall zwischen zwei Monatsblutungen, wobei definitionsgemäß der erste Periodentag der erste Zyklustag ist und der Periodenblutung ein Eisprung vorausgegangen seien muss. Andernfalls handelt es sich um eine Zwischenblutung. Nur bei knapp 20 % der Frauen ist der Zyklus fast immer gleich lang mit einer Schwankungsbreite von weniger als 5 Tage in über 80 % der Zyklen. Das Ausmaß der Schwankungen ist individuell sehr unterschiedlich und abhängig vom Alter. Zunächst sind die menstruellen Zyklen bei jungen Adoleszentinnen im Rahmen des sich einregulierenden Zyklusgeschehens meist unregelmäßig und eher lang. Mit abnehmender ovarieller Reserve werden die Zyklen, nach Jahren einer stabilen Phase, dann zunehmend kürzer, um in der Perimenopause plötzlich vor dem endgültigen Ausbleiben wieder sehr lang zu werden [1],[2].

Das menstruelle Blutungsintervall hängt von der hormonellen Steuerung des Zyklus über die hypothalamische-hypophysäre-ovarielle Achse ab. Der „zentrale Pulsgenerator“ sind die Kisspeptin-Neurone im Hypothalamus, die die pulsatile Sekretion des Gonadotropin-Releasing-Hormons (GnRH) der Neurone im Nucleus praeopticus steuern. Ein Hormon (GnRH) steuert über die Pulsfrequenz und die Pulsamplitude die

https://doi.org/10.1515/9783110522808-001

differenzielle Freisetzung zweier Gonadotropine (FSH und LH) aus den gonadotropen Zellen des Hypophysenvorderlappens. Dem Ovar selbst kommt dabei die Taktgeberfunktion zu [3]. Die ovariellen Steroide haben in diesem Feedbacksystem sowohl hemmende also auch fördernde Effekte auf die Kisspeptin-Neurone und die gonadotropen Zellen der Hypophyse. Die differenzielle Produktion der ovariellen Steroide führt zur Proliferation des Endometriums, seiner Transformation und später zur Abblutung, falls es nicht zu einer Schwangerschaft kommt.

Der ovarielle Zyklus dauert gegenüber dem Monatszyklus etwa ein Jahr; von der Initiation ruhender Primordialfollikel bis hin zum Eisprung. Innerhalb dieses Jahres gehen die meisten der Follikel durch spontane Atresie zugrunde [4]. Im Ovar sind seit der Geburt bereits alle Eianlagen für das gesamte Leben vorhanden. Die Existenz von oogonialen Stammzellen wird von den meisten Forschern aus guten Gründen angezweifelt. Anderslautende Forschungsergebnisse aus 2012 ließen sich bisher nicht reproduzieren. Die Größe dieses Follikelpools, entstanden durch mitotische Teilung der Primordialfollikel, beträgt etwa 5–7 Millionen im zweiten Trimenon und später, zu Beginn der Pubertät, nur noch 500.000 ruhende Eianlagen. Diese ruhenden Primordialfollikel sind am Anfang der ersten Reifeteilung (Meiose) arretiert (Diktyotän der Prophase I) [5]. Aus diesen unreifen Eianlagen entwickeln sich maximal 400–500 im Laufe des Lebens zu reifen, sprungreifen Follikeln. Erst durch die LH-induzierte Ovulation wird die erste Reifeteilung der Meiose reinitiiert und mit dem Ausschleusen des ersten Polkörperchens abgeschlossen. Abgeschlossen wird die Meiose mit der zweiten meiotischen Teilung bei der Fertilisation. Somit kann die Meiose der Oozyten beim Menschen bis zum Eintritt in die Menopause mehrere Jahrzehnte, bis über 50 Jahre dauern. In dieser sensiblen Phase können sich schädigende Einflüsse auf die chromosomale Integrität der Oozyten aufsummieren.

Wann und wie genau im ovariellen Zyklus die Arretierung der Oozyten in der Prophase I der Meiose sukzessive aufgehoben wird, ist noch nicht vollständig bekannt. Eine wesentliche Rolle spielen dabei die Granulosazellen [5] der präantralen und antralen Follikel und das Anti-Müller-Hormon (AMH), das hormonelle Bindeglied zwischen menstruellem und ovariellem Zyklus [6] (siehe Abb. 1.1). Das AMH ist ein homodimeres Glycoprotein (Molekulargewicht 140 kDa). Das AMH wird in den Granulosazellen der kleinen antralen Follikel (2–7 mm) synthetisiert. AMH kontrolliert die Follikelrekrutierung aus dem ruhenden Follikelpool, wobei vorwiegend hemmende Wirkungen bestehen. Bereits 2–3 Wochen vor der Monatsblutung reifen zunächst 20–50 Follikel heran, von denen schließlich meistens ein dominanter Follikel selektiert wird, aus dem der Eisprung erfolgt. Dies geschieht unter dem Einfluss des Steuerhormons FSH. In dem Prozess der Follikelselektion spielt AMH eine sehr wichtige Rolle, weil es einerseits die FSH-Wirkung am wachsenden Follikel hemmt und selbst wiederum durch das von den Granulosazellen (aus den thecalen Androgenvorstufen) synthetisierte Östradiol gehemmt wird [7].

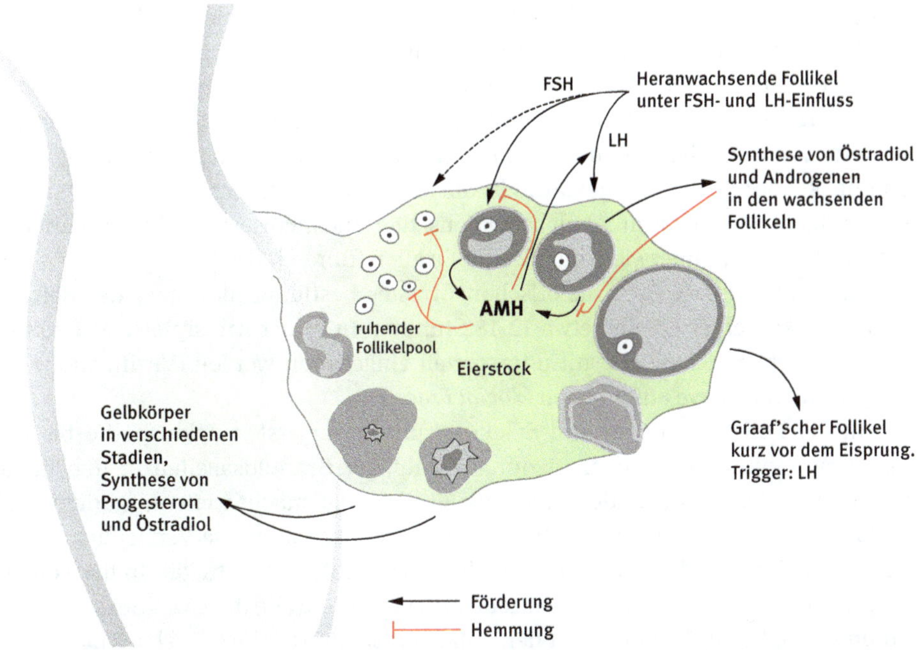

Abb. 1.1: Hormonelle Regulation der Follikelselektion. Das AMH hat wesentliche Funktionen in der Selektion des dominanten, zum Eisprung kommenden Follikels. Es wird von den kleinen, antralen Follikeln einer Größe von 2–7 mm gebildet. AMH hemmt im Wesentlichen die Follikelrekrutierung aus dem Pool ruhender Eianlagen und hemmt die FSH-Wirkung an den größeren, wachsenden Follikeln. Mit steigender Produktion von Östradiol durch diese Follikel wird die AMH-Produktion der kleinen Follikel gehemmt und es kommt damit zu einem periovulatorischen, signifikanten Absinken der AMH-Spiegel. In der späten Lutealphase steigt AMH wieder diskret an [8]. Weitere Einzelheiten im Text.

Bei polyfollikullären Ovarien und hohen AMH-Spiegeln kommt es durch Wirkung auf die hypothalamischen AMH-Rezeptoren zu einer veränderten GnRH-Pulsatilität mit der Folge einer stark vermehrten LH-Ausschüttung. Diese wiederum ist für die Androgenproduktion in den Thecazellen verantwortlich. Die LH-Tonuserhöhung kann massiv sein, was zu einem circulus vitiosus mit starker Hyperandrogenämie führt *(PCO-like-Syndrom)*.

Erst im Verlauf der Follikelselektion erhöht sich unter FSH-Einfluss die LH-Rezeptorendichte [9]. Fünf bis sechs Tage nach dem ersten signifikanten Östrogenanstieg erfolgt dann der durch den steilen Anstieg des luteinisierenden Hormons (LH) getriggerte Eisprung und damit der Abschluss der ersten meiotischen Reifeteilung mit Auflösung des Zellkerns *(germinal vesicle breakdown)* und Ausschleusung des ersten Polkörperchens. Der Peak des LH-Anstieges ist in 25 % der Zyklen erst postovulatorisch [10]. In dieser ersten Reifeteilung werden die homologen Chromosomen getrennt und ein crossing over findet statt. Es schließt sich der 2. Arrest der meiotischen Reduktionsteilung in der Metaphase-II an. Entscheidende Rollen spielen in diesem Prozess das Zurückziehen der Zellfortsätze der Cumuluszellen von der Oozytenmembran, mit der sie durch *gap-junctions* verbunden waren, und die Aktivierung des maturation promoting factors (MPF, bereits charakterisiertes Heterodimer). Die vollständige Signalkette von der Erhöhung des LH's bis hin zur Vollendung der meiotischen Reifeteilung ist aber noch nicht geklärt. Für die Maus sind entsprechende Steuerfaktoren dieser Signalkette bekannt. Auch beim Menschen sind Meiosestörungen beschrieben, die zur Produktion überwiegend unreifer Eizellen führen [11].

Die Dauer des zweiten meiotischen Arrestes bestimmt die Dauer der Befruchtungsfähigkeit einer Eizelle, etwa 12–18 Stunden. In dieser Arrestphase MII können unbefruchtete Eizellen sehr gut ultraschnell eingefroren werden (Vitrifikation), um eine Fertilitätsreserve aufzubauen (*Social Freezing*).

In der Follikelreifungs- und Selektionsphase der ersten Zyklushälfte bis zum Eisprung vervielfacht sich nicht nur die Zahl der Granulosazellen in den heranwachsenden Follikeln, sondern auch die Eizelle selbst macht weitere, fundamentale biologische Veränderungen durch. Das betrifft insbesondere die Vervielfachung der oozytären Mitochondrienzahl und eine hohe Transkriptionsaktivität. In der Follikelreifungsphase nämlich erhält die Eizelle unter der Kontrolle der Granulosazellen des Cumulus oophorus die Mitgift für den nahezu gesamten Stoffwechsel des Embryos in seiner ersten Lebenswoche bis zur Implantation [12].

Nach dem durch den rapiden LH-Anstieg ausgelösten Eisprung entstehen aus den Granulosazellen des ovulierten Follikels die Hormone Östradiol und Progesteron. Diese zweite Zyklushälfte ist die Uhr des Zyklus und dauert exakt 13 Tage bevor der Gelbkörper durch programmierten Zelltod (Apoptose) abstirbt; es sei denn, eine Schwangerschaft tritt ein [13],[14]. Der menstruelle Zyklus ist also lediglich der vierwöchige Abschluss des etwa einjährigen ovariellen Zyklus und somit ein Produkt vornehmlich innerovarieller Abläufe und Steuerungsmechanismen, wobei das AMH, die ovariellen Androgene, der epidermale Wachstumsfaktor (EGF), die insulinähnlichen Wachstumsfaktoren und weitere Mitglieder der transforming growth factor β (TGFB)-Familie, zu denen auch das AMH gehört, wie GDF-9, VEGF und BMP-15 eine wichtige Rolle spielen [15]. Die Betrachtung dieser Faktoren ist wichtig zum Verständnis der Pathophysiologie z. B. von Regeltempostörungen bei Frauen mit polyfollikulären Ovarien. Mit der Alterung des Ovars verändert sich nicht nur die Zahl der Follikelanlagen, sondern auch die biologischen Eigenschaften der Oozyten und Granulosazellen, und „das Konzert" der an der Follikelrekrutierung und -selektion beteiligten Faktoren.

1.3 Ovarielle Alterung: Follikelreserve

Die wichtigste ovarielle Veränderung mit zunehmendem Alter ist sicherlich die Abnahme der Follikelzahl. Man schätzt, dass zum Zeitpunkt der Menopause die Follikelzahl von ursprünglich 500.000 (Pubertät) auf unter 1.000 abgenommen hat. Klinisch relevant wird die Abnahme der Follikelzahl ab einem Alter von 30 Jahren. Parallel dazu läuft der steigende Anteil an Eianlagen mit verminderter Qualität [16].

Die Abnahme der Follikelzahl wird begleitet von hormonellen Veränderungen, die in der klinischen Routine erfasst werden können. Aber auch klinische Zeichen spiegeln diese ovariellen Veränderungen mit zunehmendem Alter wider (Regeltempostörung) und finden ihren Niederschlag in den abnehmenden Konzeptionswahrscheinlichkeiten. Diese Folgen der ovariellen Alterung wurden bereits 1934 durch den Berliner Versicherungsmathematiker Münzner als altersabhängige Abnahme der Schwangerschaftswahrscheinlichkeiten berechnet. Sehr interessant ist eine Auswertung alter Kirchenbücher in Bezug auf Heiraten, Geburten und Taufen, die zeigte, dass die altersabhängige Abnahme der Fertilität bzw. Fertilitätsrate sich in den letzten 350 Jahren nicht wesentlich verändert hat. Entgegen anderer Vermutungen spielen somit denkbare Faktoren wie die Einnahme oraler Kontrazeptiva oder Umweltfaktoren doch keine so relevante Rolle und primär biologische Phänomene müssen die Veränderungen durch ovarielle Alterung, Regeltempostörungen und abnehmende Fertilität klären. Aus Eizellspendeprogrammen wissen wir zudem, dass uterine Faktoren, wenn, dann nur eine untergeordnete Rolle spielen.

Die Entleerung des Follikelpools und die Abnahme der Eizellqualität laufen nicht parallel, sondern für beide bestehen große interindividuelle Unterschiede. Zumindest die Größe des Eizellpools kann heute gut durch die Bestimmung des AMH

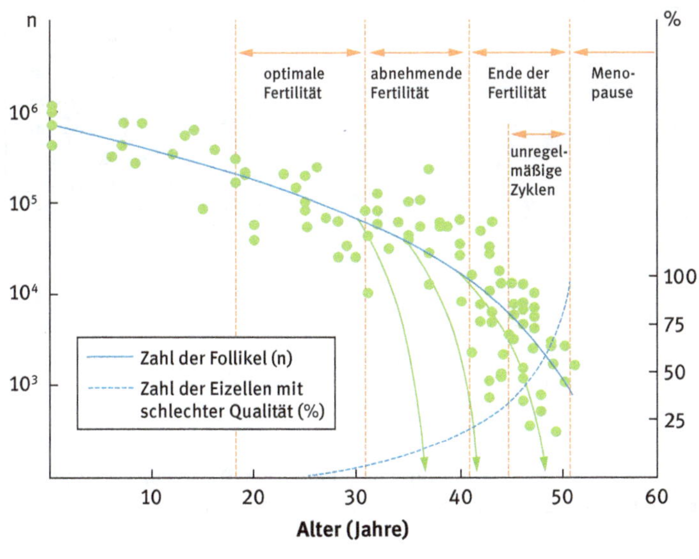

Abb. 1.2: Abnahme Follikelzahl. Abnahme der Zahl an Follikeln mit zunehmendem Alter und parallel dazu der steigende Anteil an Eizellen mit schlechter Qualität [17].

eingeschätzt werden, weil der AMH-Spiegel positiv mit dem histologischen Primordialfollikelpool korreliert [18] (siehe Abb. 1.2). Wichtig ist, dass AMH-Werte vor allen anderen Veränderungen eine beginnende Entleerung des Follikelpools anzeigen. Andere Variablen (z. B. FSH, Regeltempostörung) kommen erst sehr viel später, wenn bereits die ovarielle Funktionsreserve gravierend eingeschränkt ist.

Das AMH wird von den kleinen Antralfollikeln (2–7 mm) gebildet. Das AMH kann zu jedem Zykluszeitpunkt bestimmt werden, da die periovulatorische Abnahme des AMH-Spiegels zwar signifikant, aber nur diskret ist [8]. Für die Bestimmung des Anti-Müller-Hormons ist wichtig, dass unter hormoneller Kontrazeption die AMH-Werte um bis zu 30 % erniedrigt sein können. AMH-Werte unterhalb der Nachweisgrenze von 0,1 ng/ml weisen auf das Erlöschen der Ovarialfunktion in den nächsten 3–5 Jahren hin [19].

Abb. 1.3 zeigt das Perzentilennomogramm für das Anti-Müller-Hormon (AMH Assay: Access, Beckman Coulter, Inc.); grün, die biologische Uhr ist zurückgestellt, gelb und rot: die biologische Uhr ist vorgestellt [20].

Mit Hilfe dieses Perzentilennomogramms ist eine individuelle Positionierung einer Patientin hinsichtlich ihrer ovariellen Reserve möglich. Dabei erfasst ein AMH-Wert unter 1,4 ng/ml (cut off) altersunabhängig 80 % aller Patientinnen mit einer reduzierten ovariellen Funktionsreserve [21]. Bei AMH-Werten unter 0,5 ist diese ovarielle Funktionsreserve sogar drastisch eingeschränkt. Da AMH-Werte um bis zu

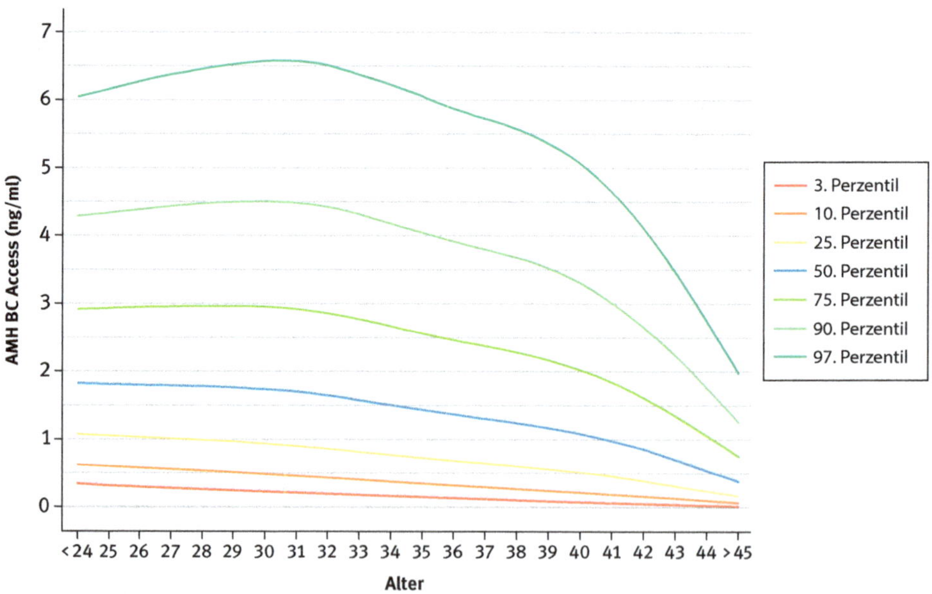

Abb. 1.3: Perzentilennomogramm für das Anti-Müller-Hormon (AMH). Grün: Die biologische Uhr ist zurückgestellt. Gelb und Rot: Die biologische Uhr ist vorgestellt. Achse: AMH in ng/ml, X-Achse: Patientinnenalter. [20]

0,2 ng/ml pro Jahr fallen können, sollten entsprechende Kontrollmessungen nach 6–12 Monaten erfolgen, um eine vorschnelle Abnahme nicht zu übersehen. Bei jungen Frauen sagt der AMH-Wert alleine wenig über die individuellen Chancen aus, spontan schwanger zu werden. Im Falle eines unerfüllten Kinderwunsches jedoch sind die Aussichten auf eine erfolgreiche Therapie deutlich niedriger, wenn ein erniedrigter AMH-Wert festgestellt wird, bzw. bestehen bei hohen AMH-Werten im Falle eines unerfüllten Kinderwunsches deutliche Vorteile für die zu behandelnde Frau.

Vor allem bei subfertilen Frauen über 30 Jahren sollte AMH bestimmt werden, um eine reduzierte ovarielle Funktionsreserve im Rahmen eines Screenings nicht zu übersehen [22]. Bei Frauen in ihren späten reproduktiven Jahren hilft die AMH-Bestimmung, die Chancen für reproduktionsmedizinische Interventionen besser abzuschätzen und ggf. auch von unsinnigen Handlungen abzusehen.

Bei bereits signifikant reduzierter ovarieller Funktionsreserve kommen zu den niedrigen AMH-Werten weitere Veränderungen hinzu:
- Die Follikelphase verkürzt sich zunehmend.
- Das FSH steigt und
- der luteale Progesteronspiegel sinkt.

Dabei sind die Hormonschwankungen (FSH, E2 und Progesteron) zwischen einzelnen Zyklen groß, mit normal langen Zyklen und vollwertiger Gelbkörperfunktion bis hin zum Ausbleiben des Eisprungs und der erwarteten Blutung. Mit der Perimenopause wird der Anteil anovulatorischer Zyklen immer höher. Aber selbst nach Eintreten der menopausalen Amenorrhoe sind teilweise noch über Monate bis hin zu Jahren messbare Östrogenspiegel zu finden, bis schließlich auch der letzte Follikel atretisch geworden ist. Selbst dann ist die ovarielle Funktion noch nicht vollständig erloschen, da in den Thecazellen weiterhin ovarielle Androgene, teilweise noch über viele Jahre hinweg produziert werden. Diese thecalen Androgene sind bereits im perimenopausalen Übergang verantwortlich für eine relative Hyperandrogenämie mit den entsprechenden klinischen Zeichen.

Bereits etwa 10 Jahre vor der Menopause finden sich erhöhte FSH-Spiegel (3.–5. Zyklustag oder Östradiol unter 60 pg/ml) von über 8 mIU/ml. Diese FSH-Erhöhungen können zu einer akzelerierten Follikelreifung und damit Zykluslängenverkürzung führen mit frühem Eisprung und häufiger doppelten Ovulationen mit dem bekannten Effekt von gehäuften Zwillingsschwangerschaften bei Frauen in ihren späten reproduktiven Jahren. Diese „FSH-Stimulation" führt oft klinisch zu einem Hyperöstrogenismus in frühen Phasen der ausklingenden ovariellen Funktion, während in den späten Phasen ein Hypoöstrogenismus mit ausbleibender Ovulation dominiert. Die Hauptursache von Blutungsstörungen im perimenopausalen Übergang sind deshalb zunächst mit Zystenbildungen, Überöstrogenisierungen und mangelhafter Transformation zu erklären.

Eine einzelne, einmalige FSH-Messung oberhalb des Referenzbereiches am 3.–5. Zyklustag ist bereits kennzeichnend für die reduzierte ovarielle Funktionsreserve, auch wenn Messungen in Folgezyklen normale FSH-Werte ergeben haben. Das gilt nicht für einen einmalig erhöht gemessenen Östradiolspiegel von über 80 pg/ml am 3.–5. Zyklustag.

Mehrere Studien haben inzwischen versucht, aus der Höhe des AMH-Wertes, gemessen in der 2., 3. und 4. Lebensdekade den Menopausenzeitpunkt vorherzusagen [23]. Dies ist nicht mit einer ausreichenden Genauigkeit möglich, so dass bisher keine Variable zur Verfügung steht, mit der sich für klinische Entscheidungen relevant der Eintritt in die Menopause vorhersagen lässt.

Neben der oben beschriebenen, heterogenen aber doch physiologischen Abnahme der Follikelreserve gibt es pathologische, vorzeitige ovarielle Erschöpfungen (premature ovarian failure, POF). Hier spielen Operationen am Ovar, Endometriose und auch die zu beobachtende Assoziation zu verschiedenen autoimmunen Erkrankungen eine Rolle. Genetische Ursachen können numerische oder strukturelle X-chromosomale Veränderungen sein und das fragile X-Syndrom (Mutation im FMR1-Gen mit erhöhter Zahl an CCG repeats). In der Literatur finden sich mindestens 17 distinkte X-linked und autosomale Mutationen, die mit einem POF assoziiert sind. Auch AMH-Rezeptormutationen sind dabei als Ursache eines POF bekannt [24].

1.4 Ovarielle Alterung: zellbiologische Veränderungen

Mit zunehmendem Alter ist das Ovar naturgemäß Veränderungen ausgesetzt, die Einfluss auf die Alterungsprozesse haben können oder Funktionseinschränkungen des Ovars nach sich ziehen können. Dazu zählen natürlich Lebensgewohnheiten, hier in erster Linie das Rauchen, aber auch das Risiko einer ovariellen Funktionseinschränkung durch ovarielle Operationen (cave: unnötige Operation funktioneller Zysten) oder das Risiko, eine Endometriose zu entwickeln. Auch an entzündliche Prozesse oder Störungen der ovariellen Durchblutung im Bereich der Adnexe als Ursache einer beschleunigten ovariellen Funktionseinschränkung/Alterung ist zu denken.

Grundsätzlich müssen die Granulosazellen des Cumulus und die Oozyte als funktionelle Einheit betrachtet werden. Zellbiologische Veränderungen treffen die biologischen Funktionen der Granulosazellen (mitotische Vermehrung in der Follikelreifung) und der Oozyten (Meiosefehler). Abb. 1.4 fasst die bekannten altersabhängigen Veränderungen an Oozyten zusammen.

Mit zunehmendem Alter kommt es neben der Abnahme an ruhenden Primordialfollikeln zu einer:
- erhöhten Rate aneuploider, ovulierter Oozyten,
- mit zunehmendem Alter verminderten Zahl an Mitochondrien mit einer deutlich erhöhten Mutationsfrequenz der mitochondrialen DNA,
- Abnahme der Stabilität der oozytären mRNA (Abnahme der Polyadenylation) und
- ultrastrukturell zu beobachtende Anomalien von Zellorganellen, hier insbesondere des Spindelapparates bei den Oozyten.

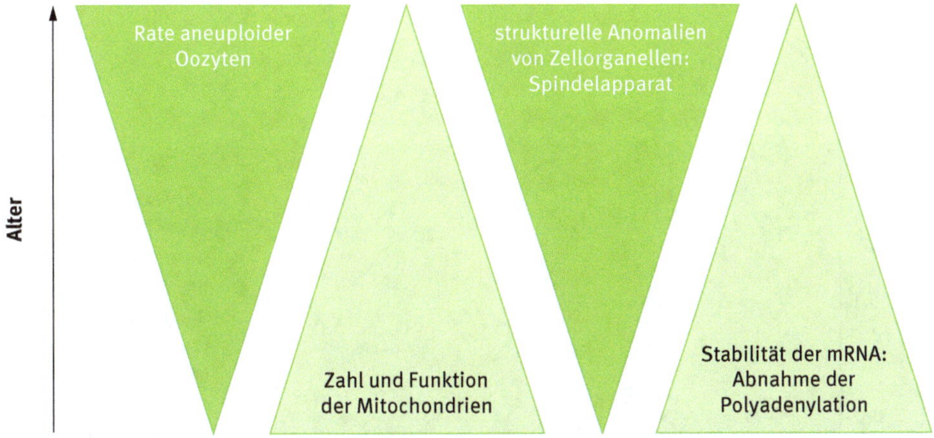

Abb. 1.4: Biologische Veränderungen von Eizellen mit zunehmendem Alter [25].

Die Abnahme der Mitochondrienzahl und die erhöhte Rate an Mutationen in der mitochondrialen DNA ist sowohl bei Eizellen wie auch Granulosazellen zu beobachten. Das gilt auch für die ultrastrukturellen Anomalien der Zellorganellen.

Im Vordergrund steht bei den Eizellen die hohe Rate an Aneuploidien. Die Angaben in der Literatur schwanken, je nachdem welche molekulargenetische Untersuchungsmethode angewandt wurde (FISH, CGH, NGS). Messungen gehen von einer Rate von 20 % aneuploider Oozyten bei 20-jährigen Patientinnen bis zu 60–80 % aneuploider Oozyten bei Frauen über 40 Jahren aus [5]. Hier handelt es sich im Wesentlichen um Daten von Oozyten, die im Rahmen einer IVF-Behandlung nach ovarieller Stimulation und Follikelpunktion gewonnen wurden. Insofern können Stimulationseffekte auf die Aneuploidierate nicht ausgeschlossen werden. Die zunehmende oozytäre Aneuploidiefrequenz mit zunehmendem Alter ist auch bei Tieren (Maus) bekannt.

Ursache für die hohe Aneuploidierate sind einzelne bis multiple Meiosefehler. Der klassische Lehrbuchmechanismus dabei ist die sog. *non-disjunction* ganzer Chromosomen oder Schwesterchromatiden in der 1. oder 2. meiotischen Teilung. Inzwischen ist aber bekannt, dass in beiden meiotischen Reifeteilungen ein weiterer, wichtigerer Mechanismus, die vorzeitige Schwesterchromatidenseparation oder -segregation eine wesentliche Rolle spielt [26]. Diese vorzeitige Schwesterchromatidensegregation führt besonders zu Fehlern in der Meiose-II und geht auf eine altersabhängige, fehlerhafte Aktivität des Enzyms Separase zurück (Co-Faktoren sind die Proteasen Securin und CdK 1), die den Cohesinring des Centromers vorzeitig löst [27]. Ein ähnlicher Mechanismus wird auch infolge einer chronischen LH-Tonuserhöhung vermutet, der eine erhöhte Rate an aneuploiden Oozyten bei Patientinnen mit einem sog. PCOS erklärt [28]. Weitere Störungen, die zu einer vorzeitigen Schwesterchromatidensegregation führen können sind bekannt (Umwelt: Bisphenol A; Hormone: extrem hohes

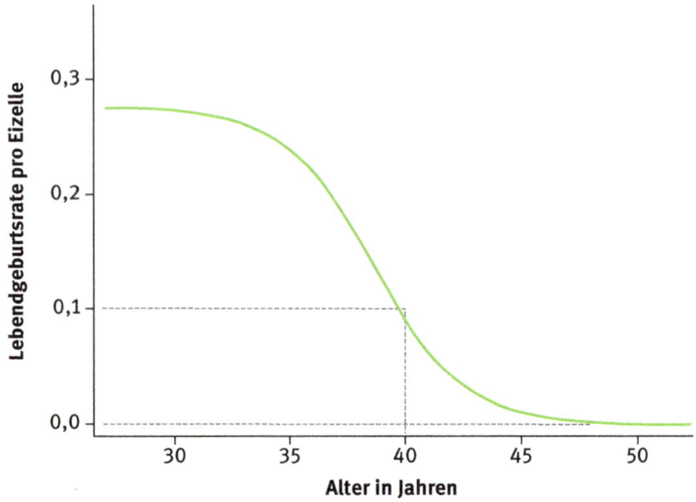

Abb. 1.5: Approximierte Lebendgeburtswahrscheinlichkeit pro Eizelle in Abhängigkeit vom Alter [29]. Ab 35 sinkt die Lebensgeburtswahrscheinlichkeit um 10 % pro Jahr und ist ab 47 Jahren nahe null.

FSH) und klinisch relevant (Beeinflussung der Aneuploidierate von Eizellen durch ovarielle Stimulation) [5],[11].

Diese nukleären und zytoplasmatischen Fehlfunktionen erklären die Abnahme der intrinsischen Fertilität menschlicher Eizellen mit zunehmenden Alter der Frau. Diese wurde in einer jüngst publizierten Studie an 13.949 Oozyten im Rahmen einer sog. natural cycle IVF-Therapie untersucht [29]. Intrinsische Fertilität bedeutet in diesem Zusammenhang Befruchtungsfähigkeit, Implantationspotential und Abortrisiko einer Eizelle. Es wurden 1.913 Lebendgeburten registriert und altersabhängige Schwangerschaftsraten pro Eizelle errechnet, die streng einer logistischen Regressionskurve folgen (Abb. 1.5).

Demnach liegt die approximierte Lebendgeburtswahrscheinlichkeit pro Eizelle bei Frauen bis 35 bei etwa 25 %, um danach um 10 % pro Jahr abzunehmen. Mit 40 Jahren ist die Lebendgeburtswahrscheinlichkeit pro Eizelle auf 10 % gesunken. Ab einem Alter über 45 ist sie nahe null. Es wurde keine Lebendgeburt bei Frauen über 47 Jahren beobachtet. Die durchschnittliche Lebendgeburtswahrscheinlichkeit beträgt 13 % pro Eizelle. Eine Schwäche dieser bemerkenswerten Studie ist sicherlich, dass es sich um ein subfertiles Kollektiv handelt. Allerdings stimmen die Resultate überraschend gut mit epidemiologischen Daten überein, die wir von Spontanschwangerschaftsraten kennen.

1.5 Empfängniswahrscheinlichkeiten in Abhängigkeit vom Alter

Die oben skizzierten hormonellen und biologischen Veränderungen führen zu der bekannten Abnahme der Fruchtbarkeit mit zunehmendem Alter. Allerdings werden in den meisten Statistiken nur altersabhängige Durchschnittswahrscheinlichkeiten für eine Konzeption angegeben.

Schwangerschaftswahrscheinlichkeiten können auf die verschiedenen Zyklustage, den Zyklus insgesamt (Fekundabilität) oder eine Abfolge von Zyklen bezogen werden. Als Fekundität wird in der Epidemiologie die Anzahl erfolgreicher Schwangerschaften pro Frau angegeben. Die totale Fertilitätsrate ist in der Demografie dabei eine rechnerische Durchschnittsgröße, welche die Zahl der Kinder angibt, die eine Frau durchschnittlich im Leben zur Welt bringt. Grundsätzlich besteht ein signifikanter Unterschied in der Fekundabilität, der Fekundität und der kumulativen Schwangerschaftswahrscheinlichkeit in Abhängigkeit vom Alter einer Frau. Pro Zyklus ist etwa von einer durchschnittlichen Schwangerschaftswahrscheinlichkeit von 25 % für Frauen unter 30 Jahren und von deutlich unter 10 % für Frauen über 40 Jahren auszugehen. Dieser Alterseffekt ist jedoch für die kumulativen Schwangerschaftsraten bei schließlich erfolgreichen Paaren bis zu einem Alter von 40 Jahren nicht nachweisbar. Abb. 1.6 zeigt diese kumulativen Spontanschwangerschaftsraten mit zunehmenden Alter für alle Paare, die schließlich erfolgreich waren [30].

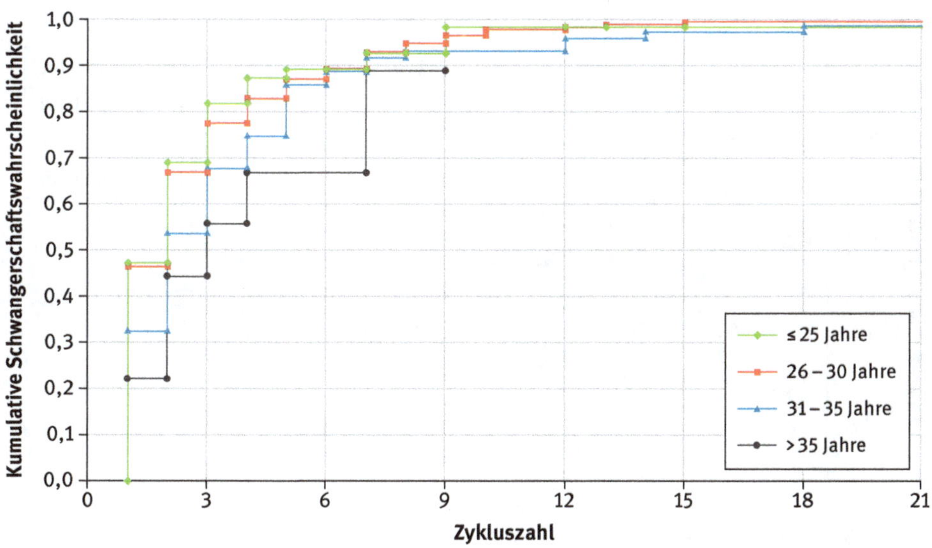

Abb. 1.6: Kumulative Schwangerschaftswahrscheinlichkeit von schließlich erfolgreichen Frauen (Spontankonzeptionen) in Abhängigkeit von der Zykluszahl für verschiedene Altersgruppen [30]. Die kumulative Schwangerschaftswahrscheinlichkeit ist für schließlich erfolgreiche Frauen nicht signifikant unterschiedlich.

Daraus folgt, dass Fruchtbarkeit bei jungen Paaren zunächst homogen hoch ist, aber mit steigendem Alter der Frau sehr heterogen wird, so dass sich neben hochgradig subfertilen Frauen auch hochfertile Frauen finden, die genauso schnell konzipieren wie wesentlich jüngere Frauen – zumindest bis zu einem Alter von 40 Jahren. Was genau diese hochfertilen Frauen – genetisch, Lebensstil – charakterisiert, ist zum großen Teil unbekannt [31]. Eine bezogen auf das Alter gute ovarielle Reserve ist sicher ein wesentliches Kriterium. Bekannt ist zudem, dass es sich bei Frauen mit hoher Fertilität in höherem Alter oft um Plurigravidae handelt und die letzte Schwangerschaft meist nicht mehr als zwei Jahre zurück liegt [32]. Zu spekulieren ist darüber hinaus über eine erniedrigte Atresierate der Follikel und einer niedrigen Aneuploidierate der Oozyten.

Diese erheblichen, interindividuellen Variationen im reproduktiven Potential wurden bereits 2002 in einem Modell von te Velde und Pearson illustriert [16]. Nach diesem Modell ist ab einem Alter von 31 Jahren bereits bei jedem 2. Paar von Subfertilität auszugehen, 50 % der Frauen sind in einem Alter von 40 Jahren bereits unfruchtbar. Zyklusstörungen sind bei 50 % der Frauen ab einem Lebensalter von 46 Jahren zu beobachten und ab einem Alter von 55 Jahren sind 90 % aller Frauen in der Menopause. Zyklusstörungen und der Menopauseneintritt sind einfach festzustellen. Auf eine Subfertilität kann jedoch zunächst nur aus der Zahl bisher erfolgloser Zyklen, d. h. kein Eintritt der gewünschten Schwangerschaft, geschlossen werden. Abb. 1.7 zeigt die Spontanschwangerschaftswahrscheinlichkeit im nächsten Zyklus in Abhängigkeit von der Zahl bisher erfolgloser Zyklen und dem Alter der Frau [33].

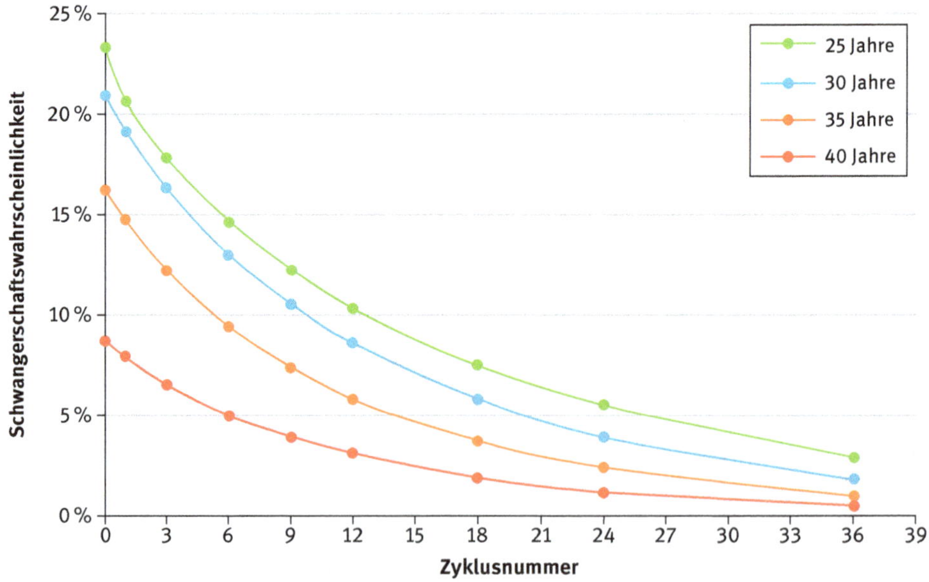

Abb. 1.7: Spontankonzeptionswahrscheinlichkeit im nächsten Zyklus (Ordinate) in Abhängigkeit von der Zahl bisher erfolgloser Zyklen (Abszisse) und dem Alter der Frau [33].

Diese Modellrechnung zeigt, wie die Spontankonzeptionsaussichten mit der Zahl bisher erfolgloser Zyklen und dem Alter der Frau sehr stark abnehmen. Wie zu erwarten reduziert sich der Alterseffekt mit der Zahl erfolgloser Zyklen deutlich.

Zyklusstörungen und andere Faktoren, die für eine Subfertilität verantwortlich sein können, werden oft durch die jahrelange Einnahme hormonaler Kontrazeptiva maskiert. Eine rechtzeitige Diagnostik, auch bei jungen Frauen, ist aber entscheidend, um eine reduzierte ovarielle Funktionsreserve nicht zu übersehen und ggf. die bestehenden reproduktionsmedizinischen Optionen auch auszuschöpfen zu können.

Eine unbeabsichtigte Konzeption ist erst ein Jahr nach der letzten Periodenblutung, also mit der definitiven Menopause, nahezu vollständig ausgeschlossen.

Spontankonzeptionen sind auch um den 50. Geburtstag beschrieben. Diese Tatsache hilft in der Beratung betroffener Frauen allerdings wenig. Auch ein unterhalb der Nachweisgrenze liegendes AMH gibt keine absolute Sicherheit für betroffene Frauen. Es hilft die Information, dass etwa ab dem 47. Lebensjahr das Risiko einer unerwünschten Spontankonzeption pro Jahr etwa der Versagerquote üblicher Verhütungsmittel entspricht. Mit dieser Information mag die betroffene Patientin selbst entscheiden.

Literatur

[1] den Tonkelaar I, te Velde ER, Looman CW. Menstrual cycle length preceding menopause in relation to age at menopause. Maturitas. 1998;29:115-123.

[2] Burger HG, Hale GE, Dennerstein L, Robertson DM. Cycle and hormone changes during perimenopause: the key role of ovarian function. Menopause. 2008;15:603-612.

[3] Buffet NC, Bouchard. The neuroendocrine regulation of the human ovarian cycle. Chronobiollnt. 2001;18:893-919.

[4] Gougeon A. Ovarian follicular growth in humans: ovarian ageing and population of growing follicles. Maturitas. 1998;30:137-142.

[5] Jones KT. Meiosis in oocytes: predisposition to aneuploidy and its increased incidence with age. Hum Reprod Update. 2008;14:143-158. doi: 10.1093/humupd/dmm043

[6] de Vet A, Laven JS, de Jong FH et al. Antimullerian hormone serum levels: a putative marker for ovarian aging. Fertil Steril. 2002;77:357-362.

[7] Dewailly D, Robin G, Peigne M, et al. Interactions between androgens, FSH, anti-Müllerian hormone and estradiol during folliculogenesis in the human normal and polycystic ovary. Hum Reprod Update. 2016;22(6):709-724. doi: 10.1093/humupd/dmw027

[8] Gnoth C, Roos J, Broomhead D, et al. Antimullerian hormone levels and numbers and sizes of antral follicles in regularly menstruating women of reproductive age referenced to true ovulation day. Fertil Steril. 2015;104:1535-1543.e1-4. doi: 10.1016/j.fertnstert.2015.08.027

[9] de Koning CH, McDonnell J, Themmen APN, et al. The endocrine and follicular growth dynamics throughout the menstrual cycle in women with consistently or variably elevated early follicular phase FSH compared with controls. Hum Reprod. 2008;23:1416-1423.

[10] Roos J, Johnson S, Weddell S, et al. Monitoring the menstrual cycle: Comparison of urinary and serum reproductive hormones referenced to true ovulation. Eur J Contracept Reprod Health Care Off J Eur Soc Contracept. 2015;20:438-450. doi: 10.3109/13625187.2015.1048331

[11] Beall S, Brenner C, Segars J. Oocyte maturation failure: a syndrome of bad eggs. Fertil Steril. 2010;94:2507-2513. doi: 10.1016/j.fertnstert.2010.02.037
[12] Desquiret-Dumas V, Clement A, Seegers V, et al. The mitochondrial DNA content of cumulus granulosa cells is linked to embryo quality. Hum Reprod Oxf Engl. 2017;32:607–614. doi: 10.1093/humrep/dew341
[13] Devoto L, Fuentes A, Kohen P, et al. The human corpus luteum: life cycle and function in natural cycles. FertilSteril. 2009;92:1067-1079.
[14] Vaskivuo TE, Tapanainen JS. Apoptosis in the human ovary. ReprodBiomedOnline. 2003;6:24-35.
[15] Erickson GF, Shimasaki S. The physiology of folliculogenesis: the role of novel growth factors. FertilSteril. 2001;76:943-949.
[16] te Velde ER, Pearson PL. The variability of female reproductive ageing. HumReprodUpdate. 2002;8:141-154.
[17] Broekmans FJ, Kwee J, Hendriks DJ, et al. A systematic review of tests predicting ovarian reserve and IVF outcome. HumReprodUpdate. 2006;12:685-718.
[18] Hansen KR, Hodnett GM, Knowlton N, Craig LB. Correlation of ovarian reserve tests with histologically determined primordial follicle number. FertilSteril. 2011;95:170-175.
[19] van Rooij IA, Broekmans FJ, te Velde ER, et al. Serum anti-Mullerian hormone levels: a novel measure of ovarian reserve. Hum Reprod. 2002;17:3065-3071.
[20] Almog B, Shehata F, Suissa S, et al. Age-related normograms of serum antimullerian hormone levels in a population of infertile women: a multicenter study. Fertil Steril. 2011;95:2359-2363, 2363.e1. doi: 10.1016/j.fertnstert.2011.02.057
[21] Gnoth C, Schuring AN, Friol K, et al. Relevance of anti-Mullerian hormone measurement in a routine IVF program. Hum Reprod Oxf Engl. 2008;23:1359-1365. doi: 10.1093/humrep/den108
[22] Gnoth C. Das Anti-Müller-Hormon. Ein Blick auf die biologische Uhr? Gynäkologische Endokrinol. 2011;9:238-246.
[23] Broer SL, Eijkemans MJ, Scheffer GJ, et al. Anti-mullerian hormone predicts menopause: a long-term follow-up study in normoovulatory women. JClinEndocrinolMetab. 2011;96:2532-2539.
[24] Voorhuis M, Broekmans FJ, Fauser BCJM, et al. Genes involved in initial follicle recruitment may be associated with age at menopause. J Clin Endocrinol Metab. 2011;96:E473-479. doi: 10.1210/jc.2010-1799
[25] Trounson A, Gosden R, Hrsg. Biology and Pathology of the Oocyte. 2013, Cambridge University Press, ISBN-13: 978-1107021907.
[26] Handyside AH, Montag M, Magli MC, et al. Multiple meiotic errors caused by predivision of chromatids in women of advanced maternal age undergoing in vitro fertilisation. Eur J Hum Genet EJHG. 2012;20:742-747. doi: 10.1038/ejhg.2011.272
[27] Nabti I, Grimes R, Sarna H, et al. Maternal age-dependent APC/C-mediated decrease in securin causes premature sister chromatid separation in meiosis II. Nat Commun. 2017;8:15346. doi: 10.1038/ncomms15346
[28] Qiao J, Feng HL. Extra- and intra-ovarian factors in polycystic ovary syndrome: impact on oocyte maturation and embryo developmental competence. Hum Reprod Update. 2011;17:17-33. doi: 10.1093/humupd/dmq032
[29] Silber SJ, Kato K, Aoyama N, et al. Intrinsic fertility of human oocytes. Fertil Steril. 2017;107:1232-1237. doi: 10.1016/j.fertnstert.2017.03.014
[30] Gnoth C, Frank-Herrmann P., Freundl G, et al. Time to pregnancy: results of the German prospective study and impact on the management of infertility. Hum Reprod. 2003;18:1959-1966.
[31] Pelosi E, Simonsick E, Forabosco A, et al. Dynamics of the ovarian reserve and impact of genetic and epidemiological factors on age of menopause. Biol Reprod. 2015;92:130. doi: 10.1095/biolreprod.114.127381

[32] Eijkemans MJC, van Poppel F, Habbema DF, et al. Too old to have children? Lessons from natural fertility populations. Hum Reprod. 2014; 29(6):1304-12. doi: 10.1093/humrep/deu056
[33] Sozou PD, Hartshorne GM. Time to pregnancy: a computational method for using the duration of non-conception for predicting conception. PloS One. 2012;7:e46544. doi: 10.1371/journal.pone.0046544

2 Psychosoziale Aspekte des Kinderwunsches „nach 40“

Tewes Wischmann, Maren Schick

Die Darstellung in diesem Kapitel erfolgt entlang [1] und [2].

2.1 Zusammenfassung

Es erscheint essentiell wichtig, dass sich Frauen und Männer mit Kinderwunsch „nach 40“ vor Familiengründung umfassend und differenziert zu den Vorteilen, aber auch zu den medizinischen und psychosozialen Risiken „sehr später“ Elternschaft informieren. Aus psychologischer Sicht können viele Vorteile identifiziert werden, während die medizinischen Risiken einer Mutterschaft ab dem 40. Lebensjahr bzw. einer Vaterschaft ab dem 50. Lebensjahr nicht unterschätzt werden dürfen. Eine auch am Kindeswohl orientierte Beratung wird insbesondere die psychosozialen Risiken für die mittel- und langfristige Kindes- und Familienentwicklung (auch bereits geborener Kinder) bei „sehr später“ Elternschaft aktiv thematisieren müssen. Dieses betrifft auch *Social Freezing* und insbesondere die Familienbildung mit Gameten bzw. Embryonen Anderer, welche sich bei Kinderwunsch „nach 40“ als eine Option anbietet. Ein solches Beratungsangebot sollte sich nicht nur – wie bisher – an die „Spätgebärende“ mit ihren Risiken richten, sondern auch an den Mann, was beispielsweise die Risiken vorzeitigen Todes oder Pflegebedürftigkeit als Vater bzw. sein altersbedingt erhöhtes genetisches Risiko für das Kind betrifft. Weiterhin erscheint es unerlässlich, die faktische Unvereinbarkeit von angemessener Ausbildung bzw. Berufstätigkeit und frühzeitiger Familiengründung für Frauen und Männer politisch wie gesellschaftlich dringlicher zu thematisieren und deren Auflösung zu forcieren. Schließlich ist eine klare Darstellung in der Öffentlichkeit – wozu auch bereits der Schulunterricht gehört – zu fordern, dass reproduktionsmedizinische Maßnahmen nicht dazu geeignet sind, die altersbedingten Einschränkungen der Fertilität vollständig zu kompensieren. Nicht selten wird der Kinderwunsch „nach 40“ daher (leider) unerfüllt bleiben müssen.

2.2 Zahlen und Fakten

Die Fruchtbarkeit des Menschen ist von einer Reihe von Faktoren abhängig, von denen der wichtigste das biologische Alter der Frau ist. Auch wenn viele Frauen (und ihre Partner) heute gesünder leben als vor einigen Jahrzehnten, z. B. in Bezug auf Rauchverhalten, Fleischkonsum und Sport, und dieses den Slogan „Vierzig ist das neue Dreißig“ unterfüttert, sind die Eizellen einer 40jährigen Frau bereits 40,5 Jahre

https://doi.org/10.1515/9783110522808-002

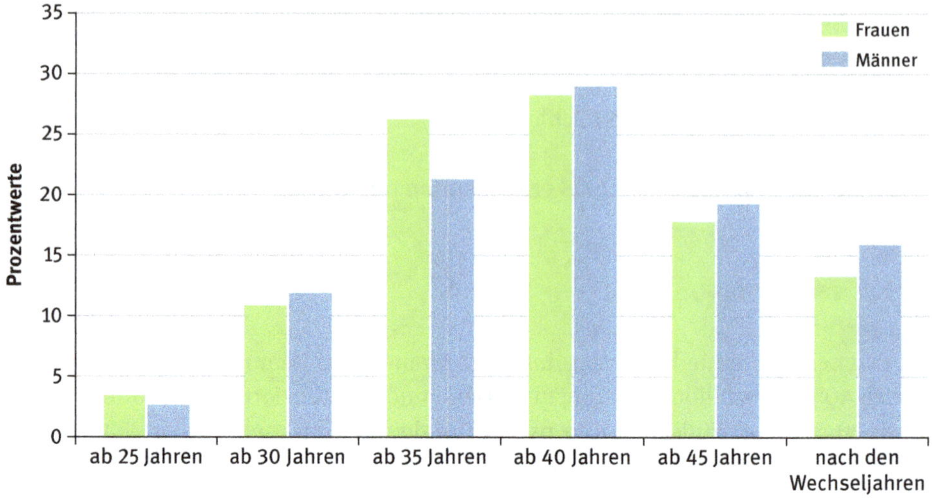

Abb. 2.1: Ab welchem Alter nimmt die Fruchtbarkeit der Frau langsam ab?

alt. Da die Eizellen der Frau – im Gegensatz zu den Samenzellen beim Mann – nicht regelmäßig neu produziert werden, ist von einer stetigen Abnahme der Fruchtbarkeit bei der Frau auszugehen. Wie wenig genau dieses in der Allgemeinbevölkerung bekannt ist, ergab eine repräsentative Umfrage des Leipziger Forscherteams um Yve Stöbel-Richter [3] unter 2.110 befragten Deutschen zu Einstellungen und Wissen zu Fragen der Reproduktionsmedizin. Unter Anderem sollten die Befragten eine Einschätzung dazu abgeben, ab wann die Fruchtbarkeit der Frau langsam abnimmt. Die Ergebnisse dieser Umfrage sind Abb. 2.1 zu entnehmen.

Nur die wenigsten der Befragten (3 %) wussten, dass dies bereits mit 22–25 Jahren der Fall ist (siehe Abb. 2.2). Ein Drittel nahm sogar an, dass die Fruchtbarkeit erst ab einem Alter der Frau von 45 Jahren bzw. nach den Wechseljahren abnimmt. Je älter die Befragten selbst waren, desto eher wurde die Abnahme der Fruchtbarkeit in höhere Lebensjahre verschoben, und Männer gaben im Durchschnitt höhere Altersgrenzen an im Vergleich zu Frauen. Eine aktuelle eigene Untersuchung [4] bestätigte dieses Bild: Nur 15 % der 643 Teilnehmer einer Onlinebefragung konnten über die Hälfte der fertilitätsbezogenen Wissensfragen korrekt beantworten, und keiner alle sieben. Eine Studie für das Bundesfamilienministerium ergab, dass von den befragten 40- bis 50-Jährigen mit Kinderwunsch 27 % der Frauen und 58 % der Männer keinen Zweifel an ihrer Fruchtbarkeit hatten und sich sicher waren, ohne Kinderwunschbehandlung ein Kind zu bekommen [5].

Nicht ganz unschuldig an diesen Fehleinschätzungen bezüglich der Altersabhängigkeit weiblicher Fruchtbarkeit dürften die zunehmenden Medienberichte um späte Mutterschaft sein [6], insbesondere die von US-amerikanischen Filmstars. So bekam die Schauspielerin Selma Hayek ihr erstes Kind mit 41 Jahren, ebenso wie Nicole Kidman, Halle Berry, Mariah Carey oder Kim Basinger. Laut einer Umfrage aus dem Jahr 2009 in den USA gab etwa die Hälfte der befragten 50jährigen Frauen und Männer an, dass sie sich subjektiv zehn Jahre jünger fühlten als ihr biologisches Alter [7]. Im Jahr 2015 wurden in den USA 754 Kinder von Müttern geboren, die 50 Jahre oder älter waren – wie z. B. die bekannte Fotografin Annie Leibovitz, die 2001 mit 51 Jahren erstmals Mutter wurde –, ein Anstieg von mehr als 400 % innerhalb von achtzehn Jahren. Ende 2010 ging durch die europäische Presse, dass die italienische Sängerin Gianna Nannini mit 54 Jahren ihr erstes Kind entbunden hatte. Die amerikanische Performerin Janet Jackson wurde 2017 mit 50 Jahren das erste Mal Mutter, die deutsche Moderatorin Caroline Beil im gleichen Alter das zweite Mal. Durch die Presse in Deutschland ging Mitte 2015 die sehr kontrovers diskutierte späte Mutterschaft der alleinerziehenden Berlinerin Annegret R., der mit 65 Jahren (weitgehend gesunde) Vierlinge per Notkaiserschnitt entbunden wurden – ihr 14. bis 17. Kind. Ähnlich kontrovers diskutiert wurde die Vaterschaft von Nicolas Berggruen, der in Los Angeles mit 54 Jahren mittels zweier Leihmütter „Solo-Vater" von zwei Kindern wurde. Prominente „sehr späte" Väter in Deutschland sind aus dem Fernsehen bekannt: Jan Hofer (mit 63 Jahren Vater geworden), Ulrich Wickert (mit 69), Fritz Wepper (mit 70) und Jean Pütz (mit 74). Älteste Eltern weltweit dürfte das indische Ehepaar Daljinder Kaur und Mohinder Gill sein: Sie war 72 Jahre und er 79 Jahre alt bei Geburt ihres ersten Kindes im Jahr 2016.

Nun kann allerdings in der Regel davon ausgegangen werden, dass bei den Müttern mit Mitte oder Ende 40 die Schwangerschaften nicht spontan eintraten, sondern häufig mittels Methoden der assistierten Reproduktion. Meistens kommen dabei Verfahren zur Anwendung, die in Deutschland bisher verboten sind, wie eine Eizellspende oder eine Leihmutterschaft [8]. So lässt sich auch erklären, dass viele dieser so genannten „späten Promi-Mütter" – in den USA „Yummy Mummies" genannt – Zwillinge geboren haben, da ihnen zur Erhöhung der Schwangerschaftswahrscheinlichkeit wahrscheinlich mehrere Embryonen zurück transferiert worden sind.

Suggerieren die Medien inzwischen also die problemlose späte Schwangerschaft, so sieht die biologische Realität allerdings anders aus. Aus evolutionsbiologischer Sicht „sollte" eine Frau möglichst mit 20 bis 25 Jahren schwanger werden, zumindest liegt in dieser Zeitspanne die Phase der höchsten Fruchtbarkeit der Frau (Fekundabilität). Nach Übersichtsarbeiten ist die Schwangerschaftswahrscheinlichkeit im Alter der Frau von ca. 22 Jahren am höchsten (siehe Abb. 2.2, grüne Linie) und nimmt danach beständig ab [9].

Dieser Grafik (Abb. 2.2, modifiziert nach [1]) zufolge sinkt die Fekundabilität der Frau erst im Alter von 47 Jahren auf 0 %. Es muss allerdings berücksichtigt werden, dass mit zunehmendem Alter der Frau (und vermutlich in gewissem Maße auch mit dem des Mannes [10],[11]) die Wahrscheinlichkeit einer Fehlgeburt steigt, also die Schwangerschaften immer seltener in einem lebenden gesunden Kind resultieren. Bei einigen Volksgruppen, wie z. B. die Sekte der Hutterer in Nordamerika, bei denen neben gesunder Lebensweise die sexuelle Enthaltsamkeit vor und die Monogamie

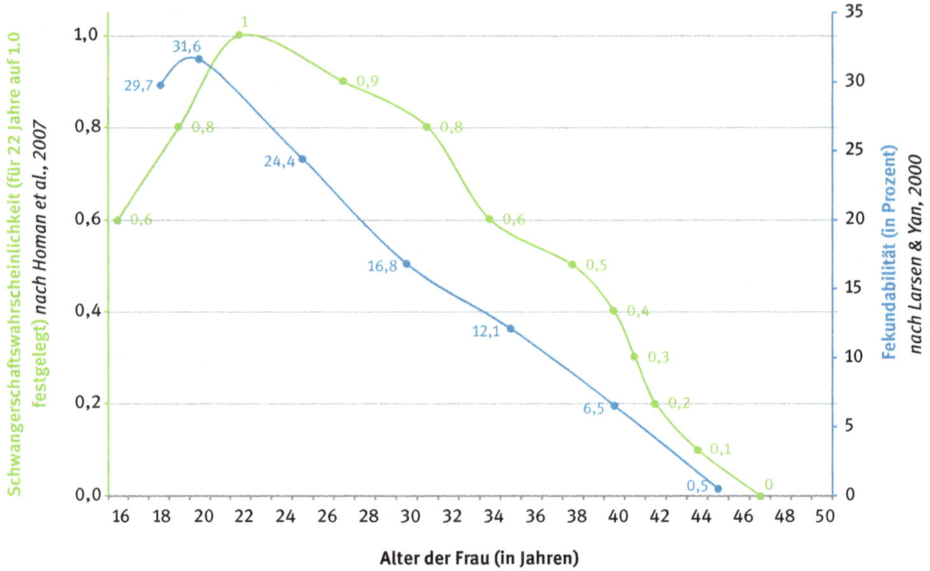

Abb. 2.2: Natürliche Fruchtbarkeit der Frau.

während der (im frühen Alter geschlossenen) Ehe sowie eine Ablehnung jeglicher Empfängniskontrolle zu beobachten waren, kam es tatsächlich auch in der Altersgruppe der 45jährigen Frauen (als „sehr Spätgebärende") noch häufiger zu Lebendgeburten von Kindern (siehe Abb. 2.2, blaue Linie) [12]. Inwieweit das Alter des Mannes einen negativen Einfluss auf Eintritt bzw. Verlauf einer Schwangerschaft oder auf die Gesundheit des Kindes hat, ist noch nicht eindeutig erwiesen. Eine aktuelle Registerstudie zeigte eine Zunahme genetischer Störungen beim Kind bis hin zu einem nahezu fünffach höheren Risiko bei über 60 Jahre alten Vätern (gegenüber halb so alten Vätern), unter Kontrolle des mütterlichen Alters gab es allerdings keinerlei Unterschiede zwischen den verschiedenen Altersgruppen der Väter [13]. Ein hohes mütterliches Alter stellt dagegen ein hohes Risiko für die Schwangere und für das Kind dar: Verglichen mit der Altersgruppe der 25–29jährigen Mütter steigt das Risiko einer schwerwiegenden mütterlichen Morbidität und/oder Mortalität von 1,6 (40–44jährige Mütter) über 2,0 (45–49jährige Mütter) bis auf 5,2 bei den über 50 Jahre alten Müttern [14]. Dieser Studie nach ist z. B. akutes Nierenversagen in der Gruppe der 45–49jährigen Mütter etwa viermal häufiger im Vergleich zur Gruppe der 40–45Jährigen (unter Berücksichtigung relevanter Risikofaktoren wie Bildungsstatus, ART, Rauchen, Bluthochdruck, Entbindungsmodus etc.). Das Risiko perinataler Sterblichkeit bleibt bei den 20–39jährigen Müttern mit etwa 0,7% gleich und steigt dann von 1,2% bei 40–44jährigen Müttern bis auf 2,3% (45–49jährige Mütter).

Das durchschnittliche Alter der Frau bei der Geburt ihres ersten Kindes steigt in den meisten europäischen Ländern (sowie Japan) kontinuierlich an: Lag es im Jahr 2009 in Deutschland noch bei 28,8 Jahren, waren es fünf Jahre später bereits 29,5 Jahre. Für Frauen in Japan, Spanien, Schweden und die Niederlande lagen die Zahlen 2009 ähnlich hoch, ein Anstieg von ca. fünf Jahren im Vergleich mit den 1970ern [15]. Analog dazu stieg in Deutschland auch das durchschnittliche Alter der Väter innerhalb der letzten 15 Jahre beim ersten Kind um zwei Jahre. Im Jahre 2015 wurden in Deutschland 2.268 Kinder von Frauen geboren, die 45 Jahre oder älter waren (von 737.575 Kindern insgesamt), was einem Anteil von 0,31 % entspricht (für Männer dieser Altersgruppe liegt der Anteil bei 6 %). 15 Jahre zuvor waren es 706 Neugeborene (von insgesamt 776.999 Kindern), womit der Anteil bei 0,09 % lag. Seit 2000 hat sich der Anteil „sehr spätgebärender" Mütter also mehr als verdreifacht, liegt allerdings absolut gesehen im Promillebereich. Bezogen auf die Mütter „50+" stieg in diesem Zeitraum die Zahl der Geburten von 17 auf 134. In der Statistik ist allerdings nicht ausgewiesen, bei wie vielen dieser Mütter zuvor Methoden der assistierten Reproduktion (ART) – und hierbei insbesondere die Eizellspende – zur Anwendung gekommen waren. Der Trend zur späten Elternschaft spiegelt sich aber auch in den Statistiken des Deutschen-IVF-Registers wider [16]: In dem genannten Zeitraum stieg das durchschnittliche Alter der Frau von Behandlung mit ART um nahezu zwei Jahre von 33,4 Jahre auf 35,2 Jahre, und das ihres Partners sogar um mehr als zweieinhalb Jahre (von 35,9 auf 38,6 Jahre).

2.3 Gesellschaftliche Aspekte

Ungewollte Kinderlosigkeit wird in Deutschland aller Voraussicht nach weiter zunehmen, etwa jedes 13. Paar ist inzwischen davon betroffen [17],[18]. Maßgeblich ursächlich dafür ist das immer weiter steigende Durchschnittsalter der Frauen bei Erstgeburt. Zudem ist davon auszugehen, dass häufig eine zunächst gewollte Kinderlosigkeit später in eine ungewollte Kinderlosigkeit übergeht: Der Kinderwunsch wird aufgeschoben, bis die gesellschaftlichen Rahmenbedingungen ein geringeres (meist berufliches) Risiko für das Paar (und dabei insbesondere für die Frau) darstellen [19]. So lässt sich z. B. erklären, dass über 36 % der akademischen Mütter ihr erstes Kind ab 35 Jahren bekommen, hingegen weniger als 10 % der nichtakademischen Mütter [20]. Wenn der Kinderwunsch dann schließlich realisiert werden soll, werden die vorhin genannten biologischen Grenzen möglicherweise entscheidend wirksam.

In ihrem Review machen Mills und Kollegen insbesondere die folgenden Faktoren für die zunehmende zeitliche Verschiebung der Familienbildung europaweit verantwortlich: Die Einführung sicherer Empfängnisverhütung mit der „Pille", die Zunahme höherer Bildungschancen und -abschlüsse bei den Frauen, Einkommenseinbußen bei früher Mutterschaft, allgemeine Veränderung der gesellschaftlichen und individuellen Werte (z. B. weg von der Großfamilie, hin zur Ein- oder Zwei-Kind-Familie), eine Unvereinbarkeit von Mutterschaft und Berufstätigkeit, die zunehmende Instabilität von Partnerschaften, und insbesondere der negative Einfluss ökonomischer Ungewissheiten wie z. B. befristete Arbeitsverträge oder ein drohender Arbeitsplatzverlust durch Rationalisierungsmaßnahmen [19].

Ökonomische Ungewissheiten sind auch aus Sicht Betroffener einer der Hauptgründe dafür, die gewünschte Familienbildung zeitlich aufzuschieben. In einer Forsa-Umfrage für die Zeitschrift Eltern im Jahr 2010 stimmten 63 % der Befragten der Aussage zu, dass eine fehlende solide finanzielle Basis sie von einer Familiengründung abhalten würde. Für 48 % hatte die Etablierung im Beruf bzw. die Ausbildung momentan noch Vorrang, und 44 % gaben an, dass der passende Partner bzw. die passende Partnerin noch fehle. Letzteres wird insbesondere von den befragten Frauen angegeben. Eine weitere Ursache für den schwindenden Kinderwunsch dürfte sowohl in den hohen Arbeits- und Mobilitätsanforderungen an die modernen Partnerschaften liegen [21], als auch in der zunehmenden – tatsächlichen oder befürchteten – Instabilität von Partnerschaften [22].

Die Familiengründung während der Berufsausbildung bzw. des Studiums erscheint in Deutschland noch schwerer realisierbar als im Beruf. Kinder sind immer noch das größte biografische Risiko für Frauen. Die verschiedenen Bemühungen der Politik, Paare zu ermuntern, Familien zu gründen (und dies möglichst früh, damit nicht altersbedingte Fertilitätsstörungen bedeutsam werden könnten), sollen und können hier nicht detailliert erläutert werden. Die Zusammenhänge von bevölkerungs- und familienpolitisch gedachten Maßnahmen – wie z. B. Mutterschutz, Elterngeld, Erziehungsurlaub, Errichtung von Kindertagesstätten und Steuererleichterungen – und die Entwicklung der Geburtenraten sind insgesamt weitaus komplexer als zu vermuten ist. So sind z. B. in Europa die Geburtenraten am höchsten in den skandinavischen Ländern und in Frankreich. Die bevölkerungspolitischen Maßnahmen unterscheiden sich in diesen Ländern allerdings teilweise erheblich. Mills und Kollegen weisen in ihrer Übersichtsarbeit darauf hin, dass in erster Linie Maßnahmen, welche die Unvereinbarkeit von Arbeits- und Mutterrollen reduzieren, zur Mutterschaft im jüngeren Alter führten [19]. Der Effekt von direkten Geldzuwendungen sei hingegen uneinheitlich. Der einzige Faktor, der eine unmittelbare (negative) Auswirkung auf die Geburtenrate hat, ist die wirtschaftliche Verunsicherung. Die meisten Wirtschaftskrisen ziehen – mit einer entsprechenden zeitlichen Verzögerung – einen Rückgang in der Geburtenrate nach sich. Dieses Phänomen war besonders deutlich in den östlichen Ländern Europas zu beobachten, nachdem die Sowjetunion aufgehört hatte zu existieren. So zählen die Länder Lettland, Bulgarien und Slowenien zu den Ländern mit der niedrigsten Geburtenrate pro Frau weltweit [15]. Auch direkt nach der Wiedervereinigung Deutschlands war in den neuen Bundesländern mit dem Einbruch der Geburtenziffern dieser Trend zu beobachten.

Neben ökonomischen (und organisatorischen) Voraussetzungen sind natürlich auch die Entwicklungen im gesellschaftlichen Kontext prägend für die Realisierung bzw. Nicht-Realisierung des Kinderwunsches. Auch Stammer und Kollegen [23] weisen darauf hin, dass sich die Rolle des Kindes, der Mutter und des Vaters über die letzten Jahrzehnte hinweg drastisch geändert haben. Dieses sei insbesondere zurückzuführen auf die Etablierung zuverlässiger Kontrazeptionsmethoden. Frauen seien nicht mehr so stark auf die Mutterrolle fixiert, Paarbeziehungen sind nicht mehr an die Bildung einer eigenen Familie gekoppelt, und ausgelebte Sexualität ist nicht mehr gleichbedeutend mit „Eltern werden". Nach Groß [24] kann der Kinderwunsch in seiner heutigen Form als Phänomen der Moderne betrachtet werden, da erst die eben erwähnte Möglichkeit einer zuverlässigen Kontrazeption überhaupt eine tatsächliche Wahlfreiheit zwischen Mutterschaft und gewollter Kinderlosigkeit ermöglicht hat. Anders hingegen die Auffassung von Eichinger, der den Kinderwunsch auf ein fundamentales Bedürfnis bezogen sieht und ihn daher als Bedürfnisbefriedigungswunsch definiert [25].

Neben den ökonomischen und gesellschaftlichen Faktoren spielen bei den Veränderungen der Familiengründung maßgeblich auch die Wandlungen in den Partnerschaften und deren Stabilitäten eine wichtige Rolle. War vor einhundert Jahren noch klar, dass die erste Ehe in den meisten Fällen auch die einzige Ehe blieb, hat sich dies grundlegend gewandelt. Die Zahl der Eheschließungen nimmt weiter ab, die Scheidungsrate liegt bei ca. 40 % und der Begriff der „Lebensabschnittspartnerschaft" hat sich zunehmend etabliert. Aufgrund dieses Wandels in der Variabilität von Beziehungsgestaltungen ist sowohl die Gesellschaft als auch die Politik gefordert, Modelle der Familienbildung und der Kindererziehung zu entwickeln, umzusetzen und zu etablieren, die eine befriedigende Elternschaft auch außerhalb der traditionellen Familienform „Vater – Mutter – Kinder" ermöglicht. Dabei sollte es auch kein Tabu sein, lesbischen und homosexuellen Paaren wie auch Alleinstehenden Hilfe bei der Familienbildung auch in Deutschland zur Verfügung zu stellen. Dieses sollte über die Etablierung einer „Ehe für Alle" noch hinausgehen und z. B. den niederschwelligen Zugang zu den Maßnahmen der ART für diese genannten Personengruppen mit einschließen, unabhängig von sexueller Orientierung, Familienstand und individueller geschlechtlicher Identität.

2.4 Unerfüllter Kinderwunsch und Reproduktionsmedizin: psychosoziale Aspekte

Der unerfüllte Kinderwunsch stellt für betroffene Frauen und ihre Partner in der Regel eine starke emotionale Belastung dar. Aufgrund der Ungewissheiten bezüglich Dauer und Verlauf der Kinderlosigkeit kann sich diese krisenhafte Erfahrung wie ein chronischer Stressor auswirken. Es gibt bisher keine systematischen Studien dazu, ob sich die emotionale Belastung für die Frau vor bzw. nach ihrem 40. Geburtstag unterscheidet. Neben der klinischen Erfahrung aus der psychosozialen Kinderwunschberatung („Die Uhr tickt jetzt noch lauter") sprechen allerdings auch andere Indizien dafür, dass die Belastung „nach 40" zunimmt: Nach der bereits erwähnten Studie für das Bundesfamilienministerium [5] erfolgt ein sprunghafter Anstieg der Nutzung von Maßnahmen der Kinderwunschbehandlung um das 40. Lebensjahr. Haben vorher nur etwa 7 % der Frauen eine dieser Maßnahmen (z. B. hormonelle Stimulation, Insemination, IVF) für sich genutzt, verdoppelt sich dieser Anteil in der Zeitspanne 40 bis 50 Jahre [5]. Viele Frauen ahnen (oder wissen) auch, dass mit 40 Jahren und älter die Lebendgeburt eines Kindes nach Schwangerschaft mit den eigenen Eizellen eher nicht selbstverständlich ist.

Wenn Paare mit Kinderwunsch die Verhütung absetzen und nicht sehr bald schwanger werden, erleben sie die nächsten Monate in der Regel die so genannte „Achterbahn der Gefühle“. Das bedeutet, dass Phasen von Vorfreude und Hoffnung abgelöst werden von Enttäuschung und Frustration, wenn die Menstruation wieder eintritt. Häufig wird die ungewollte Kinderlosigkeit von ihrer emotionalen Auswirkung her mit dem Verlust eines nahen Angehörigen oder einer schweren Erkrankung verglichen, auch wenn dieses Erleben ein „unsichtbarer“ Verlust ist, da die Paare etwas betrauern müssen – und gegebenenfalls endgültig verabschieden –, was sie noch nicht hatten und was für Andere (noch) nicht sichtbar war. In dem sehenswerten autobiographischen Film „Alle 28 Tage“ schildert die Filmemacherin Ina Borrmann (www.inaborrmann.de) anschaulich dieses Erleben aus eigener Erfahrung: „Plötzliche Trauer über einen scheinbaren Verlust, den ich bisher nie so empfunden hatte“, dann auch die „Achterbahn“ im Spontanzyklus, schließlich während mehrerer Zyklen assistierter Reproduktion mit Anfang 40. Sie dokumentiert im Film zudem, wie sie (und ihr Partner) sich zunehmend in einer Machtbarkeitsspirale wiederfinden und sich ein Tunnelblick einstellen kann, der nur das Ziel Schwangerschaft und deren Weiterbestehen im Fokus hat. Nach mehreren Jahren erfolgloser Kinderwunschbehandlung in Deutschland wurde sie dann mit 46 Jahren Mutter mittels einer Eizellspende.

Insgesamt werden die Erfolgschancen reproduktionsmedizinischer Maßnahmen gemeinhin überschätzt. In der bereits genannten Umfrage aus Leipzig wurde die Lebendgeburtenrate pro durchgeführten Behandlungszyklus der „künstlichen“ Befruchtung auf durchschnittlich 44 % geschätzt. Tatsächlich liegt dieser Durchschnitt in Deutschland bei max. 20 % [26],[27], womit nach drei durchgeführten Behandlungszyklen durchschnittlich etwa die Hälfte und nach vier Zyklen 40 % der Paare kinderlos bleibt [1]. Nach zwei weiteren durchgeführten Behandlungszyklen erhöht sich die kumulative Lebendgeburtenrate noch einmal durchschnittlich um ca. 10 %, nach dem abgeschlossenen sechsten Behandlungszyklus ist allerdings statistisch keine wesentliche Steigerung mehr zu erwarten. Für ältere Patientinnen liegen die Erfolgschancen (mit den eigenen Eizellen) noch deutlich niedriger: Eine 41jährige Frau hat bei „künstlicher“ Befruchtung in Deutschland nur eine etwa halb so hohe klinische Schwangerschaftschance pro Embryotransfer wie die 30jährige (19 % vs. 39 %), sowohl das Abortrisiko (37 % vs. 16 %) wie auch das Totgeburtrisiko (1,2 % vs. 0,6 %) sind bei ihr allerdings demgegenüber jeweils verdoppelt [16],[28]. Auch nach sechs durchgeführten Behandlungszyklen liegt bei ihr die kumulative Lebendgeburtenrate im Durchschnitt unter 50 %. Diese geringe tatsächliche Erfolgsrate mit den eigenen Eizellen bei der älteren Patientin führt dazu, dass in den meisten reproduktionsmedizinischen Zentren in Deutschland Frauen ab dem 45. Lebensjahr nicht mehr behandelt werden.

Konzepte zu Inhalten und Ablauf psychosozialer Kinderwunschberatung sind ausführlich mehrfach beschrieben [1],[23],[29]. In der Beratung bei Kinderwunsch „nach 40“ wird zunächst die Normalisierung der begleitenden Gefühle im Vordergrund stehen, wozu selbstverständlich auch Neid auf Schwangere gehören kann, sowie Informationen über die üblichen emotionalen Auswirkungen des unerfüllten Kinderwunsches und der Behandlung [30]. Häufig wird auch die Beeinträchtigung des Selbstwertgefühls – bis hin zu Versagensängsten – Thema in der psychosozialen Beratung sein. Regelhaft werden auch das Behandlungserleben, die Paarkommunikation und die Kommunikation mit dem sozialen Umfeld sowie der Mythos der „psychogenen Infertilität“ angesprochen. Weiterhin wird es um Flexibilisierung gehen, also um Ausweitung der individuellen Gestaltungsmöglichkeiten des betroffenen Paares, die bei einer reproduktionsmedizinischen Behandlung eher eingeschränkt sind. Hierzu gehört auch die frühzeitige Entwicklung eines „Plan B“, um nach dem nicht unwahrscheinlichen Scheitern der Behandlung eine Option verfügbar zu haben. Die proaktive Erarbeitung dieser zweiten Option – im Gegenteil zu ihrer Tabuisierung – verdeutlicht, dass es sich nicht um ein persönliches Scheitern handelt, auch wenn dieses häufig zunächst als solches empfunden wird. Letztlich wird es in vielen Fällen um Trauerarbeit und -begleitung gehen, z. B. nach Fehlgeburt oder beim endgültigen Abschied vom eigenen Kind. Von daher sind die Schattenseiten der in Kap. 2.2 skizzierten medialen Verbreitung der ART in der psychosozialen Kinderwunschberatung immer präsenter geworden: Die Grenzen und Risiken der Reproduktionsmedizin zu thematisieren ist keine einfache beraterische Aufgabe. Notwendig werdende Trauerprozesse mit zu initiieren ist sicherlich weniger werbewirksam als Babyfotos am Empfangstresen des Kinderwunschzentrums.

2.5 Familienbildung mit Eizellspende sowie mit Embryonen Anderer

Beim Kinderwunsch „nach 40“ setzen sich aufgrund der oben geschilderten biologischen Gegebenheiten viele Frauen und Männer dieser Altersgruppe mit der Eizellspende sowie der Familienbildung mit Embryonen Anderer auseinander. Die Auseinandersetzung mit der Samenspendebehandlung findet beim Kinderwunsch „ab 40“ nur selten statt – mit der Ausnahme von lesbischen Paaren und alleinstehenden Frauen mit Kinderwunsch – weshalb deren psychosoziale Aspekte hier nicht ausgeführt werden (siehe hierfür z. B. [31]). Das Gleiche gilt für die Leihmutterschaft, die, neben „Regenbogenfamilie“ und „Co-Parenting“, eine der Optionen der Familienbildung für homosexuelle Männer mit Kinderwunsch ist. Da die Eizellspende in Deutschland verboten ist – für die Familienbildung mit Embryonen Anderer ist dieses umstritten – nehmen zunehmend Paare eine Behandlung im Ausland wahr. Dieses „reproduktive Reisen“ findet in erster Linie für Eizellspenden statt, deutlich seltener für eine Familienbildung mit Embryonen Anderer. In welchem Umfang Paare aus

Deutschland eine Eizellspendenbehandlung durchführen lassen, ist nicht bekannt. Anfang 2009 wurde erstmalig eine Pilotstudie durchgeführt, die Daten und Zahlen zum reproduktiven Reisen innerhalb eines definierten Zeitraums (1 Monat) erhoben hat [32]. Die Autoren vermuten, dass in Europa – basierend auf einer Hochrechnung dieses Zahlenmaterials – jährlich ca. 24.000 bis 30.000 Behandlungszyklen an Patienten aus dem Ausland durchgeführt werden. Davon ausgehend, dass die deutschen Paare rund 14 % der reisenden Patienten darstellen, kann geschlossen werden, dass jährlich zwischen 3.300 und 4.200 Behandlungszyklen im Ausland an deutschen Patienten vorgenommen werden, wobei es sich überwiegend um Eizellspenden handeln dürfte. Genauere Zahlen aus jüngerer Zeit liegen nicht vor. Europaweit bevorzugte Zielreiseländer für die Eizellspende sind Spanien und Tschechien – beides Länder, in denen eine anonyme Eizellspende zwingend vorgeschrieben ist. Allein in Spanien wird über die Hälfte aller Eizellspendenbehandlungen in Europa durchgeführt, ein Anstieg um 33 % in 2014 gegenüber dem Vorjahr. Kinder nach Eizellspendenbehandlung in diesen beiden Ländern haben kaum eine Chance, die Eizellspenderin kennen zu lernen, was aus psychologischer und ethischer Sicht fatal ist. In Ländern wie z. B. Finnland ist hingegen nur die nicht-anonyme Eizellspende erlaubt. In der Beratung von Paaren, welche diese Behandlung für sich erwägen, sollten diese Umstände unbedingt *vor* dessen Inanspruchnahme thematisiert werden [33].

Aus ethischer Sicht ist anzumerken, dass nicht in allen Ländern die Gesetzgebung bzw. medizinische Richtlinien vorschreiben, dass Spenderinnen nur eine begrenzte Aufwandsentschädigung gezahlt werden darf. In einigen Ländern wird in der Regel eine kommerzielle „Eizellspende“ praktiziert, d. h. die „Spenderin“ erhält eine Bezahlung für die Eizellen, die sie für die Behandlung anderer Paare zur Verfügung stellt. Wie Andreas Bernard bei seinen Recherchen herausfand, wurde den Eizellspenderinnen einer Klinik in der Ukraine ein Grundhonorar von etwa 700 € bezahlt, wobei sie ab einer bestimmten Menge an entnommenen Zellen einen Bonus bis zu weiteren 200 € erhielten [34]. Das Wohlstandsgefälle innerhalb und außerhalb Europas führt dazu, dass Eizellspenderinnen aus ärmeren Ländern für Paare aus wohlhabenderen Ländern „spenden“ (siehe Kap. 5.4 in [1]). Darüber hinaus fehlen Studien, in denen die psychologischen und medizinischen (Langzeit-) Folgen für die Spenderinnen untersucht werden.

Inwieweit eine qualifizierte psychosoziale Kinderwunschberatung in den Zielländern des „reproduktiven Reisens“ überhaupt angeboten wird, lässt sich nicht zuverlässig einschätzen. Es ist allerdings zu befürchten, dass ein solches Angebot – wenn vorhanden – so gut wie nicht genutzt wird: Neben den Sprachbarrieren dürfte dafür die Finanzierbarkeit ausschlaggebend sein, da zumeist bereits jegliche medizinische Behandlung beim „reproduktiven Reisen“ von den Betroffenen mit Kinderwunsch komplett selbst finanziert werden muss [35].

Die Familienbildung mit Embryonen Anderer gilt als ein weiteres ethisch umstrittenes Verfahren der ART, bei dem die so gezeugten Kinder weder eine genetische Verbindung zu ihrem Wunschvater noch zu ihrer Wunschmutter haben. Die Embryonen stammen in Deutschland von Paaren, die ihre Familienbildung abgeschlossen haben und ihre so genannten „überzähligen" Embryonen für andere Paare mit Kinderwunsch freigegeben haben. Da davon auszugehen ist, dass diese Freigabe in der Regel erst erfolgt, wenn die Familienplanung dieser Paare erfolgreich abgeschlossen ist – meist auch mit der Zahl der gewünschten Kinder –, ist bei der Familienbildung mit den Embryonen Anderer damit zu rechnen, dass bereits Vollgeschwister in einer anderen Familie vorhanden sind. Das „Netzwerk Embryonenspende", ein Zusammenschluss reproduktionsmedizinischer Zentren in Süddeutschland, die dieses Verfahren anbieten, hat bestimmte Altersgrenzen für die Wunscheltern festgelegt: die Frau sollte den 45. Geburtstag und der Mann den 55. Geburtstag noch nicht erreicht haben. Zwar erfolgt die „Embryonenspende" nach Festlegung des Netzwerkes anonym, die genetische Nachverfolgbarkeit ist allerdings hier gewährleistet und das geborene Kind kann die Dokumentation im Notariat, welches die Unterlagen verwahrt, erfragen, so dass für das Kind später die Chance auf das Wissen um seine genetische Herkunft gewahrt bleibt. Da aber die Wunscheltern keine Aufklärungsverpflichtung haben, stellt sich natürlich die Frage, inwieweit das Kind später dieses Recht tatsächlich in Anspruch nehmen kann. Dieses sollte – neben dem Aspekt der bereits existierenden Vollgeschwister – in einer psychosozialen Beratung *vor* Inanspruchnahme dieses Verfahrens unbedingt thematisiert werden.

Mit der Geburt von bisher achtzehn Kindern (Stand Mitte 2017) nach der Freigabe von Embryonen und über 260 Paaren auf der Warteliste wurden in Deutschland Fakten geschaffen, auch wenn die Legalität dieses Verfahrens noch umstritten ist. Die Gesetzgebung steht somit weiterhin vor der Aufgabe, die Zulassung der Familienbildung mit Embryonen (bzw. imprägnierter Eizellen) Anderer zu klären oder als eine mögliche Umgehung des Embryonenschutzgesetzes strafrechtlich zu verfolgen. Der Deutsche Ethikrat hatte sich in seiner Stellungnahme dafür ausgesprochen, die Embryonenfreigabe unter bestimmten Umständen zuzulassen, die familienrechtlichen Folgen dieses Verfahrens zu klären und ein zentrales Register für die Dokumentation einzurichten. Auch hat er sich für eine flankierende psychosoziale Beratung sowohl der freigebenden als auch der annehmenden Eltern ausgesprochen. Darüber hinausgehend wird gefordert, dass für die psychosoziale Beratung bei Familienbildung mit den Embryonen Anderer angemessene Rahmenbedingungen geschaffen werden, so dass diese besser in den medizinischen Ablauf der Embryonenübertragung verankert wird. Ein zentrales Datenregister sollte auch als Stelle fungieren, an die sich Personen wenden können, welche die Embryonen freigeben bzw. annehmen möchten, um sich umfassend zu informieren. Weiterhin sollten dort Zahlen und Daten zu diesem Verfahren erhoben werden, wissenschaftliche Forschung angeregt und psychosoziale Beratungskonzepte konzipiert werden für freigebende und annehmende Familien (einschließlich der Vollgeschwister), die miteinander in Kontakt treten möchten [36].

Die Komplexität der Verfahren der *third party reproduction* bezüglich medizinischer, psychologischer, juristischer und ethischer Aspekte erfordert gemäß den aktuellen Leitlinien [37] eine gründliche Aufklärung und Beratung der Paare bzw.

Einzelpersonen mit Kinderwunsch „nach 40“. Die Beratung sollte idealerweise interdisziplinär durch entsprechend geschulte professionelle Fachkräfte erfolgen [38], sollte alle an dieser Form der Familienbildung Beteiligten umfassen und bereits im Vorfeld der genannten Behandlungsverfahren stattfinden, aber auch nach gelungener Familienbildung aufgesucht werden können, auch von den so gezeugten Kindern. Die Deutsche Gesellschaft für Kinderwunschberatung (BKiD) empfiehlt in ihren Leitlinien zur Beratung bei Gametenspende, dass aufgrund der besonderen Form der Familienbildung den Spenderinnen bzw. den abgebenden Eltern wie auch den Wunscheltern eine weiterführende behandlungsunabhängige psychosoziale Beratung explizit empfohlen werden soll. Die Inanspruch- bzw. Nichtinanspruchnahme dieser fakultativen psychosozialen Beratung sollte verpflichtend dokumentiert werden [39], die Beratung selber sollte aber keine Pflichtberatung sein.

2.6 Social (Egg) Freezing

Social (Egg) Freezing (im Englischen auch *Fertility preservation for social reasons* genannt), das Einfrieren von Eizellen ohne medizinische Indikation für eine (womöglich Jahre) spätere (potenzielle) Befruchtung mittels intracytoplasmatischer Spermieninjektion (ICSI) [40], wird von den Anbietern dieses Verfahrens auch als „Versicherung für die Fortpflanzungsfähigkeit“ beworben [41]. Das kann insofern irreführend wirken, als die kumulative Schwangerschaftsrate nach ICSI nie „sichere“ 100 % erreicht und es somit keine Garantie auf ein Baby gibt [42]. So spricht die belgische Bioethikerin Mertes davon, dass *Social Freezing* kritisch als ein Verfahren gesehen werden kann in Bezug auf Frauen *paying a large sum of money to buy a false sense of security* ([43], S. 1207). Über *Social Freezing* wurde Ende 2014 viel in den Medien kontrovers berichtet, als Facebook und Apple ankündigten, diese Option der Familienbildung bei ihren Mitarbeiterinnen – auf deren Wunsch hin – finanziell zu unterstützen. Von den reproduktionsmedizinischen Fachgesellschaften ASRM und ESHRE wird dieses Verfahren inzwischen nicht mehr als experimentell bezeichnet. Es bleiben die Fragen derzeit allerdings noch offen, ob es sich hierbei um die Eröffnung einer neuen Option für Frauen, um die Medikalisierung gesellschaftlicher Missstände oder um eine noch nicht verlässlich einzuschätzende Entwicklung (was geschieht zukünftig mit den nicht genutzten Eizellen?) handelt. Die Gesamtzahl der Nutzerinnen des *Social Freezings* in Deutschland im Jahr 2015 wird auf etwa 500 geschätzt [40].

In einer eigenen Umfrage [44] wurde erkennbar, dass eine positive Einstellung gegenüber *Social Freezing* bei den Befragten mit dem Vorhandensein eines Kinderwunsches, eigener Fertilitätsprobleme, einem höherem Bildungsabschluss, der Zugehörigkeit zu einem sich progressiv definierenden soziokulturellen Milieu und einer mittleren Altersgruppe (30–45 Jahre) zusammenhing, nicht jedoch mit dem Vorhandensein von eigenen Kindern. Frauen waren diesem Verfahren deutlich positiver gegenüber eingestellt als die antwortenden Männer. Einschränkend ist allerdings festzuhalten, dass in dieser Studie eine selektive Stichprobe anzunehmen ist, mit überwiegend hohem Bildungsniveau der Teilnehmenden, häufig angegebenen Fertilitätsproblemen sowie häufig vorhandenem Kinderwunsch.

Wie Martin [45] beschreibt, gelten Frauen, die *Social Freezing* in Anspruch nehmen (wollen), in der Öffentlichkeit immer noch häufig als „selbstsüchtige Karrierefrauen", die das Einfrieren ihrer Eizellen aus *Lifestyle*-Gründen betreiben würden [46]. Die tatsächlichen Gründe von Frauen, die sich Eizellen aus nicht-medizinischer Indikation haben einfrieren lassen, wurden in einer australischen Studie ausführlich untersucht [47]. Hierbei handelte es sich um eine postalische Nachbefragung von 96 Frauen, die zwischen 1999 und 2014 in einem reproduktionsmedizinischen Zentrum in Melbourne ihre Eizellen aus nicht-medizinischen Gründen hatten einfrieren lassen (Rücklaufquote: 53 %). Im Durchschnitt waren sie zum Zeitpunkt des *Social Freezing* 37,1 Jahre alt, nur ca. 15 % der Befragten hatten das Einfrieren im biologisch „günstigeren" Alter unter 35 Jahren vornehmen lassen. Zum damaligen Zeitpunkt waren ca. 86 % der Frauen ohne Partner.

Als Grund für *Social Freezing* wurde am häufigsten genannt, dass eine Mutterschaft angestrebt werden würde, aber der Partner dazu fehle bzw. dieser keine Kinder wolle. Immerhin knapp die Hälfte der Frauen stimmte der Aussage zu, dass die eingefrorenen Eizellen eine „Versicherung" zur Familienbildung auch ohne Partner später darstellen würde, und 40 %, dass es eine gute Investition in die Zukunft sei. In den optionalen Freitextangaben wurden die vorgegebenen Antwortalternativen (siehe Tab. 2.1) bestärkt und der Aspekt betont, sich später keine Vorwürfe machen zu müssen, nicht genügend für die eigene (potenzielle) Fruchtbarkeit getan zu haben.

Tab. 2.1: Gründe für *Social Freezing* (Mehrfachantworten möglich).

Ich wollte später Kinder, war aber ohne Partner	79 %
Eine Versicherung, falls später ohne Partner	49 %
Es war eine Investition in die Zukunft	39 %
Angst vor Abnahme der Fruchtbarkeit im Alter	29 %
Sonstige Gründe (z. B. Rat von Freunden oder Kollegen)	18 %
Mein Arzt hat es mir empfohlen	17 %
Fühlte mich durch Medienberichte über altersbedingte ungewollte Kinderlosigkeit dazu gedrängt	13 %
Ich wollte später Kinder, mein Partner aber nicht	5 %
Fühlte mich durch Medienberichte über *Social Freezing* dazu gedrängt	5 %
Ich konnte aus gesundheitlichen Gründen damals kein Kind bekommen	4 %
Ich war in der vorzeitigen Menopause	3 %
Meine Eltern wollten es von mir	0 %
Mein Partner wollte es von mir	0 %

Die AutorInnen kommen zu dem Schluss, dass Gründe für die Inanspruchnahme von *Social Freezing* überwiegend nicht im persönlichen Entschluss liegen die Mutterschaft aufzuschieben, sondern meist den äußeren Umständen geschuldet sind, keinen potenziellen Kindsvater zu finden. Diese „Unfreiwilligkeit“ einer solchen Inanspruchnahme wird auch eindrücklich in dem zu empfehlenden Dokumentarfilm *Eggs for later* von Marieke Schellart geschildert (www.eggsforlater.com).

Der positiven Seite der (theoretisch) größeren reproduktiven Autonomie der Frau durch dieses Verfahren steht negativ gegenüber, dass eine gesamtgesellschaftliche Aufgabe – Gleichzeitigkeit von Familiengründung und beruflicher Karriere – von der Frau individuell „gelöst“ und bezahlt werden soll [30]. Zudem sind Frauen dann, wenn sie sich das teure Verfahren finanziell leisten können, für sinnvoll eingesetztes Social Freezing bereits zu alt. Aktuell sind in Europa Frauen zum Zeitpunkt der Inanspruchnahme des *Social Freezing* durchschnittlich 37 Jahre alt, was rein aus Sicht der Biologie bereits etwa zehn Jahre zu spät ist [42]. Sie gewinnen also durch dieses Verfahren (potenziell) nur wenige Prozentpunkte an verbesserter Lebendgeburtenrate hinzu, die aber teuer bezahlt sind: Etwa ein Viertel der Frauen muss sich beim *Social Freezing* mehreren Stimulationen und Punktionen unterziehen, damit eine ausreichend erscheinende Menge von Eizellen gewonnen werden kann, was die Kosten noch weiter in die Höhe treibt. Ethisch bleiben beim *Social Freezing* noch wichtige Fragen zu klären: Sollen bzw. dürfen die nicht genutzten Eizellen für eine Eizellspende zur Verfügung gestellt werden können, wenn von der betroffenen Frau keine explizite Verfügung dazu vorliegt? Wer legt ein Höchstalter der Frauen für eine Schwangerschaft nach *Social Freezing* verbindlich fest? Auch die Fragen der Kommerzialisierung und der Qualitätskontrolle dieses Verfahrens sind noch offen, ein verbindliches Register – wie das Deutsche IVF-Register für die IVF-Behandlung – existiert für das *Social Freezing* bisher noch nicht. Insgesamt wird die Entwicklung von Einigen eher pessimistisch eingeschätzt: „So wie die Antibabypille die Verhütung ein für alle Mal an die Frau delegiert hat, wird das *Social Freezing* ihnen die alleinige Verantwortung für die Reproduktion aufbürden“, so Nicole Althaus in der Neuen Züricher Zeitung vom 18.05.2014. Den Vorteilen der größeren reproduktiven Autonomie der Frau und der Eröffnung von mehr Optionen für die Familienplanung beider Partner sind als Nachteile entgegenzuhalten, dass gesunde Frauen durch dieses Verfahren potenziell zu ICSI-Patientinnen, mit den spezifischen Risiken des ICSI-Verfahrens, werden. Die Erfolgschancen nach Vitrifikation werden häufig überschätzt, wie auch die Risiken (sehr) später Schwangerschaft unterschätzt werden. Die Langzeitrisiken für die Kinder nach Vitrifikation der Eizellen sind bisher noch unbekannt. Das Alter des Mannes als Risikofaktor muss zudem bei dem Verfahren berücksichtigt werden, wahrscheinlich höhere Abortrate bei Partnerinnen älterer Männer, da auch bei Frauen nach *Social Freezing* der Partner oft etwas älter als sie selber ist. Schließlich weist Martin [45] darauf hin, dass als „Goldstandard“ der Mutterschaft durch *Social Freezing* somit die genetische Verbindung zum Kind konstruiert wird, was z. B. eine Familienbildung durch Adoption als „nur zweite Wahl“ fortschreiben könnte.

2.7 Abschließende Bewertung, Beratungsinhalte und „Checkliste"

Abschließend sind in Tab. 2.2 die potenziellen Vor- und Nachteile später Elternschaft „nach 40" dargestellt.

Die Vorteile „sehr später" Elternschaft sind darin zu sehen, dass in der Regel beide Elternteile aufgrund größerer Lebenserfahrung psychisch belastbarer und geduldiger sind, meist in einer finanziell günstig ausgestatteten und stabilen Partnerschaft leben, und die Kinder als „Wunschkinder" somit bessere Startchancen haben [15]. So zeigte sich in einer demografischen Studie bei deutschen und bei britischen Eltern, dass die Lebenszufriedenheit von Eltern über 34 Jahren in den Jahren nach Geburt ihres Kindes weitgehend konstant bleibt oder sogar etwas steigt, während die von jüngeren Eltern teilweise deutlich sinkt [48]. Neben den medizinischen Risiken (sehr) später Schwanger- und Elternschaft für die Mutter und für das Kind (auch durch den Vater) ist das Risiko, „vorzeitig" zu versterben, nicht zu unterschätzen: Zwar erle-

Tab. 2.2: Potenzielle Vor- bzw. Nachteile später Elternschaft.

Vorteil	Nachteil
größere psychische Belastbarkeit, häufig gesünderer Lebensstil	geringere physischere Belastbarkeit
weitgehend „gelebtes" Leben, beruflich etabliert (keine Vorwurfshaltung)	Risiko, vor Volljährigkeit des Kindes zu sterben und höheres Risiko, nicht als Großelternteil zur Verfügung zu stehen
stabile Partnerschaft, günstiger finanzieller Hintergrund	gewünschte Kinder- bzw. Geschwisterzahl nicht erreichbar
Kinder sind als „Wunschkinder" willkommen	medizinische Risiken der späten Schwangerschaft (> 40 J.) für die Frau und für das Kind
	medizinische Risiken später Vaterschaft (> 50 J.) für das Kind
	keine Garantie auf eine Lebendgeburt nach *Social Freezing* oder nach ART: „Plan B" notwendig
	Risiko Mehrlingsgeburt bei Übertragung von mehr als einem Embryo bei *Social Freezing* oder ART
nach Eizellspende bzw. Familienbildung mit Embryonen Anderer: keine altersabhängig reduzierte Schwangerschaftschance	nach Eizellspende: Illegalität dieses Verfahrens in Deutschland, Risiken der Spenderinnen-Anonymität, mögliche Ausbeutung der Spenderin
	Umgang mit Geschwistern (z. B. Kontaktaufnahme) klärungsbedürftig nach Eizellspende (Halbgeschwister) bzw. Familienbildung mit Embryonen Anderer (Vollgeschwister)

ben etwa nur 5 % der Frauen bzw. 12 % der Männer, die jeweils mit 45 Jahren Eltern wurden, den 18. Geburtstag ihres Kindes nicht. Dieser Anteil ist doppelt so hoch im Vergleich zu 35jährigen Müttern bzw. Vätern. Den 30. Geburtstag des Kindes erleben allerdings bereits 15 % der Mütter und sogar 31 % der Väter dieser Altersgruppe nicht mehr, auch dieser Anteil verdoppelt gegenüber 35jährigen Elternteilen, sie stehen damit in Großelternfunktion nicht mehr zur Verfügung [15]. Nach der Statistik hatten in den USA im Jahr 2014 Männer, die mit 50 Jahren Vater wurden, ein 20 %iges Risiko, am 20. Geburtstag ihres Kindes verstorben zu sein. Bei Männern, die mit 60 Jahren Vater wurden, lag dieses Risiko bereits bei 40 % – trotz der über die letzten Jahrzehnte insgesamt gestiegenen allgemeinen Lebenserwartung –, und damit viermal so hoch wie bei einem 40jährigen Vater. Zweifel und Kolleginnen wiesen zudem auf das höhere Risiko hin, dass in diesen Familien die Nachkommen bereits im Kindesalter mit der Pflegebedürftigkeit eines Elternteils (oder beider Eltern) konfrontiert sein können [7].

Die Autorinnen ([7], S. 9) benennen folgende Punkte, die in der psychosozialen Beratung der Frauen und Männer vor potenzieller „später“ Elternschaft durchgesprochen werden sollten (siehe Tab. 2.3).

Tab. 2.3: Psychosoziale Beratungsinhalte bei geplanter „später“ Elternschaft [7]

Aktuelles Alter und aktueller Gesundheitsstatus der Wunscheltern und deren mögliche Implikationen für die Kindererziehung
Überlegungen und Befürchtungen der Wunscheltern zu später Elternschaft und zur geplanten Familiengröße
Pläne bezüglich der Zukunft des Kindes: Vormundschaft sowie rechtliche und finanzielle Absicherungen
Wichtigkeit und Verfügbarkeit von Unterstützung von der erweiterten Familie sowie Gleichaltrigen für das Kind, und wie diese geschaffen werden können
Wichtigkeit und konkrete Durchführung von Gesprächen mit den Kindern über Inhalte wie: – „Solo-Elternschaft“ und die Abwesenheit eines zweiten Elternteils – Aufklärung über Gametenspende – ein fortwährender Prozess – Anerkennen und Ansprechen kindlicher Ängste bezüglich Tod oder Krankheit der Eltern – Pläne, die bereitgehalten werden, um das Kind zu schützen
Hilfestellungen den „späten“ Wunscheltern geben beim besseren Verständnis der möglichen Erfahrungen und Wahrnehmungen des Kindes bezüglich: – Beschämung des Kindes, alte Eltern zu haben (fälschlicherweise oft als „Großeltern“ wahrgenommen) – Kind wird von Anderen wegen alter Eltern gehänselt – Einsamkeit des Kindes, ohne Geschwister oder erweiterte Familie aufzuwachsen – Eingeschränktheit des Kindes bei körperlicher Aktivität mit den Eltern (z. B. Sport) – Kind ist als Erwachsener „Versorger“ der Eltern, was mit eigenen Lebenszielen und -möglichkeiten kollidieren kann – Kind bleibt als Erwachsener ohne Unterstützung oder Verständnis für seine frühere Versorgungsleistung für die alten Eltern

Zusammenfassend erscheint es essentiell wichtig, dass sich Frauen und Männer mit Kinderwunsch „nach 40" vor Familiengründung umfassend und differenziert zu den medizinischen und psychosozialen Risiken, aber auch den Vorteilen „sehr später" Elternschaft informieren. Aus psychologischer Sicht können viele Vorteile identifiziert werden, während die medizinischen Risiken einer Mutterschaft ab dem 40. Lebensjahr bzw. einer Vaterschaft ab dem 50. Lebensjahr nicht unterschätzt werden dürfen. Eine auch am Kindeswohl orientierte Beratung wird insbesondere die Risiken für die mittel- und langfristige Kindes- und Familienentwicklung (auch bereits geborener Kinder) bei „sehr später" Elternschaft aktiv thematisieren müssen. Dieses betrifft auch *Social Freezing* und insbesondere die Familienbildung mit Gameten bzw. Embryonen Anderer, welche sich bei Kinderwunsch „nach 40" als eine Option anbietet. Ein solches Beratungsangebot sollte sich nicht nur – wie bisher – an die „Spätgebärende" mit ihren Risiken richten, sondern auch an den Mann, was beispielsweise die Risiken vorzeitigen Todes oder Pflegebedürftigkeit als Vater bzw. sein altersbedingt erhöhtes genetisches Risiko für das Kind betrifft [49]. Weiterhin erscheint es unerlässlich, die faktische Unvereinbarkeit von angemessener Ausbildung bzw. Berufstätigkeit und frühzeitiger Familiengründung für Frauen und Männer politisch wie gesellschaftlich dringlicher zu thematisieren und deren Auflösung zu forcieren. Schließlich ist eine klare Darstellung in der Öffentlichkeit – wozu auch bereits der Schulunterricht gehört – zu fordern, dass reproduktionsmedizinische Maßnahmen nicht dazu geeignet sind, die altersbedingten Einschränkungen der Fertilität vollständig zu kompensieren. Nicht selten wird der Kinderwunsch „nach 40" daher (leider) unerfüllt bleiben müssen.

Die nachfolgende „Checkliste" (Tab. 2.4) kann interessierten Frauen und Männern helfen, ihre Entscheidungsfindung zur Familiengründung bei Kinderwunsch „nach 40" zu erleichtern.

Wenn Sie die Mehrzahl dieser Fragen bejaht haben, sind Ihre Voraussetzungen für eine Schwangerschaft „nach 40" eher günstig. Überwiegen die „Nein"-Ankreuzungen, spricht dieses eher gegen eine solches Vorhaben. Bei vielen „weiß nicht"-Ankreuzungen sollten Sie *vor* dem Versuch, schwanger (bzw. Elternteil) zu werden, unbedingt eine professionelle medizinische bzw. psychosoziale Beratung in Anspruch nehmen.

Tab. 2.4: „Checkliste“ für den Kinderwunsch „nach 40“.

	ja	nein	weiß nicht
Ich bin bereit und in der Lage, für die nächsten 1½ Jahrzehnte eine verantwortungsvolle Abhängigkeitsbeziehung zu einem Kind (bzw. Jugendlichen) einzugehen			
Ich habe einen Partner/eine Partnerin, der/die eine „sehr späte“ Schwangerschaft befürwortend mitträgt und mich in der Kindeserziehung und -betreuung unterstützen wird			
Ich habe ein soziales Netzwerk, welches mich in der Kindeserziehung und -betreuung unterstützen wird (besonders wichtig, wenn ich voraussichtlich alleinerziehend sein werde)			
Ich (als Wunschmutter) habe keine medizinische (z. B. Diabetes) oder psychischen (z. B. psychotische Erkrankung) Risiken für eine „sehr späte“ Schwangerschaft			
Ich bin ausreichend informiert über die Risiken einer „sehr späten“ Schwangerschaft (z. B. Präeklampsie, Gestationsdiabetes) bzw. Vaterschaft und Geburt (z. B. Früh-/Totgeburt, Fehlbildungsrisiko beim Kind) und bin bereit, diese in Kauf zu nehmen			
Ich (und ggf. mein/e Partner/in) kann dafür vorsorgen, dass die Betreuung meines Kindes für den Fall meines vorzeitigen Todes (z. B. vor dessen Volljährigkeit) gewährleistet ist (finanziell und personell)			
Bei geplanter Familienbildung mit Gameten bzw. Embryonen Anderer: Ich werde mein Kind zu einem frühen Zeitpunkt über seine genetische Herkunft aufklären und Sorge dafür tragen, dass die Zugangsinformation darüber gewährleistet bleibt			
Mir stehen noch andere attraktive Lebensoptionen zur Verfügung, falls mein Wunsch nach „später“ Elternschaft nicht in Erfüllung gehen sollte			
Ich bin noch keine 50 Jahre alt (Frau) bzw. noch keine 60 Jahre alt (Mann)			

Literatur

[1] Wischmann T. Einführung Reproduktionsmedizin: Medizinische Grundlagen – Psychosomatik – Psychosoziale Aspekte. München: Reinhardt; 2012. 248 S.

[2] Wischmann T. Kinderwunsch in konventionellen und neuen Familienformen: Ethische und psychosoziale Aspekte. gynäkologische praxis 2018;43:252-258.

[3] Stöbel-Richter Y, Borkenhagen A, Wisch S, Brähler E. Wissen und Einstellungen der deutschen Bevölkerung zu Aspekten der modernen Reproduktionsmedizin. Ergebnisse einer aktuellen Bevölkerungsbefragung. In: Stöbel-Richter Y, Ludwig A, Franke P, Neises M, Lehmann A, editors. Anspruch und Wirklichkeit in der psychosomatischen Gynäkologie und Geburtshilfe. Gießen: Psychosozial-Verlag; 2006. p. 163-71.

[4] Sexty R, Schick M, Ditzen B, Wischmann T. Fertility-related knowledge in clusters of German women and men determined by fertility intentions and cultural milieus. ESHRE; Geneva: Human Reproduction; 2017. p. i393-i394.
[5] Wippermann C. Kinderlose Frauen und Männer – Ungewollte oder gewollte Kinderlosigkeit im Lebenslauf und Nutzung von Unterstützungsangeboten. Sozialwissenschaftliche Untersuchung des DELTA-Instituts. Penzberg/Berlin; 2014.
[6] Boivin J, Bunting L, Gameiro S. Cassandra's prophecy: a psychological perspective. Why we need to do more than just tell women. Reproductive BioMedicine Online. 2013;27(1):11-4.
[7] Zweifel JE, Covington SN, Applegarth LD. "Last-chance kids": A good deal for older parents—but what about the children? Sexuality, Reproduction & Menopause. 2012;10(2):4-12.
[8] Heffner LJ. Advanced Maternal Age – How Old Is Too Old? N Engl J Med. 2004;351:1927-1929.
[9] Homan GF, Davies M, Norman R. The impact of lifestyle factors on reproductive performance in the general population and those undergoing infertility treatment: a review. Hum Reprod Update. 2007;13(3):209-23.
[10] Balasch J. Ageing and infertility: an overview. Gynecol Endocrinol. 2010;26(12):855-60.
[11] Gromoll J, Tüttelmann F, Kliesch S. Social freezing – the male perspective. Der Urologe. 2015;55(1):58-62.
[12] Larsen U, Yan S. The age pattern of fecundability: An analysis of French Canadian and Hutterite birth histories. Social Biology. 2000;47(1-2):34-50.
[13] Hurley EG, DeFranco EA. Influence of paternal age on perinatal outcomes. American Journal of Obstetrics & Gynecology. 2017;217(5):566.e1-566.e6.
[14] Lisonkova S, Potts J, Muraca GM, et al. Maternal age and severe maternal morbidity: A population-based retrospective cohort study. PLOS Medicine. 2017;14:e1002307.
[15] Schmidt L, Sobotka T, Bentzen JG, Nyboe Andersen A. Demographic and medical consequences of the postponement of parenthood. Human Reproduction Update. 2011;18(1):29-43.
[16] DIR (Deutsches IVF-Register). Jahrbuch 2015. Journal für Reproduktionsmedizin und Endokrinologie. 2016;13(5):188-223.
[17] Wippermann C. Gewollte Kinderlosigkeit und aufgeschobener Kinderwunsch. Eine Umfrage in Deutschland. Gynäkol Endokrin. 2016;14(1):49-53.
[18] Passet-Wittig J, Schneider N, Letzel S, B S, Seufert R, Zier U, et al. Prävalenz von Infertilität und Nutzung der Reproduktionsmedizin in Deutschland. Journal für Reproduktionsmedizin und Endokrinologie. 2016;13(3):80-90.
[19] Mills M, Rindfuss RR, McDonald P, te Velde E. Why do people postpone parenthood? Reasons and social policy incentives. Human Reproduction Update. 2011;17(6):848-60.
[20] Bujard M, Diabaté S. How strongly do childlessness and late childbearing increase. Gynäkologe. 2016;49(5):393-404.
[21] Levin I. Living Apart Together. A New Family Form. Current Sociology. 2004;(52):223-240.
[22] Schmitt C, Winkelmann U. Wer bleibt kinderlos? Was sozialstrukturelle Daten über Kinderlosigkeit bei Frauen und Männern verraten. Feministische Studien. 2005;1:9-23.
[23] Stammer H, Verres R, Wischmann T. Paarberatung und -therapie bei unerfülltem Kinderwunsch. 1. ed. Cierpka M, Riehl-Emde A, Schmidt M, Schneewind KA, editors. Göttingen: Hogrefe; 2004.
[24] Groß J. Kinderwunsch und Sterilität. Zur Motivation des Kinderwunsches bei Sterilitätspatientinnen. Gießen: Psychosozial Verlag; 1999.
[25] Eichinger T. Entgrenzte Fortpflanzung. Zu ethischen Herausforderungen der kinderwunscherfüllenden Medizin. In: Maio G, Eichinger T, Bazarro C, editors. Kinderwunsch und Reproduktionsmedizin: ethische Herausforderungen der technisierten Fortpflanzung. Freiburg: Alber; 2013. p. 65-95.

[26] Calhaz-Jorge C, de Geyter C, Kupka MS, de Mouzon J, Erb K, Mocanu E, et al. Assisted reproductive technology in Europe, 2013: results generated from European registers by ESHRE. Hum Reprod. 2017;32(10):1957-1973.
[27] Trappe H. Assisted Reproductive Technologies in Germany: A Review of the Current Situation. In: Kreyenfeld M, Konietzka D, editors. Childlessness in Europe: Contexts, Causes, and Consequences. Cham: Springer International Publishing; 2017. p. 269-88.
[28] Bateman BT, Simpson LL. Higher rate of stillbirth at the extremes of reproductive age: A large nationwide sample of deliveries in the United States. Am J Obstet Gynecol. 2006;194(3):840-5.
[29] BKiD Fortbildungsmanual „Grundlagen psychosozialer Kinderwunschberatung“. Mörfelden: FamART; 2018.
[30] Wischmann T, Stammer H. Der Traum vom eigenen Kind. Psychologische Hilfen bei unerfülltem Kinderwunsch. 5. ed. Stuttgart: Kohlhammer; 2016.
[31] BKiD Fortbildungsmanual „Psychosoziale Kinderwunschberatung im Rahmen der Gametenspende“. Mörfelden: FamART; 2014.
[32] Shenfield F, de Mouzon J, Pennings G, Ferraretti AP, Nyboe Andersen A, de Wert G, et al. Cross border reproductive care in six European countries. Hum Reprod. 2010;25(6):1361-8.
[33] Thorn P, Wischmann T, Blyth E. Cross-border reproductive services – suggestions for ethically based minimum standards of care in Europe. Journal of Psychosomatic Obstetrics & Gynecology. 2012;33(1):1-6.
[34] Bernard A. Kinder machen: neue Reproduktionstechnologien und die Ordnung der Familie ; Samenspender, Leihmütter, künstliche Befruchtung. Frankfurt am Main: Fischer; 2014.
[35] Thorn P, Wischmann T. Leitlinien des BKiD „Psychosoziale Beratung für Frauen und Männer, die eine Kinderwunschbehandlung im Ausland beabsichtigen“. J Reproduktionsmed Endokrinol. 2010;7(5):394-402.
[36] Thorn P, Hilbig-Lugani K, Wischmann T. Mein, dein, unser Embryo. Gynäkol Endokrin. 2017;15(1):73-6.
[37] Kentenich H, Brähler E, Kowalcek I, Strauß B, Thorn P, Weblus AJ, et al., editors. Leitlinie psychosomatisch orientierte Diagnostik und Therapie bei Fertilitätsstörungen. Gießen: Psychosozial-Verlag; 2014.
[38] Wischmann T, Thorn P. Psychosoziale Kinderwunschberatung in Deutschland – Status Quo und Erfordernisse für eine bessere Konzeptualisierung, Implementierung und Evaluation. Bericht für das Bundesfamilienministerium. Berlin: BMFSFJ; 2014.
[39] Thorn P, Wischmann T. Leitlinien für die psychosoziale Beratung bei Gametenspende. J Reproduktionsmed Endokrinol. 2008;5(3):147-52.
[40] van der Ven K, Pohlmann M, Hößle C, editors. Social Freezing – Die Möglichkeiten der modernen Fortpflanzungsmedizin und die ethische Kontroverse. Wiesbaden: Springer Fachmedien; 2017.
[41] Shkedi-Rafid S, Hashiloni-Dolev Y. Egg freezing for age-related fertility decline: preventive medicine or a further medicalization of reproduction? Analyzing the new Israeli policy. Fertil Steril. 2011;96(2):291-4.
[42] von Otte S. Social Freezing – Hype oder Hope? Gynakol Geburtsmed Gynakol Endokrinol. 2016;12(3):202-17.
[43] Mertes H. Does company-sponsored egg freezing promote or confine women's reproductive autonomy? J Assist Reprod Genetics. 2015;32:1205-9.
[44] Schick M, Sexty R, Ditzen B, Wischmann T. Attitudes towards Social Oocyte Freezing from a Socio-cultural Perspective. Geburtshilfe Frauenheilkd. 2017;77(07):747-55.
[45] Martin LJ. Anticipating Infertility: Egg Freezing, Genetic Preservation, and Risk. Gender & Society. 2010;24(4):526-45.

[46] Mertes H. The portrayal of healthy women requesting oocyte cryo-preservation. Facts, Views & Vision in ObGyn. 2013;5(2):141-6.
[47] Pritchard N, Kirkman M, Hammarberg K, McBain J, Agresta F, Bayly C, et al. Characteristics and circumstances of women in Australia who cryopreserved their oocytes for non-medical indications. Journal of Reproductive & Infant Psychology. 2017;35(2):108-18.
[48] Myrskylä M, Margolis R. Happiness: Before and After the Kids. Demography. 2014;51(5):1843-66.
[49] Braverman AM. Old, older and too old: age limits for medically assisted fatherhood? Fertil Steril. 2017;107(2):329-33.

3 Immunologie der Implantation – unter besonderer Berücksichtigung von Eizell- und Embryonenspende

Wolfgang Würfel, Franziska Würfel

3.1 Zusammenfassung

Der Embryo ist der Mutter in spe gegenüber im Regelfall, also bei einer „normalen" Schwangerschaft mit eigenen Eizellen, genetisch und damit immunologisch verwandt, aber letztlich „fremd"; bei einer Schwangerschaft nach Eizell- oder Embryonenspende oder mit einer Leihmutter besteht nicht einmal mehr eine Verwandtschaft, womit dieser Unterschied noch ausgeprägter ist. Vor diesem Hintergrund werden gerne Vergleiche mit Organtransplantationen bemüht und der Embryo als „Semitransplantat" bezeichnet; bei fremden Eizellen ist er sogar ein „Holotransplantat". So naheliegend diese Vergleiche sind, so wenig treffen sie zu. Während bei Organtransplantationen das fremde Transplantat direkt auf das Immunsystem des Empfängers trifft, sind bei der Schwangerschaft beide durch eine Art „Pufferzone" voneinander getrennt, nämlich den Trophoblasten bzw. der Plazenta. Diese zeigen nicht die gewebetypischen „adulten" Signaturen HLA-A bis -DR, sondern „nichtklassische" HLA-Gruppen wie HLA-E, -F, und -G sowie wohl noch weitere, derzeit als „Pseudogene" bezeichnet. Diese „embryofetalen" HLA-Merkmale zielen auf verschiedene Rezeptoren der natürlichen Killerzellen (NK-Zellen) und der Lymphozyten aus den Familien der Killer-immunglobulinähnlichen Rezeptoren (KIR), der Lymphozyten-immunglobulinähnlichen Rezeptoren (LILR) sowie der NK-Rezeptoren der Gruppe 2 (NKG/NKG2) und führen im Wesentlichen zu einer Hemmung der Aktivität der NK-Zellen und der Lymphozyten, sodass eine klassische Abstoßungsreaktion unterbleibt. Doch die zelluläre Verzahnung von Embryo und Mutter in spe verfolgt ein noch weiterreichendes Ziel. Nachdem der Embryo durch seine Fremdantigenität die immunkompetenten Zellen angelockt und vermittels seiner embryofetalen HLA-Gruppen eine Attacke blockiert hat, beginnt er aus dieser geschützten Position heraus v. a. die spezialisierten uterinen NK-Zellen (uNK) durch das „fremde" HLA-C zu aktivieren. Diese antworten mit der Freisetzung und Synthese von Zytokinen und Wachstumsfaktoren, die das Wachstum und die Differenzierung des Embryos und des Trophoblasten nachhaltig fördern. Somit wird das Immunsystem lokal, also innerhalb des Uterus, „umgedreht", aus einem Abwehrsystem wird eines mit „Ammenfunktion". Ist die Fremdantigenität gesteigert, also bei Eizell- oder Embryonenspenden bzw. bei Leihmüttern, laufen diese Vorgänge akzentuierter ab. Die gesteigerte Fremdantigenität birgt allerdings im weiteren Schwangerschaftsverlauf auch Risiken. Mit dem II. Trimenon geht die Steuerung der Schwangerschaft von den NK-Zellen auf die Lymphozyten über. Diese wer-

https://doi.org/10.1515/9783110522808-003

den durch antigenpräsentierende Zellen (APC), v. a. durch dendritische Zellen (DC), zur Immuntoleranz gegenüber den embryofetalen Fremdantigenen „erzogen“. Bei erhöhter Fremdantigenität kann es freilich häufiger zu Gegenreaktionen des maternalen Immunsystems kommen, wodurch sich HELLP-Syndrome bzw. eine Präeklampsie ausbilden können. Unterstützt werden kann dieser Mechanismus durch den Übertritt embryofetaler Zellen in den maternalen Organismus, ein Phänomen, das als Mikrochimärismus (MC) bezeichnet wird. Solange es sich um embryonale Stammzellen (ES) handelt, die aufgrund der Expression der embryofetalen HLA-Gruppen inert sind, dient dieses Phänomen eher der organischen Gesundheitsförderung der werdenden Mutter; handelt es ich hingegen um bereits differenzierte Organzellen oder immunkompetente Zellen des Embryos oder Feten, kann dies zu (entzündlichen) Gegenreaktionen des maternalen Immunsystems führen. Die Folge sind organspezifische Autoimmunerkrankungen wie z. B. die Hashimoto-Autoimmunthyreoiditis oder eher generalisierte Reaktionen wie bei einem HELLP-Syndrom und/oder einer Präeklampsie – pathologische Entwicklungen, die bei der erhöhten Fremdantigenität von Eizell- oder Embryonenspenden deutlich häufiger zu beobachten sind.

3.2 Einleitende Gedanken

Der Embryo wird gerne als „Semitransplantat“ bezeichnet, da er durch die paternalen Gene und deren Antigenität „halbfremd“ ist. Das gilt freilich nicht für alle Schwangerschaften, denn bei Eizell- oder Embryonenspenden bzw. der Leihmutterschwangerschaft ist er komplett fremd, wäre – so gesehen – also ein „Holotransplantat“.

Bekanntermaßen wird bei Organtransplantationen darauf geachtet, dass zwischen Empfänger und Transplantat eine möglichst hohe Übereinstimmung in den HLA-Gruppen besteht (*Matching*), um das Abstoßungsrisiko möglichst gering zu halten. Da eine komplette Übereinstimmung fast nie erreicht wird, ist nach einer Organtransplantation eine immunsuppressive Medikation erforderlich.

Überträgt man nun diese Prinzipien auf Implantation und Schwangerschaft, wäre ebenfalls eine möglichst hohe HLA-Übereinstimmung zwischen Embryo und Mutter zu fordern. Das ist v. a. unter Geschwistern oder zwischen Eltern und Kindern, der Fall. Dies widerspricht freilich völlig unserer Lebenswirklichkeit, die ja dadurch geprägt ist, dass fremde Menschen ein Paar bilden und Kinder zeugen. Deshalb müssen die Grundprinzipien von Implantation und Schwangerschaft anders gelagert sein; zudem befindet sich die Schwangere auch nicht im Zustand der Immunsuppression und weist auch keine generell erhöhte Infektanfälligkeit auf.

3.3 Das HLA-System

Das Humane-Leukozyten-Antigen-System, ein historischer Name, gehört zum MHC, dem Majoren Histokompatibilitätskomplex. Daneben existieren noch minore Histokompatibilitätsantigene (MiHA), zu denen z. B. die Gene des H-Y-Genkomplexes gehören (siehe Kap. 3.6.4, S. 61). Es werden drei Klassen des MHC unterschieden, nämlich Klasse I (entspricht HLA Klasse I), Klasse II (entspricht HLA Klasse II) sowie die Klasse III, in denen u. a. Kodierungen des Komplementsystems, der Hitzeschockproteine (HSP) zusammengefasst werden. Die „klassischen" MHC-I-Proteine, nämlich HLA-A, -B und -C finden sich auf nahezu allen kernhaltigen Körperzellen; sie sind sehr variabel, also polymorph. Daneben existieren „nichtklassische" Merkmale wie HLA-E, -F, und -G, die wenig variabel sind und zur Klasse Ib gebündelt werden. Sie sind im Gegensatz zu den „klassischen" HLA-I-Gruppen, also nahezu monomorph, und liegen allenfalls in Spleißingvarianten vor. Darüber hinaus sind noch sog. Pseudogene beschrieben (HLA-H bis -Z), die deshalb so genannt werden, weil zwar eine genetische Kodierung existiert, aber angeblich keine Proteinsynthese [1]. Für HLA-H, ein „Pseudogen", trifft das z. B. nicht zu (Hämochromatose [2]), und es ist anzunehmen, dass das auch bei weiteren sog. „Pseudogenen" so ist. Sowohl die „klassischen" wie auch die „nichtklassischen" MHC-I-Gruppen formen meistens zusammen mit dem β_2-Mikroglobulin Heterodimere.

Die „nicht-klassischen" HLA-Ib-Gruppen kommen im adulten Gewebe so gut wie nicht vor, allenfalls auf Spermien, im Hodengewebe oder auch auf einigen ovariellen Zellentitäten. Die MHC Klasse II besteht aus 3 majoren und 2 minoren Proteinen Auch sie liegen als Heterodimere vor. Die majoren sind -DP, -DQ, -DR, wobei die a-Kette des Heterodimers stets im A-Lokus kodiert ist, die β-Kette im B-Lokus. Danach richtet sich auch die Nomenklatur. Die MHC-II-Klasse findet sich vornehmlich auf antigenpräsentierenden Zellen (APC), wobei ihre Hauptaufgabe darin besteht, v. a. den T-Lymphozyten fremde Antigene („von draußen") zu präsentieren, was auch in der Schwangerschaft von Belang ist – anders als die „klassische" MHC-I-Gruppe, die Antigene aus dem Inneren der Zelle präsentiert, also z. B. virale Antigene. Die minoren Gruppen -DM und -DO besitzen intrazelluläre Aufgaben, wie z. B. das intrazelluläre Processing von Antigenen.

3.3.1 Die Verhältnisse bei der Implantation und in der Schwangerschaft

Obwohl der Trophoblast bzw. die Plazenta embryonaler Herkunft sind, zeigen sie auf der Oberfläche nicht ihre eigentliche „adulte" HLA-Signatur (A bis DR) – mit Ausnahme von HLA-C (siehe Kap. 3.3.4, S. 46). Vielmehr finden sich nur die „nichtklassischen" HLA-Antigene der Klasse Ib wie z. B. HLA-E, HLA-F und HLA-G. Wie ausgeführt, sind diese „embryofetalen" HLA-Antigene nahezu monomorph, es liegen lediglich Isoformen vor: vom HLA-G sind derzeit 7 Isoformen bekannt (4 membranständige, 3 soluble) [3], von HLA-F drei [4] und von HLA-E lediglich 2 Allele [5]. In den unterschiedlichen Entitäten des Trophoblasten (wie Synzitiotrophoblast (ST), Cytotrophoblast (CT), extravillöser Trophoblast (EVT)) werden sie in unterschiedlichen Konzentrationen exprimiert und sezerniert [3],[5]. Es ist belegt, dass die einzelnen Isoformen unterschiedlich biologisch aktiv sind, was u. a. dafür verantwortlich ist, dass individuell in jeder Schwangerschaft ein unterschiedliches Abortrisiko besteht [6],[7],[8]. Die löslichen, also solublen Formen sorgen dafür, dass nicht nur direkt an der Invasionsfront eine Wirkung entsteht, sondern auch im Um- und Vorfeld des Implantationsortes. Sie werden bereits von Präimplantationsembryonen synthetisiert und freigesetzt [3]. Da die trophoblastäre bzw. plazentare HLA-Signatur also wenig variabel ist, liegt sie bei jeder Schwangerschaft nahezu in identischer Form vor, und zwar unabhängig von der Identität des Embryos [9]. Dies erklärt, warum es möglich ist, auch einen komplett fremden Embryo auszutragen (Eizell-, Embryonenspende, Leihmutterschwangerschaft). Festzuhalten ist, dass der Embryo mit seiner „halb- bis ganzfremden" HLA-Signatur und die maternalen Zellen/Gewebe im Wesentlichen nie direkt aufeinanderstoßen; es existiert mit dem Trophoblasten bzw. der Plazenta – anders als bei der Transplantation – eine Art „Zwischenschicht" oder „Pufferzone", die sich – mit Ausnahme von HLA-C – komplett anders identifiziert als das „adulte" Gewebe des Embryos/Feten (siehe Abb. 3.1).

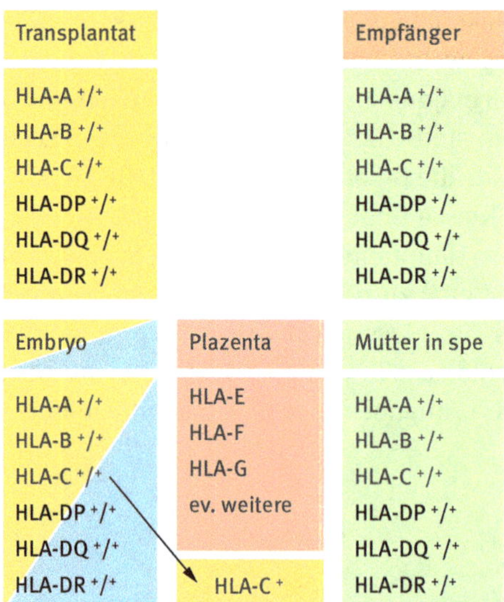

Abb. 3.1: Bei der Transplantation treffen fremde Gewebe, gekennzeichnet durch die HLA-Gruppen A-DR, direkt aufeinander, weshalb es günstig ist, dass hier möglichst wenig Unterschiede bestehen (*Matching*). Bei der Schwangerschaft existiert eine Zwischenschicht, eine Art „Pufferzone", die die nichtklassischen „embryofetalen" HLA-Gruppen E–G exprimiert und damit eine Attacke des Immunsystems blockiert. Nach Attraktion der immunkompetenten Zellen, v. a. der uNK-Zellen („Körnchenzellen"), werden diese vermittels des „fremden" HLA-Cs aktiviert, worauf sie eine Fülle von Zytokinen und Wachstumsfaktoren ausschütten, die Wachstum und wohl auch Differenzierung des Embryos bzw. des Trophoblasten nachhaltig fördern.

3.3.2 Interaktion mit den immunkompetenten Zellen der Mutter in spe

Das Endometrium ist nicht nur ein hormonell abhängiges Organ, sondern auch ein hochkompetentes immunologisches. In ihm finden sich eine Vielzahl immunkompetenter Zellen, u. a. natürliche Killerzellen (NK-Zellen) und Lymphozyten. Bei den NK-Zellen ist eine Sonderform von großer Bedeutung, nämlich die uterinen NK-Zellen ($CD56^{bright}$ $CD16^{+/-}$), nach dem Pathologen Hamperl auch „Körnchenzellen" [10] oder *Large granular leucocytes* (LGL) genannt. Sie sind wenig zytotoxisch, dafür synthetisieren und sezernieren sie ein einem hohen Maße Zytokine und Wachstumsfaktoren (daher die „Körnchen", also Granula.) [11],[12].

Die bekannten „embryofetalen" HLA-Gruppen E–G zielen nun auf bestimmte Rezeptorfamilien der NK-Zellen und Lymphozyten und innerhalb dieser Familien wiederum auf bestimmte Rezeptoren.

Diese Familien sind:

- die Killer-immunglobulinähnlichen Rezeptoren (KIR) [13]
- die Lymphozyten-immunglobulinähnlichen Rezeptoren (LILR) oder immunglobulinähnlichen Transkripte (ILT) [14],[15]
- die NK-Rezeptoren der Gruppe 2 (NKG/NKG2) oder Killer-lezithinähnlichen Rezeptoren (KLR) [16]

KIR
(Killer-immunglobulinähnliche Rezeptoren)

Rezeptor	Ligand
KIR2DL1	HLA-Cw2
KIR2DL2	HLA-Cw1
KIR2DL3	HLA-Cw1
KIR2DL4	HLA-G
KIR2DL5	?
KIR2DS1	HLA-C
KIR2DS2	HLA-C
KIR2DS3	?
KIR2DS4	HLA-C?
KIR2DS5	?
KIR3DL1	HLA-Bw4
KIR3DL2	HLA-A3/(–A11)
KIR3DL3	HLA-Cw1
KIR3DS5	?

LILR/ILT
(Leukozyten-immunglobulinähnliche Rezeptoren/immunglobulinähnliche Transkripte)

Rezeptor	Ligand
LILRA1	?
LILRA2/ILT1	HLA-A/-B/-G
LILRA3/ILT6	HLA-B27
LILRA4/ILT7	?
LILRA5/ILT11	?
LILRA6	?
LILRB1/ILT2/MIR7	HLA-G/-F
LILRB2/ILT4/MIR10	HLA-G/-F
LILRB3/ILT5	?
LILRB4/ILT3	HLA-G/-F
LILRP1/ILT9	(Pseudogen)
LILRP2/ILT10	(Pseudogen)
ILT12	?

NKG2/KLR — NK-Zellen*
(Natürliche Killerzellen Rezeptoren Gruppe 2/Killerzell-lezithinähnliche Rezeptoren)

Rezeptor	Ligand
NKG2A/KLRC1	HLA-E
NKG2B/KLRC1	HLA-E
NKG2C/KLRC2	HLA-E
NKG2D/KLRK1	MIC-A/MIC-B ULBP1-4/HSP60
NKG2E/KLRC3	HLA-E
NKG2F/KLRC4	HLA-E?
NKG2H	?
NKG2J	?

*uterine NK-Zellen ($CD56^{bright}$ $CD16^{+/-}$)

Abb. 3.2: HLA-E interagiert ausschließlich mit den NK-Rezeptoren der Gruppe 2 auf den NK-Zellen. Seine Wirkung ist via NKG2A inhibierend. Die Aktivierung der anderen Rezeptoren, besonders von NKG2D, führt v. a. bei den uNK-Zellen zu einer Freisetzung von Zytokinen und Wachstumsfaktoren, ähnlich wie HLA-C. Daneben ist HLA-E auch antigenpräsentierend, präsentiert also Teile des „adulten" HLA-Komplexes des Embryos (A-DR,) und sorgt damit für eine Attraktion der immunkompetenten Zellen.

KIR
(Killer-immunglobulinähnliche Rezeptoren)

Rezeptor	Ligand
KIR2DL1	HLA-Cw2
KIR2DL2	HLA-Cw1
KIR2DL3	HLA-Cw1
KIR2DL4	HLA-G
KIR2DL5	?
KIR2DS1	HLA-C
KIR2DS2	HLA-C
KIR2DS3	?
KIR2DS4	HLA-C?
KIR2DS5	?
KIR3DL1	HLA-Bw4
KIR3DL2	HLA-A3/(–A11)
KIR3DL3	HLA-Cw1
KIR3DS5	?

LILR/ILT Lymphozyten
(Leukozyten-immunglobulinähnliche Rezeptoren/immunglobulinähnliche Transkripte)

Rezeptor	Ligand
LILRA1	?
LILRA2/ILT1	HLA-A/-B/-G
LILRA3/ILT6	HLA-B27
LILRA4/ILT7	?
LILRA5/ILT11	?
LILRA6	?
LILRB1/ILT2/MIR7	HLA-G/-F
LILRB2/ILT4/MIR10	HLA-G/-F
LILRB3/ILT5	?
LILRB4/ILT3	HLA-G/-F
LILRP1/ILT9	(Pseudogen)
LILRP2/ILT10	(Pseudogen)
ILT12	?

NKG2/KLR
(Natürliche Killerzellen Rezeptoren Gruppe 2/Killerzell-lezithinähnliche Rezeptoren)

Rezeptor	Ligand
NKG2A/KLRC1	HLA-E
NKG2B/KLRC1	HLA-E
NKG2C/KLRC2	HLA-E
NKG2D/KLRK1	MIC-A/MIC-B ULBP1-4/HSP60
NKG2E/KLRC3	HLA-E
NKG2F/KLRC4	HLA-E?
NKG2H	?
NKG2J	?

Abb. 3.3: HLA-F und seine Isoformen steuern v. a. die inhibierenden Rezeptoren der Lymphozyten an. HLA-F wird im Laufe der Schwangerschaft zunehmend, v. a. ab dem II. Trimenon, exprimiert, also zu einem Zeitpunkt, zu dem die Lymphozyten in vermehrten Maße die Steuerung der Schwangerschaft übernehmen.

In den Abb. 3.2, Abb. 3.3 und Abb. 3.4 sind diese Familien dargestellt und auch ihre bislang bekannten Liganden.

Für die Gruppen HLA-E–G zeigt sich eine gewisse Systematik, wonach in etwa folgendes gilt [15]:

- HLA-E zielt auf die NKG2-Rezeptoren, also die NK-Zellen [17],[18],[19]
- HLA-F zielt v. a. auf die Lymphozyten (LIL-Rezeptoren) [20]
- HLA-G zielt auf NK-Zellen und Lymphozyten (KIR und LILR) [20],[3]

Insbesondere NKG2A ist ein Rezeptor, der zu einer Inhibition der NK-Zellen führt. Die LILB-Rezeptoren führen, wenn sie aktiviert werden, ebenfalls zu einer Inhibition, hier der Lymphozyten (die aktivierenden werden als LILA bezeichnet). Und bei den KIRs sind es die DL-Rezeptoren (L für lange intrazytoplasmatische Domäne, S für *short*, das wären die aktivierenden), die die Funktion der Zellen hemmen und von HLA-G angesteuert werden. Einzig KIR2DL 4 kann – je nach Art des Liganden, also z. B. den einzelnen Isoformen des HLA-G – eine aktivierende oder hemmende Wirkung entfalten [21].

Insgesamt kann man festhalten, dass die embryofetalen Gruppen E–G (und womöglich noch weitere der „Pseudogene“) im Wesentlichen darauf abzielen, die Funktion der NK-Zellen und Lymphozyten zu hemmen.

KIR NK-Zellen*
(Killer-immunglobulinähnliche Rezeptoren)

Rezeptor	Ligand
KIR2DL1	HLA-Cw2
KIR2DL2	HLA-Cw1
KIR2DL3	HLA-Cw1
KIR2DL4	HLA-G
KIR2DL5	?
KIR2DS1	HLA-C
KIR2DS2	HLA-C
KIR2DS3	?
KIR2DS4	HLA-C?
KIR2DS5	?
KIR3DL1	HLA-Bw4
KIR3DL2	HLA-A3/(–A11)
KIR3DL3	HLA-Cw1
KIR3DS5	?

LILR/ILT Lymphozyten
(Leukozyten-immunglobulinähnliche Rezeptoren/immunglobulinähnliche Transkripte)

Rezeptor	Ligand
LILRA1	?
LILRA2/ILT1	HLA-A/-B/-G
LILRA3/ILT6	HLA-B27
LILRA4/ILT7	?
LILRA5/ILT11	?
LILRA6	?
LILRB1/ILT2/MIR7	HLA-G/-F
LILRB2/ILT4/MIR10	HLA-G/-F
LILRB3/ILT5	?
LILRB4/ILT3	HLA-G/-F
LILRP1/ILT9	(Pseudogen)
LILRP2/ILT10	(Pseudogen)
ILT12	?

NKG2/KLR
(Natürliche Killerzellen Rezeptoren Gruppe 2/Killerzell-lezithinähnliche Rezeptoren)

Rezeptor	Ligand
NKG2A/KLRC1	HLA-E
NKG2B/KLRC1	HLA-E
NKG2C/KLRC2	HLA-E
NKG2D/KLRK1	MIC-A/MIC-B ULBP1-4/HSP60
NKG2E/KLRC3	HLA-E
NKG2F/KLRC4	HLA-E?
NKG2H	?
NKG2J	?

*uterine NK-Zellen ($CD56^{bright}$ $CD16^{+/-}$)

Abb. 3.4: HLA-G wirkt inhibierend auf NK-Zellen und Lymphozyten. Wie auch HLA-E ist es bereits beim Präimplantationsembryo nachweisbar, v. a. seine solublen Formen (sHLA-G). Die solublen Formen (Isoformen 4–7) wirken immunsuppressiv.

3.3.3 Sonderstellung: HLA-E

HLA-E nimmt eine Sonderstellung ein. Zum einen wirkt es – wie dargestellt – u. a. hemmend auf die NK-Zellen, zum anderen ist es auch antigenpräsentierend. Hierbei präsentiert es wohl in stets anderen Bruchstücken Teile der „adulten" HLA-Signatur des Embryos und vermutlich auch nicht fortwährend, sondern auch nur zeitweise [17],[22]. Völlig fraglos wird hierdurch die Fremdantigenität des Trophoblasten gesteigert. In Folge werden immunkompetente Zellen angelockt [23], die sich ja bekanntermaßen in hohen Konzentrationen um den Implantationsort versammeln (was auch makroskopisch als „weißer Streifen" sichtbar ist). Da die Präsentation der Fremdantigenität freilich nur partiell und zudem unter dem „Schutz" des HLA-E und auch der anderen embryofetalen HLA-Gruppen erfolgt, bleibt eine Abstoßungsreaktion dennoch aus.

Bei Eizell- und Embryonenspenden bzw. der Leihmutterschwangerschaft sowie bei Mehrlingsschwangerschaften ist diese Fremdantigenität höher, wodurch die Attraktion noch effektiver erfolgt. Umgekehrt besitzen Übereinstimmungen in bestimmten HLA-Gruppen (v. a. Klasse II: antigenpräsentierend) [24] so wie sehr hohe Übereinstimmungen der Partner per se (40–50 % und mehr) in den adulten HLA-Gruppen nur einen schwachen Anreiz zur Immunzellattraktion, wodurch das Risiko der Nichterkennung und damit „Vernachlässigung" des Embryos ansteigt, zumindest in der ersten Schwangerschaft, in der noch kein immunologisches Gedächtnis existiert (siehe Kap. 3.5.2, S. 56). Die Folgen: gehäufte Aborte und Schwangerschaftskomplikationen wie z. B. Frühgeburtsbestrebungen [25]. Bei über 140 Paaren mit Haploidentitäten von 50–70 % (Geschwister haben im Schnitt 50 %) beobachteten wir noch nie Schwangerschaften, und wenn, dann eine sehr hohe Abortrate und so gut wie keine Termingeburt; bei Haploidentitäten von über 70 % (38 Paare) sahen wir kaum noch Schwangerschaften („unerklärte Sterilität"), kein Paar hatte ein Kind geboren.

Insgesamt ist also davon auszugehen, dass HLA-E auch dazu dient, durch Antigenpräsentation für eine effektive Attraktion immunkompetenter Zellen zu sorgen.

3.3.4 Das paternale/allogene HLA-C

HLA-C ist das einzige Antigen aus der „adulten" Signatur des Embryos (HLA-A bis -D), das auf dem Trophoblasten bzw. der Plazenta exprimiert wird. „Fremd" und damit wirksam ist nur das paternale (das maternale ist „eigen" und ohne Wirkung) [26]. Bei Eizell- und Embryonenspenden sowie bei Leihmutterschwangerschaften ist auch das HLA-C, das von der fremden Eizelle stammt, divergent. Somit besteht hier im Schnitt eine 100 %ige Allogenität, also eine doppelt so hohe wie bei einer „normalen" Schwangerschaft. Abb. 3.5 gibt die Rezeptorinteraktionen wieder. HLA-C interagiert nur mit einigen KI-Rezeptoren, wobei es sich ausschließlich um aktivierende handelt (DS-Gruppe) [13]. Die Aktivierung dieser Rezeptoren führt unmittelbar zu einer Freisetzung der (bereits präsynthetisierten) Zytokine und Wachstumsfaktoren („Körnchen"; Granula) [10] und einer weiteren Akzentuierung ihrer zellulären Synthese.

Nur bei ca. 3 % der Bevölkerung sind alle KI-Rezeptoren angelegt [27], oft fehlen vor allem verschiedene der aktivierenden (DS) [28]. Besteht nun eine ausgeprägte Übereinstimmung zwischen den paternalen und maternalen HLA-Gruppen oder liegen nur schwach wirksame paternale HLA-C-Gruppen (Gruppe C 2) vor, ist die Interaktion gestört und damit das Risiko von Fehlimplantationen und wiederholten Spontanaborten z. T. deutlich erhöht [27],[28],[29]. Tab. 3.1 führt eine Reihe dieser Zytokine und Wachstumsfaktoren auf. Es überwiegen diejenigen, die das zelluläre Wachstum (und vermutlich auch die Differenzierung [30]) fördern, insbesondere solche aus der Familie der koloniestimulierenden Faktoren (CSF) [31]. Sie wirken insbesondere auf die trophoblastären Zellen, vermutlich auch auf die hämopoetischen Stammzellen bzw. weitere Stammzellentitäten im Uterus [32] (siehe Kap. 3.4, S. 50) und damit indirekt und direkt auf das Wachstum des Embryos und des Trophoblasten [33],[34]. Inflammatorische Zytokine wie der TNF-a oder Interferon-y werden deutlich weniger freigesetzt. Das gilt freilich nur, wenn nicht präkonzeptionell bereits eine Infektion besteht wie z. B. lokal eine Endometritis oder peripher eine Parodontitis oder bereits eine (inflammatorische) Autoimmunerkrankung existiert wie z. B. eine

KIR NK-Zellen*
(Killer-immunglobulinähnliche Rezeptoren)

Rezeptor	Ligand
KIR2DL1	HLA-Cw2
KIR2DL2	HLA-Cw1
KIR2DL3	HLA-Cw1
KIR2DL4	HLA-G
KIR2DL5	?
KIR2DS1	HLA-C
KIR2DS2	HLA-C
KIR2DS3	?
KIR2DS4	HLA-C?
KIR2DS5	?
KIR3DL1	HLA-Bw4
KIR3DL2	HLA-A3/(–A11)
KIR3DL3	HLA-Cw1
KIR3DS5	?

LILR/ILT
(Leukozyten-immunglobulinähnliche Rezeptoren/immunglobulinähnliche Transkripte)

Rezeptor	Ligand
LILRA1	?
LILRA2/ILT1	HLA-A/-B/-G
LILRA3/ILT6	HLA-B27
LILRA4/ILT7	?
LILRA5/ILT11	?
LILRA6	?
LILRB1/ILT2/MIR7	HLA-G/-F
LILRB2/ILT4/MIR10	HLA-G/-F
LILRB3/ILT5	?
LILRB4/ILT3	HLA-G/-F
LILRP1/ILT9	(Pseudogen)
LILRP2/ILT10	(Pseudogen)
ILT12	?

NKG2/KLR
(Natürliche Killerzellen Rezeptoren Gruppe 2/Killerzell-lezithinähnliche Rezeptoren)

Rezeptor	Ligand
NKG2A/KLRC1	HLA-E
NKG2B/KLRC1	HLA-E
NKG2C/KLRC2	HLA-E
NKG2D/KLRK1	MIC-A/MIC-B ULBP1-4/HSP60
NKG2E/KLRC3	HLA-E
NKG2F/KLRC4	HLA-E?
NKG2H	?
NKG2J	?

*uterine NK-Zellen (CD56^{bright} CD16$^{+/-}$)

Abb. 3.5: HLA-C ist die einzige HLA-Gruppe, die aus dem adulten HLA-Komplex A-DR des Embryos auf dem Trophoblasten bzw. der Plazenta exprimiert wird. Sie interagiert hauptsächlich mit den aktivierenden KI-Rezeptoren, wodurch von den uNK-Zellen Zytokine und Wachstumsfaktoren freigesetzt werden. Bei Eizell- oder Embryonenspenden bzw. bei Leihmutterschwangerschaften ist dieser aktivierende Impuls im Schnitt doppelt so hoch, da auch das oozytäre „fremde“ HLA-C stimulierend hinzutritt.

PCP (primär chronische Polyarthritis) oder ein M. Crohn vorliegen [35],[36]. Neben den uterinen NK-Zellen (uNK) (CD56^{bright} CD16$^{+/-}$) existieren auch periphere NK-Zellen (pNK) (CD 56^{dim} CD16^{+}) sowie CD56^{-} CD16^{+} NK-Zellen, die allerdings von untergeordneter Bedeutung sind [37]. Die pNK sind – anders als die uNK-Zellen – definitiv stark zytotoxisch, repräsentieren aber nur einen geringen Prozentsatz der endometrialen NK-Zell-Population (ca. 10–15 %). Aufgrund dieses geringen Prozentsatzes ist ihre Aktivierung durch HLA-C üblicherweise zu vernachlässigen. Das kann sich aber ändern, wenn die Toxizität dieser pNK-Zellen präimplantativ bereits gesteigert ist, z. B. durch eine virale Infektion oder andere intrazelluläre Pathologien wie z. B. eine chronisch persistierende Chlamydieninfektion (pNK-Zellen reagieren v. a. auf intrazelluläre Veränderungen) [38]. Es ist also durchaus möglich, dass periphere Prozesse zu einer inflammatorischen Aktivierung der Lymphozyten und/oder einer erhöhten Toxizität der pNK-Zellen führen und damit Implantation und Schwangerschaftsverlauf negativ beeinflussen können, und zwar ohne, dass sich die Infektion mit z. B. Viren oder Bakterien lokal, also im Endometrium, abspielt. Dies deckt sich mit vielen, oft althergebrachten Beobachtungen wie z. B. „... dass einen schlechte Zähne vom Kind bringen“.

Zusammenfassend ist festzuhalten, dass das paternale / allogene HLA-C die uNK-Zellen aktiviert, worauf diese mit einer Freisetzung von Zytokinen und Wachstumsfaktoren antworten und das trophoblastäre und embryonale Wachstum nachhaltig unterstützen. Handelt es sich dabei nicht nur um das paternale HLA-C, sondern um ein komplett allogenes (wie bei Eizell- und Embryonenspenden bzw. Leihmutterschwangerschaften), erfolgt diese Aktivierung noch intensiver und nachhaltiger. Umgekehrt werden Übereinstimmungen in den HLA-C-Gruppen der Partner (noch dazu wenn aktivierende KIRs fehlen) dazu führen, dass die Aktivierung der NK-Zellen und damit die Unterstützung des trophoblastären / embryonalen Wachstums unterwertig bleibt.

Insgesant entfaltet das maternale Immunsystem also eine Unterstützungsfunktion, eine „Ammenfunktion“ für den Embryo. Diese ist – wie auch bei vielen anderen Säugetieren – dringend erforderlich, da das Wachstumspotenzial der humanen bzw. Säugetierembryonen vergleichsweise schlecht ist und sie gegenüber äußeren Einflüssen sehr empfindlich sind (man denke nur an den Kulturaufwand, der bei In-vitro-Fertilisationen betrieben werden muss). Humane wie eben auch viele Säugetierembryonen sind keine „Selbstläufer“; wäre dem so, dann müsste auch eine Fortpflanzung per Oviparie ("Eierlegen") möglich sein, womit das komplizierte (und gefahrenbergende) System von Schwangerschaft und Geburt hinfällig wäre. Gleichzeitig wird auch klar, warum eine so enge zelluläre Verzahnung eingegangen wird, ja werden muss; denn anders wäre eine solche „Ammenfunktion“ nicht möglich , nicht einmal beim Modell des „lebend Gebährens“. Zu berücksichtigen ist hierbei auch, dass diese „Ammenfunktion“ wohl auch die zelluläre Differenzierung des Embryos (mit-) beeinflusst, was letztlich bedeutet, dass es so etwas wie eine maternale „Prägung“ des Embryos gibt (neben dem Mikrochimärismus, siehe Kap. 3.6, S. 58) – ein Aspekt, der gerade bei Leihmutterschwangerschaften oder Schwangerschaften nach Eizell- oder Embryonenspende bislang völlig „außen vor“ geblieben ist.

3.3.5 Zwischenfazit

Diese hier beschriebenen Interaktionen lassen sich zu den einzelnen Schritten des Implantationsvorganges, wie folgt zusammenfassen:

1. Die Anwesenheit eines geschlüpften Präimplantationsembryos (also einer expandierten Blastozyste) bzw. eines implantierenden Embryos (mit einer geschätzten Gesamtzellzahl von 200–300 (!)) teilt sich dem maternalen Immunsystem durch seine Fremdantigenität mit. Dieser Mechanismus funktioniert umso effektiver, je höher die Fremdantigenität ist (normalerweise maximal 50 %, bei Embryonen aus Eizell- oder Embryonenspenden bzw. in Leihmutterschwangerschaften bis zu 100 %). Dabei erfolgt die Präsentation dieser Fremdantigenität nicht unmittelbar auf dem Trophoblasten , sondern unter dem „Schutz“ der nichtklassischen HLA-Gruppen E–G, vornehmlich des HLA-E.

2. Ohne dass der frühe Embryo hierfür spezifische Zellleistungen erbringen muss (es reicht seine bloße Präsenz), führt dieser Mechanismus zu einer Attraktion immunkompetenter Zellen, wobei die führende Zellentität die uterinen NK-Zellen sind. Ihre Konzentration erreicht am Tag 5–7 nach Ovulation, also zum Nidationszeitpunkt, einen Höchststand (siehe auch unten). Diese Zellattraktion um den Nidationsort herum haben Anatomen schon frühzeitig als makroskopisch erkennbaren, weißen Streifen beschrieben.
3. Die wesentlichen HLA-Gruppen, die auf der Oberfläche der verschiedenen Fraktionen des Trophoblasten erscheinen gehören den „nichtklassischen“ HLA-Gruppen Ib an: HLA-E bis -G. Obwohl Isoformen bekannt sind, kann man diese HLA-Gruppen als nahezu monomorph bezeichnen, sie sind also bei allen Schwangerschaften de facto identisch. Sie üben durchwegs eine rezeptorvermittelte Hemmung auf die uNK-Zellen, aber auch die anderen immunkompetenten Zellen des Endometriums, aus, sodass eine Abstoßungsreaktion – anders als bei der Transplantation – gegen den Embryo unterbleibt, selbst wenn dieser genetisch und immunologisch komplett fremd ist.
4. Aus der „geschützten Deckung“ heraus, die der Trophoblast ermöglicht, beginnt der Embryo v. a. vermittels seiner fremden HLA-C-Gruppe(n) insbesondere die uNK-Zellen zu aktivieren. In ihren Granula („Körnchen“) tragen sie bereits vorsynthetisiert eine Vielzahl von Zytokinen und Wachstumsfaktoren, die sie daraufhin freisetzen (und auch weiter synthetisieren). Diese Zytokine und Wachstumsfaktoren fördern nun das Wachstum des Trophoblasten und des Embryos nachhaltig. Hierdurch bekommt der Embryo mit Beginn der Nidation den so wichtigen Wachstums- und wohl auch Differenzierungsschub, den er aus eigener Kraft und bei den wenigen Zellen, aus denen er besteht, nicht leisten könnte. Hierfür reicht seine bloße Anwesenheit aus, alle diesbezüglichen speziellen Syntheseleistungen werden *outgesourct*, nämlich an des maternale Immunsystem. Dieses wird lokal gewissermaßen lokal „umgedreht“, entfaltet also anstelle seiner genuinen Aufgabe der Abwehr- eine „Ammenfunktion“. Diese „Ammenfunktion“ wird mit zunehmender Ausreifung des Trophoblasten hin zur Plazenta immer weniger bedeutsam und dürfte nach Erreichen der Autarkie des Trophoblasten/der Plazenta beendet sein (ca. 10. Schwangerschaftswoche).

Festzuhalten ist auch, dass die immunologische Steuerung der Implantation und der Schwangerschaft ein durchwegs positiver Prozess ist, der auf die Förderung des Wachstums des Embryos und das Gelingen der Schwangerschaft abzielt, was freilich nur im Rahmen einer engen zellulären Verzahnung möglich ist. Die Vermeidung einer Abstoßungsreaktion ist dabei lediglich ein lokal begrenzter Zwischenschritt um dieses vorrangige Ziel zu erreichen. Deshalb befindet sich die werdende Mutter also auch nicht im Zustand der generalisierten Immunsuppression so wie diese bei Organtransplantationen medikamentös herbeigeführt wird – im Gegenteil: Die Zytokine und Wachstumsfaktoren, die das Wachstum des Embryos und des Trophoblasten so nachhaltig fördern, werden in den Gesamtorganismus ausgeschwemmt, weswegen eine Schwangere in der Regel eine verbesserte Infektabwehr und Wundheilung besitzt (was wiederum dem Gelingen der Schwangerschaft nützt).

3.4 Das Endometrium – ein hochkompetentes immunologisches Organ

Das Endometrium ist bekanntermaßen ein stark hormonabhängiges Organ, steht vornehmlich unter dem Einfluss der Estrogene (v. a. Estradiol) und des Progesterons. Es besitzt eine hohe Proliferationsfähigkeit (1. Zyklushälfte) und vermag sich unter dem Einfluss des Progesterons postovulatorisch embryorezeptiv umzuwandeln.
Das Endometrium ist aber auch ein hochkompetentes immunologisches Organ [39]. Es finden sich dort nahezu alle Zellen des Immunsystems [40], wie z. B.

- Uterine NK-Zellen (ca. 85–90 %), daneben auch periphere (ca. 10–15 %) [41]
- B- und T- Lymphozyten sowie ihre Vorstufen, zudem regulatorische T- und B-Zellen [39]
- Monozyten, Makrophagen und Dendritische Zellen (DC) (also antigenpräsentierende Zellen (APC)), wovon die Langerhans´schen Zellen schon allein historisch die bekanntesten sind [42].

Daneben lassen sich auch hämopoetische und andere Stammzellen nachweisen, neueren Studien zufolge werden hämopoetische Stammzellen sogar im Endometrium gebildet [32]. Welche physiologische Bedeutung das hat, ist bislang unklar.

Dass das Endometrium ein kompetentes Immunorgan sein muss, liegt allein schon anatomisch gesehen auf der Hand: zwischen der stark keimbesiedelten Vagina und dem Cavum uteri liegt lediglich der Zervikalkanal. Auf einer Strecke von 4–5 cm kann er wohl kaum alleine eine pathogene Keimaszension unterbinden, zumal auf diesem Weg periovulatorisch auch die Spermienpassage ermöglicht werden muss. Insofern wird es insbesondere periovulatorisch, aber auch zu anderen Zeitpunkten des Zyklus (z. B. zur Menstruation) vorkommen, dass pathogene Keime das Cavum uteri erreichen. Deren Elimination ist dann genuin Aufgabe der versammelten immunkompetenten Zellen. Diese Elimination muss rasch und nachhaltig erfolgen, da andernfalls eine chronische Endometritis (CE) die Folge wäre, was wiederum nachteilig für die Implantation ist. Deshalb ist davon auszugehen, dass das Endometrium eine sehr hohe Immunkompetenz besitzt, durchaus in Analogie zu den anatomischen Verhältnissen anderer Körpereintrittspforten, wo sich ebenfalls hochkompetente immunologische Strukturen finden (z. B. die Tonsillen). Bislang noch nicht klar einzuordnen sind neuere Studienergebnisse, wonach sich im Cavum uteri stets eine gewisse geringe Keimbesiedelung nachweisen lässt („Mikrobiom“, „Endobiom“); angenommen wird, dass die Art dieser Besiedelung die Implantationsfähigkeit des Endometriums (mit-) bestimmen soll, v. a. ein möglichst hoher Anteil an Laktobazillen.

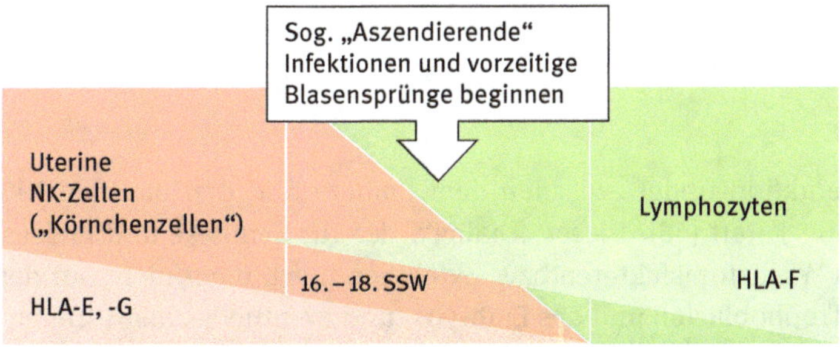

Abb. 3.6: Dargestellt ist der Übergang in der Steuerung der Schwangerschaft von den NK-Zellen hin zu den Lymphozyten, der im II. Trimenon stattfindet. Parallel dazu nimmt die Expression und Freisetzung von HLA-E und HLA-G, die v. a. auf die NK-Zellen zielen, ab – während die Expression und Freisetzung von HLA-F, das v. a. auf die Lymphozyten zielt, zunimmt.

Wie in Abb. 3.6 dargestellt ist die Konzentration der einzelnen immunkompetenten Zellen in den verschiedenen Zyklusphasen, aber auch der Frühschwangerschaft, sehr unterschiedlich. Während die B- und T- Lymphozyten (inklusive der regulatorischen) stets in gleicher Konzentration nachzuweisen sind, variiert die Konzentration der NK-Zellen ganz erheblich: sie nehmen in der 2. Zyklushälfte massiv zu und etwa zwischen den Tagen 5–7 nach der Ovulation, also zum Implantationszeitpunkt, machen sie ca. 75 % aller immunkompetenten Zellen im Endometrium aus. Dies bleibt dann auch in der Frühschwangerschaft so, also nach der dezidualen Umwandlung.

Bei den Makrophagen kommt es erst nach erfolgreicher Implantation, also mit der beginnenden Frühschwangerschaft, zu einer Konzentrationszunahme, und zwar in der basalen Dezidua. Die Konzentrationen der anderen APCs hingegen ändert sich im Laufe des Zyklus bis hin zur Frühschwangerschaft nicht [43].

Es ist festzuhalten, dass es v. a. die uNK-Zellen sind, die bei der Implantation eine große Rolle spielen, die Lymphozyten primär hingegen nicht. In der Frühschwangerschaft kommt darüber hinaus den Makrophagen eine Bedeutung zu.

Nicht vergessen werden darf hierbei, dass zwischen der hormonellen Regulation einerseits und der immunologischen andererseits, enge Zusammenhänge und gegenseitige Beeinflussungen existieren [31],[44]. So nimmt man z. B. an, dass die Konzentrationsvermehrung der NK-Zellen stark unter Progesteroneinfluss steht und es auch v. a. das Progesteron ist, das in den y- und d-Lymphozyten die Synthese des PIBF (progesteroninduzierter Blockierungsfaktor) aktiviert [45], eine Substanz, die mit fortlaufender Schwangerschaft an Konzentration zunimmt und einen stark inhibierenden Effekt auf das lymphozytäre System ausübt [45],[46]. Belegt ist auch, dass unter Progesteron-, aber auch Estrogeneinfluss die Expression und Ausschüttung z. B. von HLA-G deutlich zunimmt [47]. Solcherlei Beispiele ließen sich noch viele benennen, was aber den hier gegebenen Rahmen sprengen würde.

3.5 Die Bedeutung der einzelnen immunkompetenten Zellen

3.5.1 Die NK-Zellen

Eine wesentliche Interaktion findet zwischen dem Embryo und den uterinen NK-Zellen (CD 56^{bright} $CD16^{+/-}$) statt [48]. Dieser „Dialog", der zur Synthese und Freisetzung von zahlreichen Wachstumsfaktoren bzw. Zytokinen führt, dient nicht nur der Zellproliferation des Trophoblasten und des Embryos (und eventuell seiner Differenzierung oder zumindest seiner epigenetischen Prägung (*Imprinting*)), sondern bleibt nicht ohne Auswirkungen auf das gesamte maternale Immunsystem [24]. Normalerweise überwiegen die Wachstumsfaktoren/Zytokine, die der antikörpervermittelten Immunantwort zuzurechnen sind (sog. TH-2-Antwort), wie z. B. die Interleukine IL-4, -10, -27, der LIF, aber auch die Mitglieder der CSF-Familie wie der GM-CSF- oder der G-CSF- [34],[49]. Somit kommt es in der Folge zu einer Akzentuierung dieser TH-2-Antwort im gesamten maternalen Immunsystem, welche typisch für eine „normale" Schwangerschaft ist (vgl. Tab. 3.1).

Koloniestimulierende Faktoren werden bereits therapeutisch eingesetzt. Für ART-Behandlungen gibt es das Kulturmedium Embryogen™/Blastgen™ mit 2 ng/ml GM-CSF (Granulozyten-Makrophagen koloniestimulierender Faktor), das darauf abzielt, mehr und schneller wachsende Blastozysten zu generieren, v. a. nach einem oder mehreren vorangegangenen Aborten. Auch für den G-CSF (Granulozyten koloniestimulierender Faktor) liegen Studien und Erfahrungsberichte vor, wonach sein *off-Label*-Einsatz im 1. Trimenon die Implantation, fördert und die Abortrate senkt [34],[50].

Es ist aber grundsätzlich auch möglich, dass dieser embryo-maternale Dialog dazu führt, dass die pro-inflammmatorische TH-1-Antwort akzentuiert wird, v. a. durch die hier führenden Zytokine aus der TNF- (Tumornekrosefaktor)-Familie oder Interferone wie γ-Interferon. Wie schon erwähnt, steigt die Wahrscheinlichkeit hierfür an, wenn präkonzeptionell bereits eine TH-1-assoziierte Autoimmunerkrankung wie z. B. eine PCP vorliegt oder lokal z. B. eine chronische Endometritis [51]. Aus welchen Gründen auch immer: Eine Akzentuierung der TH-1-Antwort senkt die Implantationswahrscheinlichkeit [35] und ist ungünstig für einen unkomplizierten Schwangerschaftsverlauf – das Risiko für Aborte, Komplikationen wie uterine Blutungen, vorzeitige Wehen und die Frühgeburtlichkeit ist (deutlich) erhöht [52]. Es sind Daten bekannt, wonach bei solchen Krankheitsbildern der Einsatz von TNF-α-Blockern wie z. B. Adalimumab oder Infliximab die Fertilitätsrate erhöht und die Abortrate senkt. An dieser Stelle sei darauf hingewiesen, dass einer der wesentlichen antikonzeptiven Wirkmechanismen eines IUP die superfizielle Endometritis ist, nach gängiger Lehrmeinung eine „Fremdkörperendometritis", also keine bakterielle.

Setzen sich freilich der Embryo und damit die Schwangerschaft durch und „schwenkt" das Immunsystem damit auf die TH-2-Antwort um, dann kommt es während der Schwangerschaft bekanntermaßen zu einer deutlichen Reduzierung der Symptomatik wie z. B. bei einer PCP oder einer Multiplen Sklerose (MS) – und oft dem raschen Rezidiv bereits post partum, also im Wochenbett [53]. Zu diesem Phänomen tragen auch die solublen Fraktionen der HLA-Gruppen E–G bei. So wirkt z. B. solubles HLA-G (sHLA-G) nicht generell, aber selektiv immunsuppressiv (z. B. auf T-Lymphozyten). Es erreicht v. a. im I. Trimenon hohe Serumkonzentrationen [3].

Anders ist es bei TH-2-assozierten Autoimmunerkrankungen z. B. dem Lupus erythematodes (LE), welche sich während einer Schwangerschaft tendenziell verschlechtern. Ein aktiver systemischer LE (sLE) gilt sogar als Kontraindikation für eine Schwangerschaft, wenngleich die betroffenen Frauen üblicherweise günstige Implantationsbedingungen, also eine hohe Fertilität, aufweisen [54].

Zu berücksichtigen ist zudem, dass auch periphere NK-Zellen ($CD56^{dim}$ $CD16^{+}$) im Endometrium präsent sind und auf periphere wie lokale Faktoren reagieren können. Kommt es – wie dargestellt – zu deren Aktivierung, dann wird sich das zusätzlich nachteilig auf den Implantationsprozess auswirken [55]. Konzentration der NK-Zellen wie auch Toxizität der pNK-Zellen lassen sich durch Cortison, Immunglobuline und Lipide, v. a. Sojalipide, senken [56], was therapeutisch v. a. bei wiederholten Spontanaborten auch genutzt wird.

Wie oben dargestellt, zielt HLA-G in erster Linie auf die NK-Zellen, in zweiter Linie auf die Lymphozyten. Wie schon erwähnt, wird sHLA-G bereits vom Präimplantationsembryo synthetisiert, wobei nachgewiesen ist, dass die Implantationswahrscheinlichkeit z. B. bei ART-Behandlungen umso höher ist, je höher die Konzentrationen an HLA-G ist [3]. Die Expression von HLA-G (bzw. seiner Isoformen) nimmt nach der ca. 12. Schwangerschaftswoche ab, zwischen der 16.–18. Schwangerschaftswoche erreicht sie das geringste Niveau, das im weiteren Schwangerschaftsverlauf auch so bestehen bleibt (Tab. 3.1).

HLA-E zielt im Wesentlichen auf die NK-Zellen. Wie HLA-G wird es bereits vom Präimplantationsembryo exprimiert [57]. Wie HLA-G erscheint es sehr früh auf der Zelloberfläche des Trophoblasten, wie HLA-G nimmt seine Expression sukzessive im Schwangerschaftsverlauf ab [9], wobei dieser Effekt nicht so ausgeprägt zu sein scheint wie beim HLA-G [5]. Anders HLA-F: dieses nichtklassische HLA-Gen der Klasse Ib erscheint auf den Trophoblastenentitäten des I. Trimenons nur in geringen Konzentrationen, seine Expression nimmt in der Mitte des II. Trimenons deutlich, also quasi invers zu HLA-G [5],[58] zu. Da HLA-F – soweit bekannt – ausschließlich auf die Lymphozyten zielt, legt dies den Schluss nahe, dass es in der Mitte des II. Trimenons zu einem Wechsel in der Steuerung der Schwangerschaft kommt, nämlich weg von den NK-Zellen hin zu den Lymphozyten.

Tab. 3.1: Fluktuation der wichtigsten immunkompetenten Zellen im Endometrium in der ersten Zyklushälfte, der zweiten und während der Frühgravidität, also in der Dezidua. Bereits zum Zeitpunkt der Implantation ist die dominierende Gruppe die NK-Zellen, v. a. die uNK-Zellen, die etwa 70–75 % der gesamten immunkompetenten Zellpopulation ausmachen – daneben noch die pNK-Zellen. T- und B-Lymphozyten spielen ebenso wie ihre regulatorischen Varianten (Treg, Breg) zum Implantationszeitpunkt wohl so gut wie keine Rolle.

	Endometrium		Frühgravidität	
	proliferativ	**sekretorisch**	**Dezidua basalis**	**Dezidua parietalis**
B-Zellen	(+)	(+)	(+)	(+)
Breg	?	?	?	?
T-Zellen	+	+	+	+
Treg	?	?	(+)	(+)
uNK-Zellen	+	++++	++++	++++
pNK-Zellen	+	++	++	++
Makrophagen	+	+	++++	+

3.5.2 Die Lymphozyten

Eine Aktivierung von Lymphozyten erfolgt – anders als bei den NK-Zellen – üblicherweise sehr „individuell“, nämlich über Präsentation der fremden Antigenität. Diese Fremdantigenität zu erkennen und als Information dem Immunsystem zu präsentieren, diese Aufgabe obliegt den Antigenpräsentierenden Zellen (APC): das können Monozyten sein oder Vorstufen der B- und T- Zellen [59]. Von zentraler Bedeutung sind die Dendritischen Zellen (DC) [60], die nicht nur antigenpräsentierend sind, sondern auch in der Lage, damit eine spezifische Immunreaktion auszulösen – und zwar via B- und vor allem T-Lymphozyten [38]. Unreife DCs, so wie sie im Endometrium vorliegen, sind in der Lage, konstant Antigene aufzunehmen (im Falle der Schwangerschaft die fremden paternalen, bei Eizell-/Embryonenspende und Leihmutterschwangerschaft auch die fremden oozytären) [59]. Hierbei kommen folgende Mechanismen in Betracht: Phagozytose (abgestorbene Zellen), Pinozytose (Moleküle) oder auch rezeptorvermittelte Endozytose (gezielt ausgewählte Substanzen). Hierbei durchlaufen die DCs einen Reifungsprozess (wie bei Infektionen), wodurch die Antigenaufnahme gestoppt wird; dafür beginnen die DCs das entsprechende Antigen in hoher Konzentration auf der Zelloberfläche zu präsentieren [60]. Dies erfolgt über Moleküle der HLA-Klasse II. Im Rahmen des Reifungsprozesses wandern die DCs in das nächstliegende lymphatische Organ (hier: regionale Lymphknoten), wo sie in Kontakt mit den T- und auch B-Lymphozyten kommen; nicht geklärt ist, ob dieser Kontakt nicht sogar unmittelbar im Endometrium erfolgt [61]. In Kontakt mit den T- und B-Lymphozyten kommt es zu einer zunehmenden Rekrutierung sog. regulatorischer T-Zellen (Treg) wie auch regulatorischer B-Zellen (Breg) , wobei T- und B-Zellen in einer gegenseitigen Kommunikation stehen [62]. Diese Zellentitäten führen üblicherweise einerseits zu einer Akzentuierung der TH-2-Antwort des gesamten maternalen Immunsystems wie auch andererseits zu einer gesteigerten Immuntoleranz gegenüber den Fremdantigenen, im Falle der Schwangerschaft also denen, die der Embryo präsentiert [63].

Die Kommunikation zwischen den APCs, also v. a. den Dendritischen Zellen und den Lymphozyten erfolgt über diverse Rezeptor-Liganden-Systeme, die unter dem Begriff *Immun-Checkpoints* zusammengefasst werden. Hierbei gibt es aktivierende sowie inhibierende Interaktionen, und zwar sowohl die TH-1-Antwort wie auch die TH-2-Antwort betreffend. Solche Systeme sind z. B. der PD-1-Rezeptor (*programmed cell death* [CD279]) und sein Ligand, PD-L-1 (B7-H1 [CD274]), der CTLA-4-Rezeptor (*cytotoxic T-lymphocyte-associated protein 4* [CD152]) und sein Ligand B7-1 (CD80) oder B7-2 (CD 86), der BTLA-Rezeptor (*B- and T-lymphocyte attenuator* [CD272]) und sein Ligand aus der Tumornekrosefaktor-Superfamilie (TNFRSF) , nämlich CD270 oder der LAG-Rezeptor (*lymphocyte activation gene 3* [CD223]), dessen Liganden im Falle der Schwangerschaft die „fremden" embryonalen HLA-Gruppen der Klasse I und II sind [38]. Die Blockade von Checkpoint-Rezeptoren (und zwar ohne, dass dadurch eine intrinsische, also hemmende Wirkung ausgelöst wird) erlebt in der Immunonkologie derzeit ein fulminantes Hoch [64]. Hierdurch wird es nämlich offenbar möglich, v. a. T-Lymphozyten unempfindlich, sozusagen inert, gegenüber der Expression der entsprechenden Liganden durch maligne Zellen zu machen. Dadurch können sie durch den Tumor nicht mehr gehemmt werden und beginnen ihn zu attackieren. Die bislang vorliegenden klinischen Daten v. a. zu PD-1 oder auch PDL-1 (als Antikörpertarget) sind in Hinblick auf die Remissionsraten der Malignome z. T. beeindruckend [65]. Dieser Umstand sollte aber nicht darüber hinwegtäuschen, dass es sich hier um etablierte Systeme des Immunsystems handelt, die in physiologischer Weise in der Schwangerschaft eine große Rolle spielen; insofern verwundert es nicht, dass erste Studien zeigen konnten, dass eine Blockade dieser Systeme oder deren Mangelfunktion (z. B. durch Genpolymorphismen) zu einer hohen Abortrate führen.

Das lymphozytäre System ist nicht nur sehr individuell ausgelegt, sondern es bedarf auch einer gewissen Zeitschiene. Deshalb nimmt die Bedeutung der Lymphozyten in der Regulation der Schwangerschaft erst allmählich zu, etwa ab der Mitte des II. Trimenons sind sie die dominierende Zellpopulation [66]. Parallel dazu nimmt die Expression von HLA-F, das ja auf die Lymphozyten zielt, zu (Abb. 3.3 und Abb. 3.6). In diesem Zeitfenster besteht also eine Art Übergang in der Steuerung der Schwangerschaft. Es fällt auf, dass zu diesem Zeitpunkt erstmals aszendierende Infektionen, vorzeitige Blasensprünge und eine vorzeitige Wehentätigkeit beobachtet werden. Bislang ist unklar, warum derartige Pathologien nicht schon früher in der Schwangerschaft auftreten, also warum die Anatomie gerade jetzt anfällig für Keimaszensionen zu werden beginnt. Hat das mit diesem Übergang zu tun? Denn oft ist der Muttermund primär ja geschlossen. Also eher ein „deszendierendes" Problem, das bereits intrauterin angelegt ist (Mikrobiom, siehe S. 50) und das durch Aktivierung des lymphozytären Systems in der Steuerung der Schwangerschaft zunimmt?

Ab diesem Zeitpunkt lassen sich erstmals auch die sog. antipaternalen Antikörper im maternalen Serum nachweisen [42]. Sie richten sich gegen die Fremdantigene des Embryos, die ja üblicherweise vom Vater in spe stammen; im Falle einer Eizell-/Embryonenspende bzw. bei der Leihmutterschwangerschaft sind dies aber Antikörper, die sich auch gegen die Fremdantigenität der Eizelle richten, sind somit also komplett „anti-allogen". Die Bedeutung dieser Antikörper ist weiterhin umstritten. Dass sie eine Immuntoleranz induzieren, so wie vielfach dargestellt, ist wenig nachvollziehbar [67]; immerhin richten sie sich ja *gegen* die Fremdantigenität des Embryos. Wahrscheinlicher ist es, dass sie einen (zusätzlichen) Schutzmechanismus des maternalen Immunsystem gegenüber den fremden embryonalen Zellen darstellen, die mit zunehmenden Fortgang der Schwangerschaft auf den mütterlichen Organismus übertreten (vgl. Mikrochimärismus, siehe Kap. 3.6, S. 58) [68]. Dies würde zu der Beobachtung passen, dass ihr Fehlen häufiger zu HELLP-Syndromen führt, von denen mit großer Wahrscheinlichkeit anzunehmen ist, dass es sich um „Graft-versus-Host-Reaktionen" handelt (am häufigsten bei Nulliparae, und hier fehlen sie primär komplett).

Auf alle Fälle zeigt ihr Auftreten, dass sich ein „immunologisches Gedächtnis" auf der Basis von *Memory-Cells* gebildet hat, das so auch wieder abrufbar ist [8],[63]. Dies erklärt z. T. das Phänomen, dass es für die Frau umso leichter wird schwanger zu werden, je häufiger sie geboren hat [69],[70]. Dies ist für die Prognose eines Schwangerschaftseintrittes gerade bei Über-40-jährigen insofern von Bedeutung, als Frauen mit vorangegangen Geburten eine höhere Konzeptionsrate zeigen als Nulliparae. Kontakt mit der Fremdantigenität, die der Embryo zeigt, hat die Frau, die in einer engen psychosexuellen Partnerschaft mit dem späteren Kindsvater lebt, auch mit dessen Lymphozyten (z. B. durch Kusskontakt), aber insbesondere seinen Spermien. Es ist bekannt, dass Spermien auch die dargestellten embryofetalen HLA-Gruppen Ib, v. a. HLA-G, exprimieren und so gegenüber der maternalen Immunabwehr gut geschützt sind [71]; zudem zeigen sie, wenn auch nur schwach, bereits die adulten HLA-Merkmale des Mannes (HLA-A bis -DR) – zumindest phasenweise [72]. Es ist naheliegend, dass es hierdurch zu einer Art „Präkonditionierung" der Frau im Hinblick auf das spätere Kommen eines Embryos (mit derselben Fremdantigenität) kommt [57],[73].

Bekannt ist, dass regelmäßiger Kontakt mit den Spermien des späteren Kindsvaters (auch während der Schwangerschaft) z. B. das Präeklampsierisiko senkt [74]. Das wäre bei einer Schwangerschaft mit Spendersamen anders, auch bei einer Schwangerschaft nach Embryonenspende oder im Falle einer Leihmutter (die allerdings insofern eine Ausnahme macht, als dass es sich eigentlich nie um eine Nullipara, sondern stets eine Multipara ohne Schwangerschaftskomplikationen handelt [46]). Auch bei Schwangerschaften nach TESE (testikuläre Spermienextraktion: üblicherweise bei Azoospermie) fehlt der Spermienkontakt; und tatsächlich gibt es Hinweise und Beobachtungen, dass bei den Partnerinnen häufiger Implantationsprobleme, und v. a. häufiger Präeklampsien auftreten als bei mäßig subfertilen oder normofertilen Männern [75]. Bei Schwangerschaften nach Eizellspende ist hingegen davon auszugehen, dass diese „Präkonditionierung“ uneingeschränkt funktioniert.

Zusammenfassend kann festgestellt werden, dass das lymphozytäre System – bei einer ersten Schwangerschaft – erst nach und nach einen komplexen und individuell auf den expliziten Embryo zugeschnittenen Sensibilisierungsprozess durchläuft, der ab Mitte des II. Trimenons die Steuerung der Schwangerschaft zu dominieren beginnt. Hierbei bildet sich ein immunologisches Gedächtnis aus, das man auch laborchemisch nachweisen kann. Dieses kann bei folgenden Schwangerschaften zusehends besser abgerufen werden, weswegen die Wahrscheinlichkeit für eine erneute Konzeption mit jeder Schwangerschaft ansteigt [13] und die Wahrscheinlichkeit für schwangerschaftsassoziierte Komplikationen abnimmt [21],[76]. Wie gut dieser Mechanismus funktioniert, kann man bei Paaren beobachten, die viele Kinder zeugen – was früher ohnehin gang und gäbe war: hier zeigt sich üblicherweise dass die Abstände zwischen den Schwangerschaften immer kürzer werden, obwohl eine Frau mit z. B. 10 Kindern ja auch immer älter wird und aufgrund des zunehmenden Altes genau das Umgekehrte zu erwarten wäre.

Bei Mehrlingsschwangerschaften wie auch bei Schwangerschaften nach Eizell- oder Embryonenspende nimmt die „Antigenlast“ deutlich zu, bei z. B. einer Zwillingsschwangerschaft nach Eizellspende um das 4-fache im Vergleich zu einer Einlingsschwangerschaft mit einem genetisch eigenen Kind. Dies ist für die Ausprägung der lymphozytären Toleranzsituation, ganz besonders wenn es sich um die erste Schwangerschaft handelt, eine deutlich größere Herausforderung, womit die Wahrscheinlichkeit zunimmt, dass es zu immunologischen Gegenreaktionen kommt (wie z. B. Präeklampsien, siehe unten MC, Kap. 3.6) [77],[78].

3.5.3 Makrophagen

Makrophagen finden sich in der 2. Zyklushälfte in allen Schichten des Endometriums, also im superfiziellen wie auch luminalen Epithel sowie im Stroma. Sie spielen eine wichtige Rolle bei der Elimination eingedrungener pathogener Keime sowie beim Desquamationsvorgang vor und während der Menstruation [79]. Mit der Implantation und der Ausbildung einer Dezidua reichern sie sich in der Dezidua basalis an (Hofbaur-Zellen) (Tab. 3.2), in der Dezidua parietalis bleibt ihre Konzentration gering. Man geht davon aus, dass eine ihrer Hauptaufgaben während der Implantation und in der (Früh-) Schwangerschaft ist, die Invasionstiefe des (villösen und extravillösen) Trophoblasten zu begrenzen [43].

Eine wichtige Rolle spielt hierbei der MMIF oder MIF (Makrophagen-Migration-Inhibitionsfaktor; 549 Aminosäuren), der, wie der Name schon sagt, die Migration begrenzt [81]. Er wird von verschiedenen Zellen synthetisiert, darunter den uNK-Zellen und trophoblastären Zellen. Es existieren Publikationen, wonach eine zu hohe Konzentration die Ausbildung einer Placenta percreta oder accreta begünstigt, bei

Tab. 3.2: Eine Auswahl wichtiger proinflammatorischer Zytokine (TH-1-Antwort) und antiinflammatorischer (TH-2-Antwort). Daneben wichtige Wachstumsfaktoren, v. a. aus der Familie der koloniestimulierenden Faktoren (CSF)), die derzeit 5 bekannte Mitglieder umfasst [34],[50],[80].

Proinflammatorische Zytokine	Antiinflammatorische Zytokine	Wachstumsfaktoren
Interleukin-1 (IL-1)	Interleukin-4 (IL-4)	TGF-β (transformierender Wachstumsfaktor)
Interleukin-8 (IL-8)	Interleukin-6 (IL-6)	CSF (koloniestimulierende Faktoren), v. a.:
Interleukin-12 (IL-12)	Interleukin-10 (IL-10)	G-CSF, GM-CSF
Interleukin-18 (IL-18)	Interleukin-11 (IL-11)	
Tumornekrosefaktor a (TNF-α)	Interleukin-13 (IL-13)	LIF (Leukämie-Inhibitionsfaktor)
	Interleukin-27 (IL-27)	
y-Interferon (y-INF)	a-Interferon (a-INF)	
	IL-1-Rezeptor-Antagonist	

zu geringen Konzentrationen soll es gehäuft zu Aborten und Retardierungen (auf der Basis einer Plazentainsuffizienz) kommen. An klinischer Bedeutung gewonnen hat in den letzten Jahren die sFlt-1 (*soluble fms-like tyrosinkinase-1*), eine Spleißingvariante des VEGFR-1 (Rezeptor des vasoendothelialen Wachstumsfaktors (VEGF)) [82]. Dieses Protein, das u. a. von den Makrophagen synthetisiert wird, erhöht das Präeklampsierisiko, wenn es im Verhältnis zum PlGF (plazentarer Wachstumsfaktor, u. a. von den NK-Zellen synthetisiert) ein Übergewicht erhält [83]. Im Narbengewebe sowie in der Tube finden sich nur wenige Makrophagen. Kommt es dort zu einer Implantation, beobachtet man häufig eine tiefe Invasion des Trophoblasten mit all den Problemen, die sich daraus klinisch ergeben können.

3.6 Der Mikrochimerismus (MC)

Unter einer Chimäre versteht man Lebewesen, das aus zwei oder mehr Zelllinien besteht. Dominiert hierbei eine Zelllinie und liegt die zweite bzw. liegen die anderen in nur sehr geringen Konzentrationen vor, dann spricht man von einer Mikrochimäre.

In jeder Schwangerschaft kommt es zum Übertritt von trophoblastären bzw. embryonalen Zellen auf die Mutter in spe. Sie wird dadurch zur Mikrochimäre, die damit assoziierten Interaktionen und auch Pathologien werden unter dem Begriff Mikrochimärismus (MC) zusammengefasst [84].

3.6.1 Welche Zellarten können übertreten?

Im Wesentlichen sind dies [85]:
- Trophoblastäre Zellen/Gewebsbestandteile
- Embryonale Stammzellen(ES)
- Mehr oder minder differenzierte organspezifische Zellen des Embryos/Feten

Da diese Zellen entsprechend ihrer Herkunft eine unterschiedliche Zelldynamik und Fähigkeit besitzen, mit dem maternalen Immunsystem zu kommunizieren, sollen sie im Folgenden einzeln dargestellt werden.

3.6.2 Trophoblastäres Gewebe

Trophoblastäres Gewebe exprimiert die nichtklassischen embryofetalen HLA-Merkmale der Klasse Ib sowie HLA-C. Damit ist es generell gegen die maternale Immunabwehr gut geschützt, nennenswerte maternale Gegenreaktionen sind nicht zu erwarten, wenngleich v. a. bei Patientinnen mit wiederholten Spontanaborten neuerdings die Existenz antitrophoblastärer Antikörper (ATAK) beschrieben wurde [86].

Die Anwesenheit trophoblastärer Zellen oder Gewebsbestandteile im mütterlichen Organismus ist durch deren Lebenszeit limitiert, dürfte also nicht recht viel weiter wie bis zur Entbindung reichen (bei Frühgeburten eventuell etwas länger).

Gewebsbestandteile, die ausgeschwemmt werden, sind trophoblastäre Mikropartikel (TMP), micro-RNS sowie zellfreie DNS [87]. Deren Verschwinderate aus dem maternalen Serum ist z. T. sehr hoch, dennoch lässt sich die embryonale DNS gut für die nichtinvasive Pränataldiagnostik (NIPD) nutzen.

3.6.3 Embryonale Stammzellen (ES)

Embryonale Stammzellen (ES) exprimieren in hohem Maße ebenfalls die nichtklassischen embryofetalen Gruppen HLA-E bis -G, vereinzelt wurde bei den ES auch eine Proteinexpression von „Pseudogenen“ beschreiben (wie z. B. HLA-H oder HLA-J [1],[2]). Somit sind auch die ES inert gegenüber der maternalen Immunabwehr [84]. Allerdings ist ihre Lebenszeit theoretisch unbegrenzt, sodass sie im Organismus der Frau persistieren können und das wohl auch tun. Embryonale Stammzellen siedeln sich bevorzugt im zentralen Nervensystem (!) [88], aber auch allen anderen Organen an, v. a. den inneren. Es wird vermutet, dass dieses Ansteuern bestimmter Gewebe dadurch erfolgt, dass ein Teil der ES bereits eine gewisse Vordifferenzierung eingeschlagen hat. Mit zunehmendem Wachstum und mit zunehmender Organdifferenzierung des Embryos/Feten nimmt diese Wahrscheinlichkeit zu, zugleich nimmt auch die Zahl der ausgeschwemmten ES zu. Die Bedeutung dieses Phänomens ist bislang eher unklar. Es wird vermutet, dass dies eine Art „Jungbrunnnen“ für die Schwangere bedeutet. Tatsächlich ist die durchschnittliche Lebenserwartung von Frauen, die geboren haben, höher als die von Frauen ohne Kinder (etwa 1–1,5 Jahre) [61],[69]. Dokumentiert ist, dass die Stammzellen Reparaturvorgänge im maternalen Organismus auslösen können: Am bekanntesten sind Berichte, wonach es nach einem Herzinfarkt zu einer Restitutio ad integrum am maternalen Herzen kommen kann [89]. Die Autoren vermuten, dass diese Art des MC dazu dienen soll, die Gesundheit der werdenden Mutter nachhaltig zu stärken, da das werdende Leben hierauf ja existenziell angewiesen ist („*Baby gives back*“ [90]). Die hohe Präsenz der ES im Zentralnervensystem wiederum gibt zu Spekulationen Anlass, dass die ES zu einer Art von „Verhaltenskonditionierung“ der werdenden Mutter beitragen sollen, insbesondere post partum [88]. Und nicht ganz auszuschließen ist auch, dass dies ein weiterer Weg der Evolution ist, einen möglichst hohen Genmix zu erreichen bzw. die Ausprägung bestimmter Entwicklungsrichtungen durch die Partnerwahl selektiv zu fördern (Beispiel: was machen ES im Ovar?). Auf alle Fälle trägt der MC zu einer weiteren intensiven „Verzahnung“ zwischen Embryo/Feten einerseits und werdender Mutter andererseits bei, was bei Schwangerschaften nach Eizell- oder Embryonenspende bzw. mit einer Leihmutter bislang kaum beachtet wird.

3.6.4 Organspezifische Zellen

Der Übergang von embryonalen Stammzellen hin zu differenzierten organspezifischen Zellen ist ein fließender. Dominieren am Beginn der Embryonalentwicklung pluripotente ES, so sind es mit zunehmender Organdifferenzierung entweder „differenziertere“ Stammzellen oder auch bereits ausdifferenzierte organspezifische Zellen [9]. Letztere zeigen dann natürlich die komplette „adulte“ Fremdantigenität des Embryos (HLA-A bis -DR), ohne dass ein nennenswerter Schutz durch die embryofetalen HLA-Gruppen E-G bestünde. Dieser mag bei etwas früheren Entwicklungsstufen noch in gewissem Umfang vorhanden sein, mit zunehmender Reifung des Feten sicher nicht mehr. Gegen diese mehr oder minder fremden embryofetalen Zellen in Geweben und Organen der Mutter kann es zu entzündlichen Gegenreaktionen kommen. Dies führt nicht nur zur Elimination dieser Zellen, es kann auch vorkommen, dass dabei eine Sensibilisierung gegen weitere, typische Antigene oder Charakteristika dieser Gewebe eintritt [91], Beispiel Schilddrüse: thyreoidale Zellen des Feten und der Mutter besitzen das Enzym Thyreoperoxidase. Bilden sich dagegen Antikörper, so richten sich diese nicht nur gegen die fetalen Zellen, sondern auch gegen das mütterliche Schilddrüsengewebe. Es entsteht eine Autoimmunerkrankung, in diesem Falle eine Hashimoto-Thyreoiditis [54]. Diese Pathogenese der Hashimoto-Thyreoiditis dürfte die häufigste sein und zugleich einer der häufigsten Gründe für den „Wochenbett-Blues“. Daneben gibt es unstrittig noch weitere Ursachen für diese Autoimmunthyreoiditis wie z. B. eine Überalimentation mit Jod. Tab. 3.3 gibt eine

Übersicht über diejenigen Autoimmunerkrankungen, die derzeit dem MC zugeordnet werden [85],[92]. Für die einzelnen Krankheitsbilder gibt es sicherlich noch weitere Ursachen, und nicht nur den MC. Gleichzeitig fällt aber eben auf, dass viele dieser Autoimmunerkrankungen besonders häufig Frauen betreffen. In der Literatur spricht man von *gender*-spezifischen Erkrankungen und einem erhöhten Risiko für Frauen per se, daran zu erkranken [93]. Korrekt ist diese Sicht nicht, wonach nämlich die alleinige Geschlechtszugehörigkeit ein erhöhtes Erkrankungsrisiko impliziert. Vielmehr ist davon auszugehen, dass dieses *gender*-spezifische Risiko für Frauen nur dann besteht, wen sie ein- oder mehrere Male schwanger waren.

Tab. 3.3: Wichtige Autoimmunerkrankungen, die u. a. dem MC zugeordnet werden, wobei die Hashimoto-Thyreoiditis und der LE die häufigsten sind. Da sie die Mutter betreffen und durch embryofetale Zellen ausgelöst werden, spricht man von „fetalen“ MC-Erkrankungen. Selten gibt es auch das Umgekehrte, nämlich „maternale“ MC-Erkrankungen, die sich beim Neonaten in Form von Dermatomyositiden, LE u. ä. äußern [26],[54], [61],[63].

Hashimoto-Thyreoiditis
Sjögren-Syndrom
Lupus erythematodes (LE)
Myositis
Primär biliäre Zirrhose
Sklerodermie (bestimmte Formen)
Sklerosierende Autoimmunerkrankungen (Herz, Lunge, Niere, Milz, Darm), Multiple Sklerose (?)

Obwohl ein Übertritt organspezifischer Zellen in jeder Schwangerschaft anzunehmen ist, sind MC-induzierte Autoimmunerkrankungen doch relativ selten. Welche Mechanismen dazu führen, warum es im Einzelfall zur Induktion einer Autoimmunerkrankung kommt ist unklar. Bekannt ist freilich, dass das Risiko hierfür bei einer gegengeschlechtlichen Schwangerschaft, also mit einem männlichen Embryo/Feten, erhöht ist [91], aber auch nach *vanishing twin*-Schwangerschaften oder Cürettagen [94].

Der antigene Reiz ist bei männlichen Embryonen/Feten höher als bei weiblichen. Zu tun hat das mit den Genen und den daraus resultierenden Syntheseprodukten des H-Y-Genkomplexes, der die Differenzierung zum männlichen Geschlecht steuert (und zum MiHA gehört, siehe Kap. 3.3, S. 41). Diese Syntheseprodukte sind dem mütterlichen Organismus unbekannt. Hiergegen können sich deshalb in einer Schwangerschaft mit einem Buben Antikörper bilden, mit der Konsequenz, dass in weiteren Schwangerschaften nur noch Mädchen ausgetragen werden können. Insofern verwundert es auch nicht, dass die Expression der HLA-Gruppen E–G in gegengeschlechtlichen Schwangerschaften höher ist als in gleichgeschlechtlichen [33].
Bei Schwangerschaften mit immunologisch komplett fremden Embryonen, also nach Eizell- oder Embryonenspende oder mit einer Leihmutter, ist die „Antigenlast“ in

etwa doppelt so hoch. Es gibt erste Hinweise, dass MC-induzierte Autoimmunerkrankungen hier deutlich häufiger sind [61],[89]. Wie oben dargestellt, führt der Kontakt mit den Fremdantigenen des Embryos zur Induktion von „antipaternalen" bzw. „antiembryonalen" Antikörpern. Es ist – wie ebenfalls dargestellt – aber naheliegend, dass sie einen physiologischen Schutzmechanismus darstellen, der dazu führt, dass MC-induzierte Autoimmunerkrankungen bzw. deren Risiko in Folgeschwangerschaften (also nach der ersten, wo sie gebildet werden) abnimmt [24],[67],[85].

Von besonderer Bedeutung sind unter den übertretenden organspezifischen Zellen immunkompetente Zellen des Feten, insbesondere T- und B-Lymphozyten, und hierunter wiederum die regulatorischen T-Zellen (Treg) und wohl auch B-Zellen (Breg) [95], die wichtig für die Induktion einer Immuntoleranz sind und die die TH-1/TH-2-Balance steuern. Sie setzen einen sehr spezifischen antigenen Reiz, zudem finden sie sich in relativ hohen Konzentrationen in der Plazenta [96]. Dies ist ein wesentlicher Unterschied zu den anderen organspezifischen Zellen des Feten ist, da diese in der Plazenta kaum präsent sind. Kommt es nun zu einer maternalen Immunreaktion gegen immunkompetente Zellen des Feten [36], dann wird sich diese Reaktion auch gegen eine „Hauptquelle" ihrer Herkunft, also die Plazenta richten. Die Folge einer solchen Immunreaktion ist, dass es lokal, also in der Plazenta, zusammen mit einer Aktivierung der Gerinnungskaskade zu einer mehr oder minder ausgeprägten Restriktion des Gefäßsystems kommt, also einer verminderten Perfusion. Die Konsequenz ist, dass plazentare Gegenreaktionen eingeleitet werden, die den Blutdruck und die Gefäßpermeabilität erhöhen: es entwickelt sich eine Präeklampsie [89],[97]. Unterstützt wird dieser Pathomechanismus noch durch die Abnahme der Tregs und Bregs. Naturgemäß kann dies alles erst eintreten, wenn das lymphozytäre System der Mutter in spe einen gewissen Sensibilisierungsgrad gegen die Fremdantigenität des Feten erreicht hat (siehe auch Kap. 3.5.2, S. 56) und – umgekehrt – der Fet bereits über einigermaßen ausgereifte immunkompetente Zellen verfügt, also etwa ab Anfang des II. Trimenons.

Im Falle komplett fremder Embryonen ist dieses Risiko gesteigert, bei Mehrlingsschwangerschaften noch einmal. Insofern trägt der MC bei Schwangerschaften mit fremden Eizellen oder Embryonen zusätzlich dazu bei, das Präeklampsierisiko zu erhöhen [78],[98]. Dies gilt umso mehr, als es sich den Schwangeren sehr oft um Nulliparae handelt, also die vermutete Protektion durch die oben genannten antipaternalen/antiembryonalen AKs in einer ersten Schwangerschaft nicht besteht [67]. Aus diesen Gründen gehen verschiedene Institute im Ausland zunehmend dazu über, bei einer Eizellspende ein HLA-*Matching* von Spenderin und Empfängerin vorzunehmen, also eine gewisse Übereinstimmung zu gewährleisten, um das Präeklampsierisiko zu minimieren. Andere hingegen empfehlen aus denselben Gründen eine Begleitbehandlung mit Heparin, ASS und auch Glukokortikoiden.

Bei Nulliparae zeigt auch das HELLP-Syndrom das höchste Vorkommen. Es gilt als Sonderform der Präeklampsie, wobei seine Symptomatologie sehr einer chronischen Graft-versus-Host-Reaktion (GvH) ähnelt. Bekanntlich handelt es sich bei einer

GvH-Reaktion um einen Angriff der immunkompetenten Zellen des Transplantates, also vornehmlich der T-Zellen, gegen den Wirt und seine Zellen. Dies führt unter anderem zur Hämolyse, Thrombozytopenie und auch Lymphozytopenie, Phänomene, die durch eine Induktion der intravasalen Gerinnung (bis hin zur DIG) noch verstärkt werden können. In der Folge kommt es zu einer erhöhten Leberbelastung mit Anstieg der Enzyme und des Bilirubins, der gesteigerte Zellzerfall belastet zudem die Ausscheidung, also auch die Nieren, so dass der Kreatininwert meist ansteigt. Die genannten Symptome haben bekanntermaßen dem HELLP-Syndrom seinen Namen gegeben (**h***emolysis,* **e***levated* **l***iver enzymes,* **l***ow* **p***latelet count*) [99]. In Analogie zur GvH-Reaktion wäre es hier also so, dass sich fetale immunkompetente Zellen, v. a. T-Lymphozyten und ihre Vorstufen, gegen die Mutter in spe richten und dabei sind, die Oberhand zu gewinnen [36]. Die dabei auftretenden Symptome ähneln durchaus einer septischen, also toxischen Situation wie sie sich bei einer beginnenden Dominanz bestimmter bakterieller Erreger zu entwickeln beginnt.

Voraussetzung für eine Art GvH-Reaktion in der Schwangerschaft ist ein aggressives Implantationsverhalten, des Embryos oder – rein „quantitativ" – die Mehrlingsanlage. Des Weiteren sollte die schützende Gegenreaktion des maternalen Immunsystems gering bis gar nicht ausgeprägt sein, was ja bei Nulliparae der Fall ist. Tatsächlich haben wir öfters beobachtet, dass bei Patientinnen, bei denen es zu einem HELLP-Syndrom gekommen war – trotz einer kompletten Unterschiedlichkeit der HLA-Gruppen A-DR beider Partner – keine antipaternalen Antikörper nachzuweisen waren. Des Weiteren ist uns aufgefallen, dass die Patientinnen meist alle KIR-Gene besaßen, was bedeutet, dass die „Ammenfunktion" des maternalen Immunsystems besonders gut abrufbar ist, wodurch der Invasionsprozess besonders nachhaltig gefördert wird.

Bei Eizell- oder Embryonenspenden wird aufgrund der hohen Fremdantigenität der initiale Implantationsprozess akzentuiert. Zudem darf man gerade bei der Eizellspende annehmen, dass es sich aufgrund der jungen „Spenderinnen" um vitale Eizellen und damit Embryonen mit einem tendenziell aggressiveren Einnistungsverhalten handelt. Des Weiteren sind die Empfängerinnen meist älter, und damit auch das Immunsystem und seine Reaktivität, zudem sind es durchwegs Nulliparae. Das alles macht verständlich, warum HELLP-Syndrome bei diesen Schwangerschaften häufiger auftreten [78]. Das Risiko für ein HELLP-Syndrome ist – bei einer bestimmten Reaktionslage der Mutter in spe, die eben auch genetisch determiniert ist [100] – von Anfang an angelegt, weswegen sie auch schon relativ frühzeitig auftreten können. Demgegenüber entwickelt sich die „klassische" Präeklampsie erst im Rahmen einer Sensibilisierung des maternalen Immunsystems und bei zunehmenden Übertritts organspezifischer Zellen, v. a. von Immunzellen, und tritt demzufolge später auf – wobei die Übergänge natürlich fließend sind.

3.6.5 Fazit

Die hohe Fremdantigenität bei Eizell- oder Embryonenspenden begünstigt zwar die Implantation, führt aber gerade bei älteren Nulliparae zu einem erhöhten Risiko für die Ausprägung eines HELLP-Syndroms, v. a. wenn zusätzlich bestimmte Reaktionsweisen des maternalen Immunsystems bestehen (falls z. B. alle KI-Rezeptoren vorhanden sind) und mehrfache Implantationen erfolgen, also Mehrlingsschwangerschaften vorliegen. Auch bei einer „normalen" Ausgangslage des maternalen Immunsystems führt die hohe Fremdantigenität im Laufe der Schwangerschaft vermehrt zu Gegenreaktionen, weswegen das Präeklampsierisiko (deutlich) ansteigt, wiederum vermehrt bei Mehrlingsschwangerschaften und Nulliparae. Bei Leihmutterschwangerschaften ist die Ausgangslage hingegen etwas anders. Üblicherweise wählt man als Leihmütter Frauen aus, die bereits mehrfach geboren haben und die in diesen Schwangerschaften keine pathologischen Reaktionen zeigten [46]. Insofern darf man bei diesen Frauen von der üblichen Reaktionslage des Immunsystems ausgehen, zudem bestehen auch antipaternale Antikörper, mehrfach geboostert (durch wiederholte Schwangerschaften), eventuell sogar auch weitere antiembryonale Antikörper durch vorangegangene Surrogatschwangerschaften. Das Immunsystem ist also „gut geschult". Das macht verständlich, dass bei Leihmutterschwangerschaften das Risiko für Präeklampsien offenbar nicht so stark erhöht ist wie bei Schwangerschaften nach Eizell- oder Embryonenspende [46]. Etwas Ähnliches gilt für diese Schwangerschaften auch, wenn die werdende Mutter vorher ein- oder mehrfach schwanger war und geboren hatte. Das ist aber heutzutage eher selten der Fall. Vielmehr handelt es sich hier meistens um ältere Frauen und Nulliparae für die dann gilt: sehr vitale und fremde Embryonen von „jungen" Eizellen treffen auf ein „älteres" und unvorbereitetes Immunsystem.

Literatur

[1] Hughes AL. Origin and evolution of HLA class I pseudogenes. Mol Biol Evol. 1995;12(2):247-58.

[2] Feder JN, Tsuchihashi Z, Irrinki A, et al. The hemochromatosis founder mutation in HLA-H disrupts β2-microglobulin interaction and cell surface expression. J Biol Chemist. 1997;272:14025-8.

[3] Roussev RG, Coulam CC. HLA-G and its role in implantation (review) (2007): J Assist Reprod Genet. 2007;24(7):288-95.

[4] Hackmon R, Pinnaduwage L, Kingdom J, et al. The placental expression of Human Leukocyte Antigen HLA-F and HLA-E in early normal placentation. Placenta. 2013;34(9):A75.

[5] Hackmon R , Pinnaduwage L , Zhang J , et al. Definitive class I human leukocyte antigen expression in gestational placentation: HLA-F, HLA-E, HLA-C, and HLA-G in extravillous trophoblast invasion on placentation, pregnancy, and parturition. Am J Reprod Immunol. 2017;77(6), doi: 10.1111/aji.12643.

[6] Costa CH, Gelmini GF, Wowk PF, et al. HLA-G regulatory haplotypes and implantation outcome in couples who underwent assisted reproduction treatment. Hum Immunol. 2012;73(9):891-97.

[7] Da Silva Nardi F, Slowik R, Wowk PF, et al. Analysis of HLA-G polymorphisms with implantation failure. Am J Reprod Immunol. 2012;68(6):505-14.

[8] Rowe JH, Ertelt JM, Xin L, Way SS. Pregnancy imprints regulatory memory that sustains anergy to fetal antigen. Nature. 2012;490:102-6.

[9] Djurisic S, Hviid TVF. HLA class Ib molecules and immune cells in pregnancy and preeclampsia. Front Immunol. 2014;23(5):652, doi 103389/fimmu.2014.00652.

[10] Hamperl H. Über endometriale Granulocyten (endometriale Körnchenzellen) Klin Wochenschr. 1954;32(29-30):665-8.

[11] Bulmer JN, Morrison L, Longfellow M, Ritson A, Pace D. Granulated lymphocytes in human endometrium: histochemical and immunohistochemical studies. Hum Reprod. 1991;6(6):791-98.

[12] Moffet A, Colucci F. Uterine NK cells: active regulators at the maternal-fetal interface. J Clin Invest. 2014;124(5):1872-9.

[13] Chazara O, Xiong S, Moffet A. Maternal KIR and fetal HLA-C: a fine balance. J L eukoc Biol. 2011;90(4):703-16.

[14] Brown D, Allen RL, Trowsdale J. The LILR family: modulators of innate and adaptive immune pathways in health and disease. Tissue Antigens. 2004;64:215-23.

[15] Nowak I, Wilczynska K, Wilczynski JR, et al. KIR, LILRB and their ligands´genes as potential biomarkers in recurrent implantation failure. Arch Immunol Ther Exp (Warsz). 2017, doi: 10.1007/s00005-017-0474-6.

[16] Varla-Leftherioti M, Keramitsoglou T. Natural Killer (NK) cell receptors and their role in pregnancy and abortion. J Immunol Biol. 2016, doi: 104172/jib.1000107.

[17] Braud VM, Allan DSJ, O'Callaghan CA et al. HLA-E binds to natural killer cell receptors CD94/NKG2A, B and C. Nature. 1998;391:795-6.

[18] King A, Allan DSJ, Bowen M, et al. HLA-E is expressed on trophoblast and interacts with CD94/NKG2 receptors on decidual cells. Eur J Immunol. 2000;30:1623-31.

[19] Lee N, Llano M, Carretero M, et al. HLA-E is a major ligand for the natural killer inhibitory receptor CD94/NKG2A. Proc Natl Acad Sci USA. 1998;95(9):5199-204.

[20] O´Callaghan CA, Bell JI. Structure and function of the human MHC class Ib molecules HLA-E, HLA-F and HLA-G. Immunol Rev. 1998;163(1):129-38.

[21] Rajagopalan S, Long EO. KIR2DL4 (CD158d): An activation receptor for HLA-G. Front Immunol. 2012;3:258-9.

[22] Le Bouteiller P , Lenfant F. Antigen-presenting function(s) of the non-classical HLA-E, -F and -G class I molecules: the beginning of a story. Res Immunol. 1996;147(5):301-13.

[23] Kraemer T, Celik AA, Huyton T, et al. HLA-E: Presentation of a broader peptide repertoire impacts the cellular Immune response—implications on HSCT outcome. Stem Cells Int. 2015; 2015:346714, doi: 10.1155/2015/346714.

[24] Meuleman T, Lashley LELO, Dekkers OM, et al. HLA associations and HLA sharing in recurrent miscarriage: A systematic review and meta-analysis. Hum Immunol. 2015;76(5):362-73.

[25] Khoroshkeeva OV, Tetruashvili NK, Burmenskaya OV, et al. Role of major histocompatibility complex antigens in recurrent miscarriage. Scient Pract J Obstet Gynecol. 2016;3:5-10.

[26] Alecsandru D, Garcia-Velasco JA. Immunology and human reproduction. Curr Opin Obstet Gynecol. 2015;27(3):231-4.

[27] Faridi RM, Agrawal S. Killer immunoglobulin-like receptors (KIRs) and HLA-C allorecognition patterns implicative of dominant activation of natural killer cells contribute to recurrent miscarriages. Hum Reprod. 2011;26(2):491-7.

[28] Hiby SE, Walker JJ, O'Shaughnessy KM, et al. Combinations of maternal KIR and fetal HLA-C genes influence the risk of preeclampsia and reproductive success. J Exp Med. 2004;200(8):957-65.

[29] Alecsandru D, Garcia-Velasco JA. Why natural killer cells are not enough: a further understanding of killer immunoglobulin-like receptor and human leucocyte antigen. Fertil Steril. 2017;107(6):1273-8.

[30] Schmitt RM, Bruyns E, Snodgrass HR. Hemopoietic development of embryonic stem cells in vitro: cytokine and receptor gene expression. Genes Development. 2012;5:728-40.

[31] Wira CR, Rodriguez-Garcia M, Patel MV. The role of sex hormones in immune protection oft he female reproductive tract. Nat Rev Immunol. 2015;15(4):217-230.

[32] Morelli SM, Yi P, Goldsmith LT. Endometrial stem cells and reproduction. Obstet Gynecol Int. 2012, doi: 10.1155/2012/851367.

[33] Würfel F. Expression der „embryofetalen" HLA-Gruppen, ihrer relevanten Rezeptoren und der regulativen MARCG-Gene 1,4 und 9 im Mammacarcinom. Inauguraldissertation. 2017, Universität Erlangen.

[34] Würfel W. Der frühe Embryo – Netzwerke autologer, maternaler und iatrogener Regulation. Gyn Endokrinol. 2015;13(2):92-7.

[35] Dekel N, Gnainsky Y, Granot I, Mor G. Inflammation and implantation. Am J Reprod Immunol. 2010;63(1):17–21.

[36] Leduc M, Aractingi S, Khosrotehrani K. Fetal-cell microchimerism, Lymphopoiesis, and autoimmunity. Arch Immunol Ther Exp (warsz). 2009;57(5):325-9.

[37] Cooper MA , Fehniger TA, Caligiuri MA. The biology of human natural killer-cell subsets. Trends Immunol. 2001;22(11):633-40.

[38] Souza-Fonseca-Guimaraes F, Adib-Conquy M, Cavaillon JM. Natural Killer (NK) cells in antibacterial innate immunity:angels or devils? MolMed. 2012;18:270-285.

[39] Zenclussen AC, Hämmerling GJ. Cellular regulation of the uterine microenvironment that enables embryo implantation. Front Immunol. 2015;6:321-9.

[40] Lee SK, Kim CJ, Kim DJ, Kang J. Immune cells in the female reproductive tract. Immune Netw. 2015;15(1):16-26.

[41] Lee JY, Lee M, Lee SK. Role of endometrial immune cells in implantation. Clin Exp Reprod Med. 2011;38(3):119-25.

[42] Langerhans P. Über die Nerven der menschlichen Haut. Virchows Archiv. 1868;44:325-37.

[43] Arcuri F, Ricci C, Letta F, Cintorino M et al. Macrophage migration inhibitory factor in the human endometrium: expression and localization during the menstrual cycle and early pregnancy. Biol Reprod. 2001;64(1):1200-5.

[44] Park DW, Yang KM. Hormonal regulation of uterine chemokines and immune cells. Clin Exp Reprod Med. 2011;38(4):179-85.

[45] Szekeres-Bartho J , Polgar B. PIBF: the double edged sword. Pregnancy and tumor. Am J Reprod Immunol. 2010;64(2):77-86.

[46] Söderström-Anttila V, Wennerholm UB, Loft A, et al. Surrogacy: outcomes for surrogate mothers, children and the resulting families – a systematic review. Hum Reprod Update. 2016;22(2):260-76.

[47] Yie SM, Li LH, Cross J, Librach CL. Human Leukocyte Antigen G (HLA-G) gene expression is regulated by progesterone in vitro. Fertil Steril. 2000;74(3),suppl 1:S9.

[48] Cartwright JE, James-Allan L, Buckley RJ, Wallace AE. The role of decidual NK cells in pregnancies with impaired vascular remodelling. J Reprod Immunol. 2017;119:81-4.

[49] Hanna J, Goldman-Wohl D, Hamani Y, et al. Decidual NK cells regulate key developmental processes at the human fetal-maternal interface. Nature Med. 2006;12(9):1065-74.

[50] Würfel W. Treatment with granulocyte colony-stimulating factor in patients with repetitive implantation failures and/or recurrent spontaneous abortions. J Reprod Immunol. 2015;108:123-35.

[51] Park HJ, Kim YS, Yoon TK, Lee WS. Chronic endometritis and infertility. Clin Exp Reprod Med. 2016;43(4):185-92.
[52] Saito S, Nakashima A, Shima T, Ito M. Th1/Th2/Th17 and regulatory T-cell paradigm in pregnancy. Am J Reprod Immunol. 2010;63(6):601-10.
[53] Tsui A, Lee MA. Multiple sclerosis and pregnancy. Curr Opin Obstet Gynecol. 2011;23(6):435-9.
[54] Adams Waldorf KM, Nelson JL. Autoimmune disease during pregnancy and the microchimerism legacy of pregnancy. Immunol Invest. 2008;37(5):631-44.
[55] Maghazachi AA. Role of chemokines in the biology of natural killer cells. Curr Top Microbiol Immunol. 2010;341:37-58.
[56] Coulam CB, Acacio B. Does immunotherapy for treatment of reproductive failure enhance live births? Am J Reprod Immunol. 2012;67(4):296-304.
[57] Shaikly V , Shakhawat A, Withey A, et al. Cell bio-imaging reveals co-expression of HLA-G and HLA-E in human preimplantation embryos. Reprod Biomed Online. 2010;20(2):223-33.
[58] Shobu T , Sageshima N, Tokui H, et al. The surface expression of HLA-F on decidual trophoblasts increases from mid to term gestation. J Reprod Immunol. 2006;72(1-2):18-32.
[59] Segura S, Amigorena S. Inflammatory dendritic cells in mice and humans. Trends Immunol. 2013;34(9):440-5.
[60] Bachy V, Williams DJ, Ibrahim MA. Altered dendritic cell function in normal pregnancy. J Reprod Immunol. 2008;78(1):11-21.
[61] Boddy AM, Fortunato A, Wilson Sayres M, Aktipis A. Fetal microchimerism and maternal health: a review and evolutionary analysis of cooperation and conflict beyond the womb. Bioessays. 2015;37(10):1106-18.
[62] Kinder JM, Jiang TT, Clark DR, et al. Pregnancy-induced maternal regulatory T cells, bona fide memory or maintenance by antigenic reminder from fetal cell microchimerism? Chimerism. 2014;5(1):16-9.
[63] Betz AG. Immunology: tolerating pregnancy. Nature. 2012;490:47-8.
[64] La-Beck NM, Jean GW, Huynh CW, Alzghari SK, Lowe DB. Immune Checkpoint Inhibitors: New Insights and Current Place in Cancer Therapy. Pharmacotherapy. 2015;35(10):963-76.
[65] Topalian SL, Drake GD, Pardoll DM. Checkpoint blockade: a common denominator approach to cancer therapy. Cancer Cell 27. 2015;(4):450-61.
[66] Tagliani E, Erlebacher A. Dendritic cell function at the maternal–fetal interface. Expert Rev Clin Immunol. 2011;7(5):593-602.
[67] Lashley EELO, Meuleman T, Claas FHJ. Beneficial or harmful effect of antipaternal human leucocyte antibodies on pregnancy outcome? A systemic review and meta-analysis Am J Reprod Immunol. 2013;70(2):87-103.
[68] Munoz-Suano A, Hamilton AB, Betz AG. Gimme shelter: the immune system during pregnancy. Immunol Rev. 2011;241:20-38.
[69] Chandra A, Copen CE, Stephen EH. Infertility and Impaired Fecundity in the United States,1982–2010: data From the National Survey of Family Growth. Natl Health Stat Report. 2013;14(67):1-18.
[70] Kieffer TE, Faas MM, Scherjon SA, Prins JR. Pregnancy persistently affects memory T cell populations. J Reprod Immunol. 2017;119:1-8.
[71] Dahl M, Perin TL, Djurisic S, et al. Soluble human leukocyte antigen-G in seminal plasma is associated with HLA-G genotype: possible implications for fertility success. Am J Reprod Immunol. 2014;72(1):89-105.
[72] Bishara A, Oksenberg JR, Frankel G et al. Human leukocyte antigens (HLA) class I and class II on sperm cells studied at the serological, cellular, and genomic levels. Am J Reprod Immunol Microbiol. 1987;13(4):97-103.
[73] Robertson SA, Sharkey DJ. Seminal fluid and fertility in women. Fertil Steril. 2016;106(3):511-9.

[74] Einarsson JI , Sangi-Haghpeykar H, Gardner MO. Sperm exposure and development of preeclampsia. Am J Obstet Gynecol. 2003;188(5):1241-3.
[75] Ulkumen B, Silfeler D, Sofuoglu K, Silfeler I, Dayicioglu V. The incidence of preeclampsia in ICSI pregnancies. Pak J Med Sci. 2014;30(1):101-5.
[76] Zhu L, Zhang Y, Liu Y, et al. Maternal and live-birth outcomes of pregnancies following assisted reproductive technology: a retrospective cohort study. Sci Rep. 2016;20(6): 35141, doi: 10.1038/srep35141.
[77] Berkovitz A, Hershko-Klement A, Fejgin M. Nulliparity, fertility treatments and twins: a time for rethinking. Fertility and Sterility. 2010;93(6):1957-60.
[78] Pecks U, Maass N, Neulen J. Oocyte donation: a risk factor for pregnancy-induced hypertension. Dtsch Arztebl Int. 2011;108(3):23-31.
[79] Thiruchelvam U, Dransfield I, Saunders PT, Critchley HO. The importance of the macrophage within the human endometrium. J Leukoc Biol. 2013;93(2):217-25.
[80] Bhatt H, Brunet LJ, Stewart Cl. Uterine expression of leukemia inhibitory factor coincides with the onset of blastocyst implantation. Proc. Nati. Acad. Sci. USA. 1991;88:11408-12.
[81] Kats R, Al-Akoum M, Guay S, Metz C, Akoum A. Cycle-dependant expression of macrophage migration inhibitory factor in the human endometrium. Hum Reprod. 2005;20(12):3518-25.
[82] Fellows A, Mierke D, Nichols RC. AUF1-RGG peptides up-regulate the VEGF antagonist, soluble VEGF receptor-1 (sFlt-1). Cytokine. 2013;64(1):337-42.
[83] Redman CWG, Sargent LL. Placental stress and pre-eclampsia: a revised view. Plecenta. 2009;30,suppl:38-42.
[84] Troeger C, Lapaire O, Zhong XY, Holzgreve W. Implications of fetal-maternal cell transfer in normal pregnancy. In: Regenerative medicine using pregnancy-specific biological substance (Hrsg.: Bhattacharya H, Stubblefield P), Springer London New York, 2011, 115-122.
[85] Buening B, Hendrickson S, Smith C. Relationship between pregnancy and autoimmune diseases. J Womens Health. 2016;6(1), doi 10.4172/2325-9795.1000257
[86] Rogenhofer N, Ochsenkühn R, von Schönfeldt V, Assef RB, Thaler CJ. Antitrophoblast antibodies are associated with recurrent miscarriages. Fertil Steril. 2012;97(2):361-6.
[87] Tong M, Kleffmann T, Pradhan S, et al. Proteomic characterization of macro-, micro- and nano-extracellular vesicles derived from the same first trimester placenta: relevance for feto-maternal communication. Hum Reprod. 2016;31(4):687-99.
[88] Chan WFN, Gumot C, Montine TJ et al. Male microchimerism in the human female brain. PLOS. 2012;7(9):e45592, doi 10.1371/journal.pone.0045592.
[89] Boyon C, Collinet P, Boulanger L et al. Fetal microchimerism: benevolence or malevolence for the mother. EJOG. 2011;158(2):148-52.
[90] Pritchard S, Bianchi DW. Fetal cell microchimerism in the maternal heart: baby gives back. Circ Res. 2012;110(1):3-5.
[91] Miech RP. The role of fetal microchimerism in autoimmune disease. Int J Clin Exp Med. 2010;3(2):164-8.
[92] Samura O. Fetal microchimerism and autoimmune disease. Nihon Rinsho Meneki Gakkai Kaishi. 2010;33(6):293-303.
[93] Gleicher N, Barad HD. Gender as risk factor for autoimmune diseases. J Autoimmunity. 2007;28(1):1-6.
[94] Peterson SE , Nelson JL, Guthrie KA, et al. Prospective assessment of fetal-maternal cell transfer in miscarriage and pregnancy termination. Hum Reprod. 2012;27(9):2607-12.
[95] Dutta P, Burlingham WJ. Microchimerism: tolerance vs. sensitization. Curr Opin Organ Transplant. 2011;16(4):359-65.

[96] Jansen MWJC, Korver-Hakkennes K, van Leenen D, et al. Significantly higher number of fetal cells in the maternal circulation of women with pre-eclampsia. Prenatal Diagnosis. 2001;21(12):1022-6.
[97] Gammill HS, Aydelotte TM, Guthrie KA, Nkwopara EC, Nelson JL. Cellular fetal microchimerism in preeclampsia. Hypertension. 2013;62(6):1062-7.
[98] Martinez-Varea A, Pellicier B, Perales-Marin A, Pellicier A. Relationship between maternal immunological response during pregnancy and onset of preeclampsia. J Immunol Res. 2014, doi: 10.1155/2014/210241.
[99] Weinstein L. Syndrome of hemolysis, elevated liver enzymes, and low platelet count. Am J Obstet Gynecol. 1982;142:159-67.
[100] Abildgaard U, Heimdal K. Pathogenesis of the syndrome of hemolysis, elevated liver enzymes, and low platelet count (HELLP): a review. Eur J Obstet Gynecol Reprod Biol. 2013;166(2):117-23.

4 Methoden der Kinderwunschbehandlung nach 40 und ihre Ergebnisse

Jan Krüsmann, Klaus Fiedler, Claudia Santjohanser

Aufgrund unterschiedlicher Faktoren, insbesondere aber wegen der sich verändernden Rolle der Frau in Beruf, Familie und Gesellschaft wird die Familienplanung zunehmend in ein Lebensalter verschoben, in dem vor allem die weibliche Fertilität deutlich abnimmt. Dieser Prozess beginnt bereits zwischen 30 und 35 Jahren, nimmt aber ab einem Alter über 40 Jahre rapide zu. Ursache der Abnahme der weiblichen Fertilität sind vorwiegend ovarielle und endokrine Faktoren. Die ovarielle Reserve lässt nach, das heißt, die Anzahl befruchtungsfähiger Eizellen sinkt und mit sinkender Anzahl der Primordialfollikel fällt auch das Anti-Müller-Hormon (AMH). Neben einem verringerten Eizellpool führt vor allem die verminderte Oozytenqualität zu einer deutlich erhöhten Aneuploidierate und damit zu einer niedrigeren Schwangerschaftsrate pro Zyklus bei gleichzeitig ansteigender Abortrate.

Die Methoden der Kinderwunschtherapie ab 40 plus unterscheiden sich nicht grundsätzlich von den etablierten Methoden bei jüngeren Frauen. Unter dem Aspekt eines immer engeren reproduktiven Zeitfensters müssen jedoch von Anfang an die für das jeweilige Paar effektivsten und zeitsparendsten Methoden gewählt oder kombiniert werden. Nicht unbedeutend dabei ist, ob der Kinderwunsch erst seit dem 40. Lebensjahr besteht oder aber bereits vorher Fertilitätsprobleme bestanden haben. Während im ersten Fall das zugrundeliegende Problem überwiegend die Eizellqualität sein dürfte, so sind im zweiten Fall darüber hinaus auch die übrigen fertilitätseinschränkenden Faktoren bei Diagnostik und Therapie zu berücksichtigen.

Wichtige Faktoren bei der Abklärung der Sterilität sind:
- Zyklusstörungen und zugrundeliegende Endokrinopathien
- Tubenfaktor
- Anatomische Besonderheiten, Myome, Polypen, Fehlbildungen
- Endometriose
- Andrologische Faktoren, Spermiogramm

Ursachen der reduzierten Fertilität bei Frauen über 40 sind insbesondere:
- der verringerte Eizellpool, das dadurch bedingte verminderte Ansprechen auf eine hormonelle Stimulation
- die verminderte Oozytenqualität und die erhöhte Aneuploidierate
- die erhöhte Abortrate
- die Zunahme von Zykluspathologien wie Follikelreifungsstörungen, LUF-Syndrom (luteinisierendes unrupturiertes Follikel-Syndrom) und Lutealphaseninsuffizienz

https://doi.org/10.1515/9783110522808-004

- die Zunahme von organischen Faktoren wie Myome, Endometriose oder Tubenpathologien

Das therapeutische Vorgehen richtet sich nach der zugrunde liegenden Pathologie. Dieses beinhaltet u. a.:
- Operative Therapiemaßnahmen
- Hormonelle Therapien, VZO (Verkehr zum Zeitpunkt des Konzeptionsoptimums)
- Insemination (IUI)
- IVF/ICSI
- PKD/PID (Polkörperdiagnostik, Präimplantationsdiagnostik)

4.1 Operative Therapiemaßnahmen

Da mit zunehmendem Alter auch pathologische Veränderungen wie Myome oder Polypen gehäuft auftreten, kann es in vielen klinischen Situationen sinnvoll sein, solche Pathologien operativ zu sanieren, um die Chancen auf eine Schwangerschaft zu erhöhen. Gleiches gilt für die Endometriose, deren Einfluss auf die Fertilität als gesichert gilt.

4.1.1 Endometriose

Die Prävalenz beträgt 6 bis 10 %. Schätzungen zufolge besteht bei mindestens 20 bis 25 % aller Sterilitätspatientinnen eine Endometriose als Ursache oder Mitursache. Typische Symptome sind Dysmenorrhoe, Dyspareunie und Sterilität. Von hochaktiver, meist mit starken Schmerzen einhergehender Endometriose sind zwar überwiegend junge Frauen betroffen, aber 7.191 von 42.079 Patientinnen (17,09 %), die 2005 und 2006 in Deutschland wegen Endometriose stationär behandelt wurden, waren zwischen 45 und 55 Jahre alt [1]. Neben anerkannten Pathomechanismen wie mechanischen Faktoren und Adhäsionen, die das Zusammenspiel zwischen Tube und Ovar bei der Ovulation beeinträchtigen können und zu Veränderungen der Tubenmotilität und selten auch zu Tubenverschlüssen (Salpingitis isthmica nodosa mit proximalem Tubenverschluss) führen, werden zahlreiche andere Mechanismen wie gestörte Eizellreifung und damit Corpus-luteum-Insuffizienz, vermehrtes Auftreten von LUF-Syndromen (luteinisierter unrupturierter Follikel), reduzierter Eizellpool und verminderte Eizellqualität sowie ein verändertes peritoneales Milieu und immunologische Faktoren diskutiert. Zu den immunologischen Mechanismen gehören Implantationsstörungen u. a. mit erhöhtem $T_{Helfer}/T_{Suppressor}$-Shift und erhöhter Ausschüttung von Entzündungszytokinen wie z. B. TNFα und Interleukinen sowie vermehrter Makrophagenaktivität.

Diese Faktoren können schon bei scheinbar geringer Ausprägung der Endometriose die Fertilität negativ beeinflussen. Daher lohnt es sich auch bei Frauen über 40 Jahren gezielt nach möglichen Symptomen zu fragen und ggf. eine laparoskopische Abklärung und Sanierung anzustreben. Bereits im darauffolgenden Zyklus ist eine hormonelle Stimulation mit mehreren Follikeln bei vertretbarem Mehrlingsrisiko unter Zyklusmonitoring und Anstreben einer Spontankonzeption möglich, um die altersbedingte reduzierte Konzeptionswahrscheinlichkeit zu erhöhen. Das Anstreben einer Spontankonzeption ohne hormonelle Unterstützung ist aufgrund der geringen Wahrscheinlichkeit wenig zielführend, aber im Einzelfall mit dem Paar abzustimmen. Auch eine ART-Therapie ist in der Regel im Folgezyklus durchführbar.

Auf eine postoperative GnRH-Analoga-Therapie sollte verzichtet werden, kommt es doch dadurch vorwiegend nur zu einem unnötigen Zeitverlust ohne anschließend signifikante Erhöhung der Konzeptionswahrscheinlichkeit. Wichtig aber ist eine möglichst radikale Sanierung der Endometriose. Die Konzeptionschancen erhöhen sich dadurch nachweislich, dies zeigen auch eigene Ergebnisse: In einer retrospektiven Studie kam es nach operativer Therapie einer Endometriose bei Sterilitätspatientinnen zu einer Geburtenrate von 71 % (n = 154; 109 Geburten).

Folgende klinische Szenarien sind möglich:
- Die Endometriose wurde radikal saniert, die Tubenfunktion erscheint unbeeinträchtigt: Das Paar sollte nun das Konzeptionsoptimum für eine Dauer von circa 3 Monaten nutzen. Dies kann durch eine hormonelle Stimulation unter Zyklusmonitoring mit Ovulationsauslösung und Lutealphasensupport unterstützt werden. Bei leichter männlicher Subfertilität bietet sich die Kombination mit intrauterinen Inseminationen an. Kommt es in diesem Zeitraum zu keiner Schwangerschaft, ist eine baldige IVF-Behandlung zu empfehlen.
- Die Sanierung erfolgte radikal, die Anatomie ist aber postoperativ weiterhin deutlich kompromittiert: Hier ist eine baldige IVF-Behandlung indiziert. Durch den Wegfall störender inflammatorischer Zytokine führt der operative Eingriff aber zu einer Prognoseverbesserung einer ART-Behandlung.
- Die radikale Sanierung gelang nicht, es ist von einer Persistenz des entzündlichen Grundgeschehens auszugehen: Auf eine Nachbehandlung mit GnRH-Agonisten sollte aus Zeitgründen verzichtet werden, je nach Operationsbefund ist eine baldige IVF-Therapie anzustreben.

4.1.2 Myome

Myome sind die häufigsten benignen Tumore im weiblichen Genitaltrakt. In Abhängigkeit ihrer Lage und Größe können sie zu Blutungsanomalien (Hypermonorrhoe, Menometrorrhaghien), Dysmenorrhoe und Druckbeschwerden, aber auch zu Miktions- und Defäkationsproblemen führen. In seltenen Fällen können Myome in der Frühschwangerschaft durch die abrupt ansteigenden Hormonwerte deutlich an Größe zunehmen, Schmerzen verursachen, die Abortrate erhöhen und sich eventuell auch zu einem Geburtshindernis mit Indikation zur primären Sectio caesarea entwickeln. Meist sind sie jedoch asymptomatisch. Ihre Prävalenz steigt mit zunehmendem Alter der Frau bis zur Menopause an und sinkt dann wieder. So liegt die Prävalenz bei den 30 bis 35-Jährigen bei 21 % und bei den 46 bis 50-Jährigen bei 63 %; bei den über 55-Jährigen sinkt die Prävalenz wieder auf 29 % ab [2]. Welchen tatsächlichen Stellenwert Myome jedoch auf die Fertilität haben, ist bis heute unklar. Es wird vermutet, dass nur 5 bis 10 % der diagnostizierten Myome kausal zu Fertilitätsstörungen beitragen und lediglich 1 bis 3 % der Myome als alleinige Sterilitätsursache anzusehen sind.

Als mögliche Pathomechanismen werden diskutiert:
- eine mögliche Obstruktion der proximalen Tuben durch nahegelegene Myome
- gestörte uterine und tubare Kontraktilität für den Transport der Spermien und der befruchteten Eizellen
- Deformierung des Cavum uteri
- verminderte Vaskularisierung des Endometriums an der potentiellen Nidationsstelle
- endometriale Entzündungsreaktionen

Eine verbesserte Lebendgeburtenrate (LGR) durch Myomtherapie konnte bisher in Studien allerdings nicht nachgewiesen werden.

Weder für die chirurgische Behandlung, noch für alternative Therapien wie Myomembolisation und hochintensiv fokussierter Ultraschall konnte eine verbesserte LGR belegt werden [3]. Gleiches gilt für medikamentöse Therapien mit selektiven Progesteron-Rezeptor-Modulatoren (Ulipristalacetat), dessen Indikation auf Grund schwerer hepatogener Nebenwirkungen durch die Europäische Arzneimittelagentur (EMA) kürzlich eingeschränkt wurde [41], oder GnRH-Analoga.

Randomisierte Studien zu dieser Fragestellung, insbesondere für Patientinnen älter als 40 Jahre, gibt es bisher allerdings nicht. Die Autoren eines Cochrane Reviews [4] kamen auf Grund der Subanalyse einer kleinen Untergruppe zu dem Schluss, dass die Myomenukleation versus der Embolisation der Arteria uterina zu einem verbesserten Fertilitätsergebnis führe, wenngleich mit niedriger Evidenz. Daher sollte derzeit bei Frauen mit Kinderwusch die chirurgische Therapie gegenüber der Myomembolisation bevorzugt werden, zumal auch sehr erfahrene Operateure immer wieder berichten, dass es im Zustand nach Myomembolisation gehäuft zu Einschmelzungsherden mit Nekrosen und schwierigen Operationssitus komme. Als Komplikation der Myomembolisation kann es auch zur Ovarialinsuffizienz durch akzidentelle Embolisation der Arteria ovarica kommen [5]. Die Therapieergebnisse des fokussierten hochenergetischen Ultraschalls bezüglich Myomverkleinerung sind eher unbefriedigend, auch hier kann eine schädigende Wirkung auf umliegendes Gewebe nicht ausgeschlossen werden. Bei Patientinnen mit Kinderwunsch bleibt daher weiterhin das chirurgische Vorgehen die Therapie der Wahl.

Während in einer Metaanalyse von 19 Beobachtungsstudien gezeigt wurde [6], dass Frauen mit intramuralen Myomen auch ohne Imprimierung des Cavum uteri in IVF-Zyklen eine signifikant niedrigere Schwangerschafts- und Geburtenrate hatten, fand sich in einer prospektiven Fallkontrollstudie für intramurale oder subseröse Myome kleiner 50 mm im Durchmesser und ohne Bezug zum Endometrium kein signifikanter Unterschied in der klinischen Schwangerschafts- und Geburtenrate nach ART-Therapie [7]. Essentiell bei der differenzierten Indikationsstellung zur Myomtherapie bei Frauen älter als 40 Jahre mit Kinderwunsch ist aber die sorgfältige Abwägung des potentiellen Nutzens in Bezug auf die Etablierung einer fortlaufenden Schwangerschaft versus potentiellen Risiken, insbesondere unter Berücksichtigung des Faktors „Zeitverlust" durch die therapeutische Maßnahme einschließlich des postoperativen Heilungsprozesses.

Da bisher nicht ausreichend valide Daten vorliegen, lässt sich die Frage, ab welcher Größe und bei welcher Lokalisation der Myome Frauen mit unerfülltem Kinderwunsch, insbesondere Frauen älter als 40 Jahre, von einer Therapie profitieren, nur individuell beantworten [8]. Sowohl bei der Indikationsstellung wie auch bei der Durchführung der Myomenukleation dürfte die klinische Erfahrung des Operateurs eine entscheidende Rolle spielen.

- Zumindest für submuköse Myome, insbesondere im Bereich des Fundus uteri, muss angenommen werden, dass sie ein Implantationshindernis darstellen und die Abortrate erhöhen. Hier sollte eine hysteroskopische Resektion großzügig erfolgen.
- Bei kleineren intramuralen Myomen ohne direkten Bezug zum Endometrium ist der Benefit einer Therapie nicht erwiesen und sollte daher eher vermieden werden, insbesondere um keine „wertvolle Zeit" zu verlieren.
- Bei größeren intramuralen Myomen (> 4–5 cm) oder intramuralen Myomen, die das Cavum uteri imprimieren, muss die Indikationsstellung zur Therapie bei einer Patientin älter als 40 Jahre individuell getroffen werden.
- Subseröse Myome haben in aller Regel wenig Einfluss auf den Erfolg einer Sterilitätsbehandlung und können somit meist belassen werden.

4.1.3 Polypen

Wenngleich Endometrium-Polypen in jedem Alter der gebärfähigen Frau auftreten können und meist benigne sind, werden sie bei über 40-Jährigen häufiger gefunden. Intrakavitäre Polypen stellen einen fertilitätsmindernden Faktor dar. Bei sonographischem oder klinischem Verdacht sollte daher eine hysteroskopische Polypresektion erfolgen, zumal auch die operativen Risiken und der Zeitverlust bis zum möglichen erneuten Anstreben einer Konzeption gering sind. In einer Studie mit fast 500 Patientinnen konnte gezeigt werden, dass die Implantations- und Abortrate unabhängig vom zeitlichen Intervall zwischen Polypresektion und anschließender Sterilitätstherapie ist [9]. Das heißt, dass bereits im nachfolgenden Zyklus eine Konzeption angestrebt werden kann.

Polypen sollen auch mit asymptomatischen, schwierig verifizierbaren, chronischen Endometritiden (CE) vergesellschaftet sein. Bei Patientinnen mit rezidivierenden Aborten, bei denen überwiegend von keiner chromosomal bedingten Abortursache auszugehen ist, konnte zu 58 % eine chronische Endometritis diagnostiziert werden. In 25 % der Fälle ließen sich Mykoplasmen und Ureaplasmen nachweisen und in 13 % Chlamydien. Durch gezielte antibiotische Therapie konnte hier ein signifikant günstigeres Schwangerschaftsoutcome erzielt werden [10].

4.1.4 Fehlbildungen

Genitale Malformationen finden sich bei circa 0,1 bis 5 % aller Frauen. Bei Sterilitätspatientinnen oder Patientinnen mit habituellen Aborten liegt die Prävalenz deutlich höher. Durch Hemmungsfehlbildung der Müllerschen Gänge während der Embryonalentwicklung kann es zu sehr unterschiedlichen Normabweichungen von kompletter Aplasie bis zur vollständigen Doppelbildung von Uterus und Vagina, teils mit Beteiligung weiterer Organe, wie z. B. Nieren- und Harnwege, kommen. Uterusfehlbildungen wie Uterus arcuatus, Uterus septus, Uterus bicornis und Uterus unicornis werden in der Literatur in kausalen Zusammenhang mit Implantationsstörungen, rezidivierenden Aborten, Frühgeburtlichkeit, Wachstumsretardierungen und auch intrauterinem Fruchttod gebracht [11].

Wenngleich viele dieser Fehlbildungen bereits in der Pubertät oder im frühen Erwachsenalter durch ausbleibende Menarche, Dysmenorrhoe, Dyspareunie oder Unterbauchschmerzen symptomatisch werden oder später als „Zufallsbefund“ auffallen, sollte auch bei der über 40-jährigen Patientin mit Fertilitätsstörung die gynäkologische und sonographische Abklärung mit speziellem Augenmerk auf eventuelle Fehlbildungen erfolgen. Denn nicht selten finden sich derartige Anomalien erst im Rahmen einer gezielten sonographischen oder hysteroskopischen Abklärung.

Die am häufigsten anzutreffende Fehlbildung ist der Uterus septus bzw. subseptus. Problematisch ist ein Septum sicherlich dann, wenn die Implantation septumnah oder gar im Septum stattfindet. Insofern überrascht es nicht, dass uterine Septen vor allem mit Aborten und Spätborten in Zusammenhang gebracht werden. Eine mögliche Erklärung wäre die in der Literatur beschriebene veränderte Expression von VEGF-Rezeptoren im Bereich von uterinen Septen und damit eine gestörte Vaskularisation, Trophoblastinvasion und Plazentabildung. Dennoch gibt es für die Bedeutung uteriner Septen und Uterusfehlbildungen für die Fertilität sehr unterschiedliche Literaturangaben. Die nicht unerhebliche Varianz der Ergebnisse dürfte aber auch auf die nicht standardisierten, hysteroskopischen Beurteilungen zurückzuführen sein.

Die Entfernung eines Septums sollte insbesondere dann erwogen werden, wenn ein repetitives Implantationsversagen (RIF) oder gar wiederholte Spontanaborte (RSA) auftreten, welche nicht durch andere Faktoren zu erklären sind. Wenn auch prospektiv randomisierte Studien fehlen, so gibt es retrospektive, nichtkontrollierte Studien, die nach Septumabtragung über verbesserte Lebendgeburtenraten berichten. Auch die American Fertility Society (AFS) rät, nach sorgfältiger Risikoabwägung, die Abtragung von uterinen Septen zu diskutieren.

Der Einfluss eines erfahrenen Operateurs bei Indikationsstellung, OP-Planung und Durchführung dürfte auch hier nicht zu unterschätzen sein. Die postoperative Heilungsphase bis zum Anstreben einer Konzeption scheint mit etwa 2 Monaten auch für Patientinnen älter als 40 Lebensjahre im akzeptablen Bereich zu liegen.

4.1.5 Refertilisierung

Circa 5 bis 8 % aller Frauen im gebärfähigen Alter sind in Deutschland sterilisiert. 3 bis 5 % aller sterilisierten Frauen haben erneuten Kinderwunsch. Häufiger Grund ist eine neue Partnerschaft und eine neue Lebensplanung. Etwa 1 % der sterilisierten Frauen lassen den Eingriff rückgängig machen. Voraussetzung für eine operative Refertilisierung sind eine ausreichende ovarielle Reserve sowie das Vorliegen einer Normozoospermie oder zumindest eine allenfalls leichte männliche Fertilitätseinschränkung.

In einer Metaanalyse [12] von 37 nicht randomisierten Studien mit insgesamt 10.689 Frauen nach Tubensterilisation wird nach Refertilisierungsoperation von einer Gesamtschwangerschaftsrate von 42 bis 69 % berichtet. Das Risiko ektoper Schwangerschaften betrug 4 bis 8 % und liegt damit höher als nach IVF-Behandlung (ca. 3 %). Andere tubare Sterilitätsursachen, wie Z. n. Entzündung, Endometriose oder Adhäsion nach Voroperationen, waren in dieser Metaanalyse ausgeschlossen worden. Der einzig prognostische Faktor, welcher die Chance auf Konzeption signifikant beeinflusste, war das mütterliche Lebensalter. Weder die frühere Sterilisationsmethode noch die Anzahl der Jahre seit der Sterilisation noch der BMI der Patientin beeinflussten die Chance auf die postoperative natürliche Konzeption. Auch zwischen den verschiedenen Refertilisierungsmethoden, ob laparotomisch- oder laparoskopisch-mikrochirurgisch oder mittels OP-Roboter fand sich kein Unterschied. Lediglich die heute nicht mehr angewandte laparotomische Technik ohne Verwendung eines Operationsmikroskops ging mit einer signifikant niedrigeren Schwangerschaftsrate einher.

Eine eigene Auswertung von 138 Patientinnen, bei denen wir nach Minilaparotomie eine mikrochirurgische Refertilisierung durchführten, erbrachte eine Schwangerschaftsrate von 76 % (105 Schwangerschaften). In 4 Fällen kam es zu einer EUG (3,8 %). 48 % der Schwangerschaften traten in den ersten sechs Monaten, 83 % der Schwangerschaften in den ersten 15 Monaten ein. Die Refertilisierung sollte als erfolgreiche Behandlungsmethode sterilisierten Patientinnen angeboten werden, zumal es den Frauen eine natürliche Empfängnis bei in aller Regel geringeren Kosten ermöglicht. Unter Berücksichtigung der reduzierten ovariellen Reserve der über 40-jährigen Patientin muss dann ggf. auch an eine hormonelle Stimulation zur Unterstützung einer Spontankonzeption gedacht werden.

Ab welchem Lebensalter jedoch die Frauen in höherem Maße von einer IVF profitieren, muss in künftigen randomisierten Studien weiter untersucht werden. In einer belgischen Arbeit mit insgesamt 164 Patientinnen [13] betrug die kumulative intrauterine Schwangerschaftsrate nach Refertilisierungsoperation für Frauen zwischen 40 und 43 Jahren 50 %, während die Schwangerschaftsrate bei Frauen älter als 43 Jahre auf nur 12,5 % absank. Durchschnittlich dauerte es 12,7 Monate bis zur Konzeption. Bei jüngeren Frauen trat die Schwangerschaft bereits nach 6 bis 7 Monaten ein und die Schwangerschaftsrate lag deutlich höher (81 % für Frauen < 36 Jahre; 67 % für Frauen 36–40 Jahre).

Von 47 australischen Frauen zwischen 40 und 47 Jahren wurden 26 nach Refertilisierungsoperation spontan schwanger (Schwangerschaftsrate: 55,3 %); davon konnten 19 von einem lebenden Neugeborenen entbunden werden (Geburtenrate pro Patientin: 40 %). Zwei Patientinnen konnten sogar von zwei konsekutiven Schwangerschaften entbunden werden. Auch unter dem finanziellen Aspekt errechnete diese australische Studiengruppe einen Vorteil zu Gunsten der Refertilisierungsoperation [14].

Zu diesen günstigen Raten an Lebendgeburten trägt sicher auch die Tatsache bei, dass die allermeisten dieser Frauen bereits früher schwanger waren und Kinder geboren haben. Sicherlich sind auch individuelle psychologische Aspekte der Patientin selbst, aber auch des Partners bei der Entscheidungsfindung für oder gegen die Refertilisierungsoperation versus einer möglichen IVF-Therapie zu berücksichtigen. Die mikrochirurgische Refertilisierungsoperation durch einen erfahrenen Operateur ist für Frauen unter 43 Jahren mit noch regelmäßigen Zyklen (> 25 Tage) unter Abwägen aller Chancen und Risiken, wie auch des Kostenaspekts eine effektive Therapieoption. Voraussetzung dafür ist selbstverständlich der Nachweis einer Zeugungsfähigkeit des Partners.

Fazit

Pathologische Veränderungen wie Myome oder Polypen treten mit zunehmendem Alter gehäuft auf. Der fertilitätsmindernde Effekt einer Endometriose ist unbestritten. Um die Chancen auf eine Schwangerschaft zu erhöhen, kann es in vielen Situationen sinnvoll sein, derartige Pathologien operativ zu sanieren. Diese Entscheidung ist insbesondere bei der über 40-ährigen Patientin immer individuell zu treffen.

4.2 Hormonelle Stimulation und Spontankonzeption

Wie bereits dargelegt, ist es wichtig zu differenzieren, ob bei der „älteren“ Patientin erst seit kurzem Kinderwunsch besteht oder bereits seit längerem eine Schwangerschaft erfolglos angestrebt wurde, bzw. andere Fertilitätsstörungen aufgetreten waren. Falls der Kinderwunsch erst seit kurzer Zeit besteht und keine weiteren fertilitätsmindernden Faktoren vorliegen, sollten die Chancen auf eine spontane Konzeption genutzt werden. Dies kann mit leichter hormoneller Unterstützung und Ovulationsauslösung erfolgen, ggf. bei leichter andrologischer Subfertilität auch in Kombination mit intrauterinen Inseminationen. Allerdings ist es wichtig, frühzeitig nach anderen fertilitätsmindernden Faktoren zu suchen. Je älter die Frau ist, umso geringer ist die Wahrscheinlichkeit, dass eine befruchtungsfähige Eizelle zur Ovulation kommt. Weibliche Ovarien und deren Oozyten sind deutlichen und frühzeitigen Alterungsprozessen unterworfen.

Im Gegensatz zur Spermatogenese, die dazu führt, dass der Bestand an männlichen Keimzellen im Hoden von der Pubertät an zeitlebens regeneriert werden kann und ein Mann deshalb bis ins hohe Alter potentiell zeugungsfähig bleibt, ist der Bestand an Eizellen im Ovar begrenzt. So befinden sich zu Beginn der Pubertät eines gesunden Mädchens circa 500.000 Primordialfollikel bzw. unreife Eizellen arretiert im Diktyotänstadium der ersten Meiose in den Ovarien. Ab der Menarche „investiert“ der weibliche Körper pro Zyklus mehrere hundert bis zu 2000 unreife Oozyten, um letztlich eine oder zwei zu potentiell befruchtungsfähigen Eizellen heranreifen zu lassen. Die übrigen gehen in einem mehr oder weniger unreifen Stadium durch Apoptose verloren. Das heißt, dass im Laufe des Lebens einer Frau theoretisch „nur“ circa 520 Oozyten (Menarche bis Menopause, also: 13 × 28-tägige Zyklen in etwa 40 Jahren) zu Metaphase-II-Oozyten heranreifen. Dieser Apoptoseprozess setzt sich auch in Phasen der physiologischen (Schwangerschaft, Stillzeit), iatrogenen (z. B. hormonale Kontrazeption) oder pathologischen Anovulation (z. B. Anorexia nervosa) fort und läuft sogar beschleunigt ab, je näher die Zeit des Klimakteriums heranrückt [15] (Abb. 4.1).

Und nicht nur die Anzahl der noch verbliebenen unreifen Primordialfollikel, und damit der pro Monat zur Verfügung stehender Eizellpool, nimmt in der späten reproduktiven Phase dramatisch ab, sondern auch die Qualität der heranreifenden Eizellen und damit deren Befruchtungs- und Entwicklungsfähigkeit. Klinisch macht sich dies in immer kürzeren, teils unregelmäßig werdenden Menstruationszyklen (verkürzte Follikelphase!) und einer immer geringer werdenden Wahrscheinlichkeit von Spontankonzeptionen pro Zyklus sowie in einer schlechteren Befruchtungsrate bei IVF-/ICSI-Behandlungen als auch erhöhter Spontanabortrate bemerkbar.

Ein sehr anschauliches Beispiel für die abnehmende Fertilität geben die Daten der Hutterer, einer in den USA lebenden Glaubensgemeinschaft, der kontrazeptive Maßnahmen aus religiösen Gründen streng verboten ist. Die Fertilitätsrate fällt von einem Maximum bei den 22-jährigen Frauen auf etwa 60 % bei 35-Jährigen und weiter auf unter 10 % im Alter von 45 Jahren. Beeindruckend ist vor allem, wie deutlich und rapide die natürliche Konzeptionschance im Alter ab 38 Jahren abnimmt (Abb. 4.2).

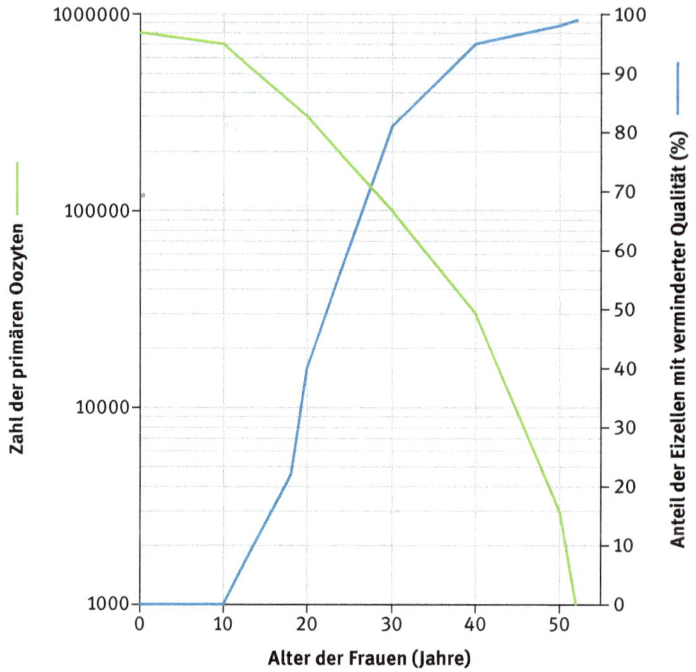

Abb. 4.1: Sinkende Anzahl der vorhandenen primären Oozyten (grüne Linie) mit zunehmenden Lebensalter der Frau bei gleichzeitigem Anstieg des prozentualen Anteils der Eizellen mit verminderter Qualität (blaue Linie).

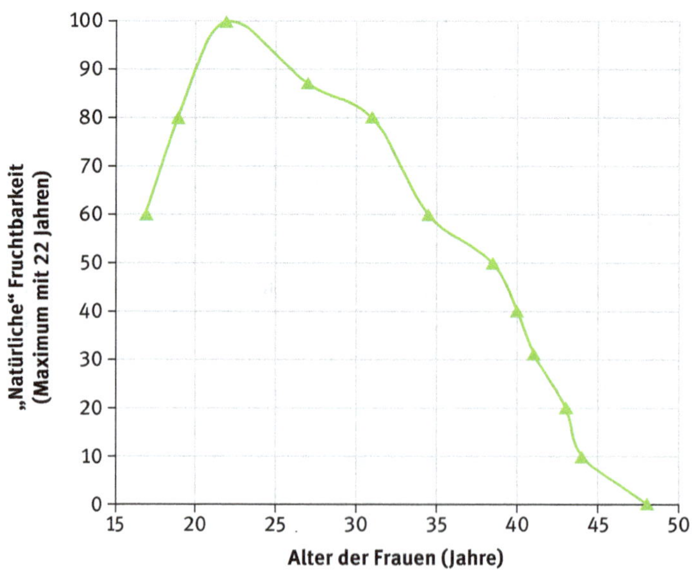

Abb. 4.2: „Natürliche“ Fertilität in Abhängigkeit vom Lebensalter der Frau am Beispiel der religiösen Lebensgemeinschaft der Hutterer (modifiziert aus [16]).

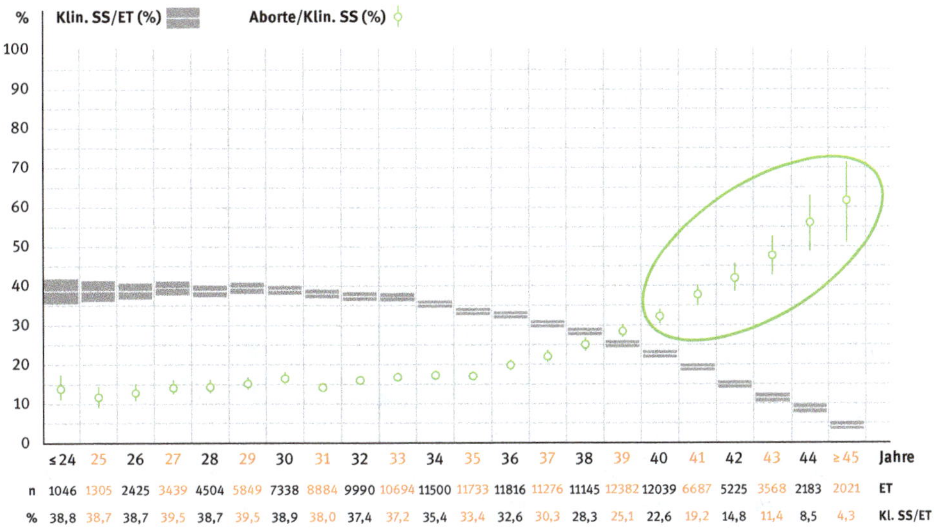

Abb. 4.3: Klinische Schwangerschafts- und Abortraten in Abhängigkeit vom Lebensalter der Frau [17].

Mit abnehmender Fertilität sinkt das Anti-Müller-Hormon (AMH), ein dimerisches Glykoprotein, gebildet von den Granulosazellen der präantralen und frühen antralen Follikeln, ebenso reduziert sich der antrale follicle count (AFC), also die Anzahl aller sonographisch zwischen zweitem und fünftem Zyklus in beiden Ovarien messbaren Follikel < 10 mm. Ob nun der FSH-Anstieg eine kompensatorische Folge des abnehmenden Eizellpools ist oder aber es durch eine altersbedingte hypothalamische Dysregulation zu einem FSH-Anstieg kommt, welcher dann zum beschleunigten Abbau des Follikelpools führt, ist derzeit noch Gegenstand wissenschaftlicher Untersuchungen.

Wenn es in dieser späten reproduktiven Phase zu einer Konzeption kommt, steigt das Risiko von Spontanaborten deutlich, weil insbesondere nicht überlebensfähige Chromosomenanomalien, vor allem Trisomien signifikant häufiger auftreten.

Dieser erhebliche Anstieg an chromosomalen Aberrationen, teils in einer Eizelle sogar multiple Chromosomen betreffend, ist häufig mit einer Weiterentwicklung des frühen Embryos unvereinbar: es kommt zum „Arrest" des Embryos, der sich dann erst gar nicht implantieren kann, oder führt nach der Nidation zu einem präklinischen oder klinischen Abort, häufig mit sonographisch auffälliger, verzögerter embryonaler Entwicklung vor der 12. SSW (Abb. 4.4).

Bisher ist noch unklar, ob chromosomal aberrante Oozyten bereits während der Fetalzeit angelegt werden und die in der frühen reproduktiven Phase überproportional vorhandenen euploiden Eizellen dazu führen, dass aneuploide Eizellen – wenn überhaupt – meist erst später zur Befruchtung gelangen, oder aber ob biologische Alterungsprozesse, verminderte Effektivität zellulärer Reparaturmechanismen und

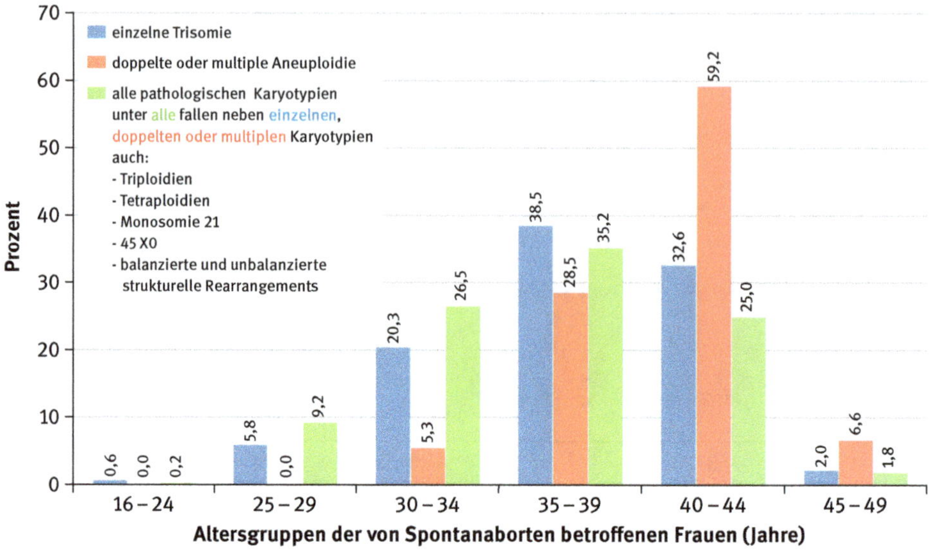

Abb. 4.4: Zytogenetische Untersuchungsergebnisse (n = 1502) von Spontanaborten in Abhängigkeit vom mütterlichen Lebensalter [18].

akkumulierende Teratogene (Zigarettenrauch, Alkohol, andere „Umweltgifte“, Oxidantien, Entzündungsprozesse, Autoimmunmechanismen) dazu führen, dass Oozyten anfällig werden für Nondisjunktion in der ersten oder zweiten meiotischen Teilung. Möglicherweise tragen auch beide Pathomechanismen dazu bei, dass es erst in der späten reproduktiven Phase zu gehäuften Chromosomenaberrationen der Eizellen und damit auch der Embryonen kommt. Insbesondere der Spindelapparat der Oozyten (Abb. 4.5), dessen Mikrotubuli für die gleichmäßige Aufteilung der Chromosomenpaare (Meiose I) bzw. der Chromatidenpaare (Meiose II) auf die Tochterzellen verantwortlich sind, ist äußerst anfällig für Alterungsprozesse. Darüber hinaus weisen neuere Forschungsergebnisse darauf hin, dass die Alterungsprozesse der Centromer-Cohesine, Proteinkomplexe zum Schutz des Chromatingerüsts, ursächlich daran beteiligt sind [19].

Fest steht, dass Frauen zwischen 20 und 35 Jahren die höchste Chance auf spontane Konzeption (Abb. 4.2) und das geringste Risiko für einen Abort haben, während das Abortrisiko bei Frauen über 40 Jahre von 30 % auf über 50 % (Abb. 4.3), hauptsächlich auf Grund von Chromosomenaberrationen, eklatant zunimmt. Daher gilt es, den noch vorhanden Eizellvorrat möglichst effektiv für den Eintritt einer Schwangerschaft unter Abwägen aller Chancen und Risiken zu nutzen.

Das in Abb. 4.6 dargestellte Flussdiagramm soll dabei als rasche Orientierungshilfe, keineswegs jedoch als starre Vorgabe dienen, um auf Grund der individuellen Vorgeschichte sowie der anamnestischen und laborchemischen Daten der Patientin

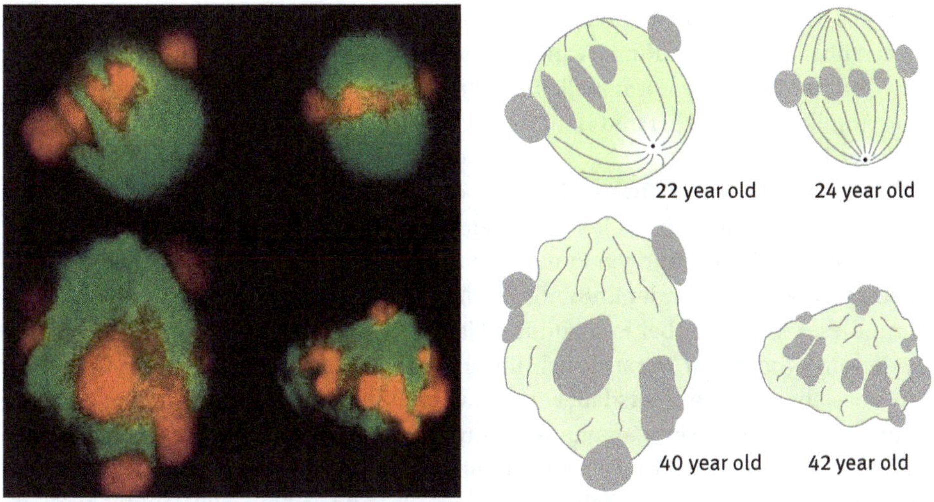

Abb. 4.5: Meiose II-Oozyten jüngerer und älterer Frauen; Anordnung der Chromosomen in der Äquatorialebene des Spindelapparates [20].

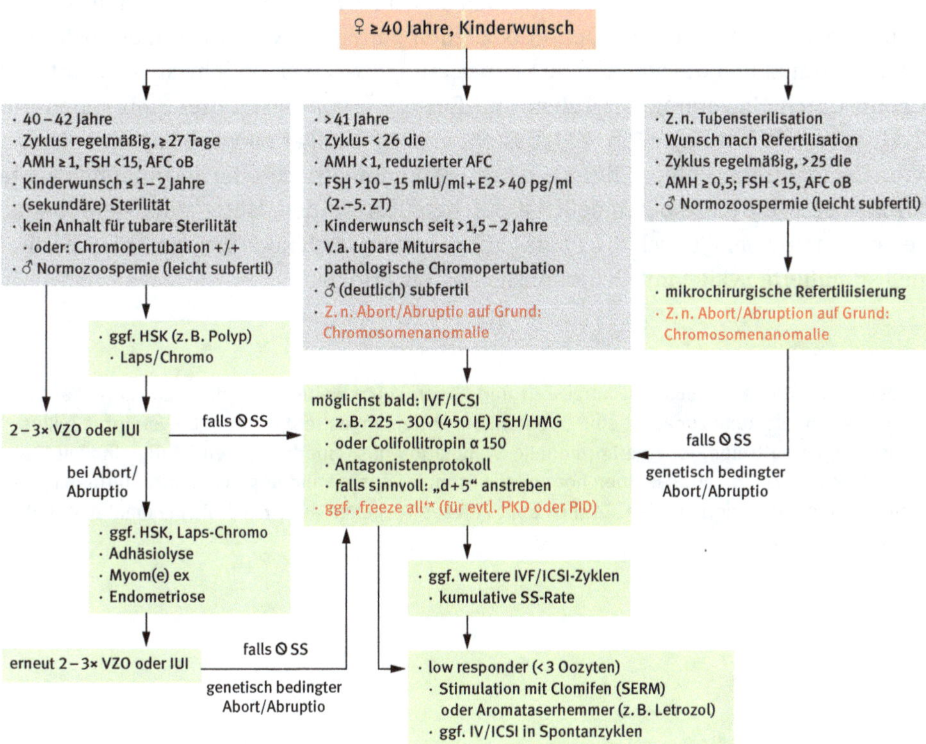

Abb. 4.6: Flussdiagramm als Orientierungshilfe beim therapeutischen Procedere bei unerfülltem Kinderwunsch bei Frauen > 40 Jahre.

bzw. des Paares und der aktuellen wissenschaftlichen Datenlage bei Sterilitätspatientinnen über 40 Jahre die Kinderwunschtherapie möglichst effektiv planen zu können.

Durch eine leichte hormonelle Stimulation mit Clomifen und eventuell zusätzlicher Applikation von FSH und HMG unter Zyklusmonitoring und ggf. zusätzlicher homologer Insemination (IUI) bei entsprechender Indikation, wie leichter männlicher Subfertilität oder Ejakulationsstörungen, erreichten Frauen älter als 40 Jahren eine Lebendgeburtenrate pro Zyklus zwischen 1,4 und 5,8 %. In einer günstigen Untergruppe von 40 bis 42-jährigen Frauen kam es sogar in fast 10 % pro Zyklus zur Konzeption mit anschließender Entbindung eines lebensfähigen Kindes (Tab. 4.1). Daher kann dieses Vorgehen bei Frauen bis 43 Jahren mit regelmäßigen, nicht verkürzten Zyklen und (noch) im Normbereich liegendem AMH- und AFC-Wert bei nicht allzu lang bestehender Sterilitätsdauer durchaus als „niederschwellige" Erstmaßnahme empfohlen werden, wenn anamnestisch und klinisch (z. B. negative Chlamydienserologie) sowie sonographisch kein Anhalt für Vorliegen einer zusätzlichen tubaren Störung besteht und männlicherseits allenfalls eine leichte Subfertilität vorliegt. Auch kann dieses Vorgehen dazu dienen, die tatsächliche ovarielle Reserve und das ovarielle Ansprechen in einem späteren ART-Zyklus besser abschätzen zu können.

Ist es jedoch nach zwei bis drei Zyklen zu keiner Konzeption gekommen, so sollte mit dem Paar kritisch die Option bezüglich baldiger ART-Maßnahmen diskutiert werden, zumal hier die statistische Chance auf Eintreten einer Schwangerschaft und Geburt durch Umgehung der Tuben und Einsetzen von bis zu drei Embryonen pro Zyklus etwas höher liegt (Tab. 4.2). Besteht eine OP-Indikation wie beispielsweise bei V. a. Endometrium-Polyp, klinisch relevante Endometriose oder fertilitätsrelevante Myome, so sollte diese baldmöglichst durchgeführt werden. Unter günstigen Voraussetzungen und bei Wunsch des Paares können dann auch noch weitere 2 bis 3 hormonell stimulierte Zyklen mit Ovulationsauslösung erfolgen.

Fazit

Besteht der Kinderwunsch erst kurze Zeit und liegen keine weiteren fertilitätseinschränkenden Faktoren vor, so kann zunächst eine Spontankonzeption angestrebt werden. Da vermehrt Zykluspathologien auftreten, ist eine hormonelle Stimulation mit Gonadotropinen häufig sinnvoll. Bei entsprechender Indikation können hormonelle Stimulationsbehandlungen mit intrauterinen Inseminationen kombiniert werden. Zeitlich sollte dieses Vorgehen auf circa 3 bis maximal 6 Monate begrenzt bleiben.

Tab. 4.1: Angaben in Studien zu Schwangerschafts- und Lebendgeburtenraten bei Frauen älter als 40 Jahre durch IUI (versus IVF).

Studie	Therapie	Frauen n =	Zyklen	aetas	Klinische SS-Rate / Zyklus %	LGR / Zyklus %	Kumulative LGR %	Klinische Abortrate %
Corsan G. et al. Hum Reprod. 1996 [21]	IUI			>40				34,4
				40	9,6			
				41	5,2			
				42	2,4			
				43	0			
Haebe J. et al. Fertil Steril. 2002 [22]	IUI, teils CC und HMG	82	1117	40–42		9,8		
		24		>43		4,2		
Bou Nemer L. et al. Reprod Sci. 2017 [23]	1. IUI – Zyklus 5 × 100 mg CC + 1 × 150 HMG	239	239	>40	5,4	1,3		46
				40–41	3			
				≤41	7			
	1. IVF – Zyklus *full stimulation*	531	531	>40	12,2	9,2		25
				40–41	15			
				≤41	7			

SS = Schwangerschaft, LGR = Lebendgeburtenrate, CC = Clomifen, IUI = intrauterine Insemination

Tab. 4.2: Angaben in Studien zu Schwangerschafts- und Lebendgeburtenraten bei Frauen älter als 40 Jahre durch ART.

Studie	Therapie	Frauen n =	Zyklen n =	aetas	Klinische SS-Rate / UFP %	LGR / UFP %	Kumulative LGR %	Abbruchrate vor UFP %	kein ET %	Klinische Abortrate %
Spandorfer SD. et al. Fertil Steril. 2007 [24]	ART	288		≥ 45	21,1	3,1		20 % nicht gestartet 30 % Abbruch		85,3
Hourvitz A. et al. Reprod Biomed Online 2009 [25]	ART 51,7 % long-, 12,3 % short-agonist, 34,6 % antagonist, 1,3 % *native*									
		186	336	42	7,7	4,2		41	17	42,3
		158	299	43	5,4	3,3		43	12	37,5
		87	154	44	1,9	0,6		20	17	66,7
		28	54	> 44	0	0		18	6	0

Tab. 4.2: (fortgesetzt) Angaben in Studien zu Schwangerschafts- und Lebendgeburtenraten bei Frauen älter als 40 Jahre durch ART.

Studie	Therapie	Frauen n =	Zyklen n =	aetas	Klinische SS-Rate / UFP %	LGR / UFP %	Kumulative LGR %	Abbruchrate vor UFP %	kein ET %	Klinische Abortrate %
Kato K. et al. Reprod Biol Endocrinol. 2012 [26]	ART/SET vielfach vortherapiert 82 %CC/16,2 % *native*/1,8 % Letrozol		7600	40–44				23,2		
	ET von 1 MZ (frisch)				12,5	7,4				
	ET von 1 Blastozyste (frisch)				27,4	13,7				
	ET von 1 MZ (kryo)				11,8	7,8				
	ET von 1 Blastozyste (kryo)				31,6	17,7				
			2850	>45				31,5		
	ET von 1 MZ (frisch)				1	0,5				
	ET von 1 Blastozyste (frisch)				2/5 (40)	1/5 (20)		53,4		
	ET von 1 MZ (kryo)				2/61 (3,3)	0/61 (0)				
	ET von 1 Blastozyste (kryo)				33/165 (20)	10/165 (6,1)				

Tab. 4.2: (fortgesetzt) Angaben in Studien zu Schwangerschafts- und Lebendgeburtenraten bei Frauen älter als 40 Jahre durch ART.

Studie	Therapie	Frauen n =	Zyklen n =	aetas	Klinische SS-Rate / UFP %	LGR / UFP %	Kumulative LGR %	Abbruchrate vor UFP %	kein ET %	Klinische Abortrate %
Bodri D. et al. Reprod Biomed Online 2014 [27]	ART 55 % *nativ e*/ 38 %CC/7 %HMG	254		> 40					53–97	
		117	549	41–42			15–20 in 4–9 Zyklen			
		85	423	43–44			5–6 in 4–9 Zyklen			
		52	232	> 45			< 1			
Cabry R. et al. Maturitas 2014 [28]	ART		500	> 40	8,9	7,4		15	22	49
	ART, wenn ≤ 5 Oozyten			41,5	3,4	2,2		23,2		
	ART, wenn > 5 Oozyten			41,7–41,2	10,4–11,1	6,2–10,1		6,7–11,1		

Tab. 4.2: (fortgesetzt) Angaben in Studien zu Schwangerschafts- und Lebendgeburtenraten bei Frauen älter als 40 Jahre durch ART.

Studie	Therapie	Frauen n=	Zyklen n=	aetas	Klinische SS-Rate / UFP %	LGR / UFP %	Kumulative LGR %	Abbruchrate vor UFP %	kein ET %	Klinische Abortrate %
Tannus S. et al. Hum Reprod. 2016 [29]	ART short-/long-/Antagonist Normozoospermie	745								
	IVF	255	255	40–43	21,1	11,9				
	ICSI	490	490	40–43	16,7	9,6				
Smith ADAC. et al. JAMA 2016 [30]	ART 1x ART/UFP + alle KryoET's		15.561	40–42		12,3	31,5 in 6 Zyklen			
			4.420	>42		3,7	10,7 in 6 Zyklen			
De Neubourg D. et al. Hum Reprod. 2016 [31]	ART (max. 6 ART's + alle KryoET's)			41–42			17,7 in 6 Zyklen			

SS = Schwangerschaft, LGR = Lebendgeburtenrate, UFP = ultraschallgesteuerte Follikelpunktion, ET = Embryotransfer (kein ET heißt, dass trotz UFP kein ET stattfinden konnte, KryoET = Embryotransfer nach Kryokonservierung oder Vitrifizierung, MZ = Mehrzeller, ART = artifizielle Reproduktionstechnik

4.3 Intrauterine Insemination

Eine intrauterine Inseminationsbehandlung kann durchgeführt werden, wenn eine leichte Subfertilität des Mannes, Erektions- bzw. Ejakulationsstörungen oder eine pathologische Interaktion zwischen Spermien und Cervixmukus (pathologischer Sims-Huhner/Postcoitaltest) vorliegen. Bei höhergradiger andrologischer Subfertilität sollte allerdings gleich eine IVF-Behandlung mit intracytoplasmatischer Spermieninjektion (ICSI) durchgeführt werden. Eine Auswertung von ca. 900 an unserem Institut durchgeführten intrauterinen Inseminationen erbrachte bei den über 40-jährigen Patientinnen eine Schwangerschaftsrate pro Inseminationszyklus von nur wenig über 5 % bei den 40 und 41-jährigen Patientinnen und zwischen 2,8 und 1,7 % bei den 42 bis 44-jährigen. Zu sehr ähnlichen Ergebnissen kommt eine aktuelle retrospektive Auswertung nicht randomisierter Daten aus den USA: die Schwangerschaftsrate lag im ersten Inseminationszyklus unter Stimulation mit Clomifen (100 mg täglich zwischen 3. und 7. Zyklustag gefolgt von einmaliger Injektion von 150 IU Gonadotropin) bei Frauen über 40 Lebensjahren bei 5,4 % und die Lebendgeburtenrate bei 1,3 %, während die jeweilige Schwangerschafts- und Geburtenrate nach dem ersten IVF-Zyklus bei 12,2 bzw. 9,2 % lag (Tab. 4.1). Die beiden Patientengruppen unterschieden sich nicht hinsichtlich Alter, basalem FSH und AFC und BMI. In der IVF-Gruppe überwogen jedoch die Diagnosen von tubarer und männlicher Sterilität sowie Endometriose und V. a. reduzierte ovarielle Reserve. Ältere Studien ergaben Schwangerschaftsraten zwischen null Prozent bei über 43-Jährigen und 2,4 % bei 42-Jährigen bis günstigenfalls 9,6 % bei 40-Jährigen und Lebendgeburtenraten von 4,3 bis 9,8 % (unter optimalsten Bedingungen) pro Zyklus. Im Allgemeinen sind Inseminationen bei über 40-jährigen Patientinnen jedoch ein wenig effektives Verfahren und somit nur in ausgewählten Fällen indiziert. Ist nach 2 bis 3 Zyklen keine Schwangerschaft eingetreten oder liegen andere fertilitätseinschränkende Faktoren, wie eine Störung der Tubenfunktion oder eine deutliche andrologische Subfertilität vor, sollte ohne größeren Zeitverlust zu einer IVF- bzw. ICSI-Behandlung geraten werden.

Fazit

Inseminationen sind bei der älteren Kinderwunschpatientin wenig effektiv und sollten nur in ausgewählten Fällen und nur über einen zeitlich sehr begrenzten Zeitraum erfolgen.

4.4 IVF/ICSI

Auch auf den Erfolg einer IVF-Behandlung hat das Alter einen entscheidenden Einfluss. Die Lebendgeburtenrate korreliert negativ mit dem mütterlichen Alter, zum einen aufgrund der niedrigeren Implantationsrate, zum anderen aufgrund der dramatisch steigenden Abortrate (Tab. 4.2 und Abb. 4.7).

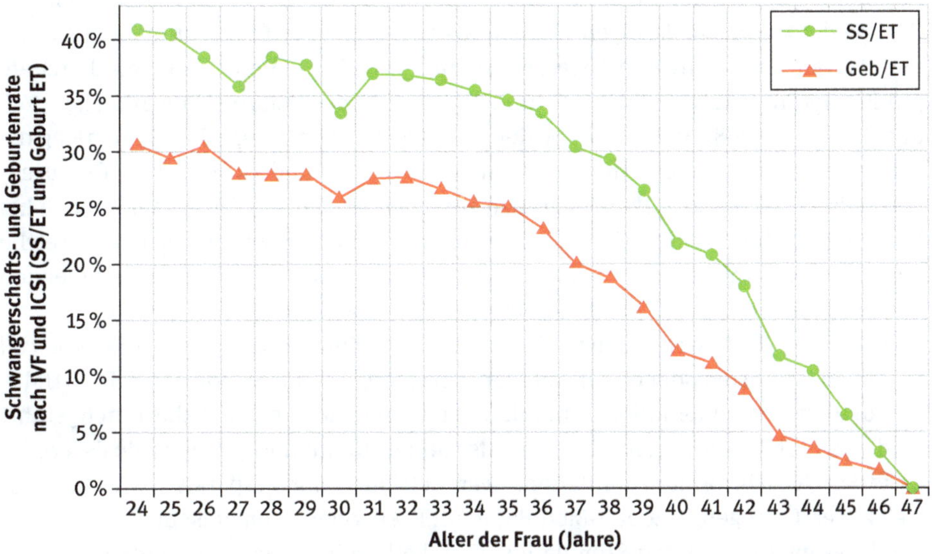

Abb. 4.7: Schwangerschafts- und Geburtenrate pro Embryotransfer nach IVF- und ICSI-Therapie (Daten: Kinderwunsch Centrum München).

In einer prospektiven Multicenterstudie [30] in UK betrug die kumulative Lebendgeburtenrate (definiert als Geburt nach mehr als 24 SSW und mindestens einmonatigem Überleben des Neugeborenen) in den Jahren 2003 bis 2010 nach maximal 6 IVF-Zyklen bei Frauen zwischen 40 und 42 Jahren immerhin 31,5 %. Die Lebendgeburtenrate im ersten IVF-Zyklus betrug bei den 40- bis 42-Jährigen 12,3 %. Als ein IVF-Zyklus wurde dabei die hormonelle Stimulation mit Eizellentnahme sowie alle daraus resultierenden Frischtransfers und Kryotransfers definiert. Für Frauen älter als 42 Jahre konnte dagegen nur noch eine Geburtenrate von unter 4 % pro Zyklus erzielt werden. Die Details der hormonellen Stimulation gehen aus dieser Studie nicht hervor, ebenso wenig die Abbruchquote vor Embryotransfer, welche auf Grund von ungünstigem ovariellen Ansprechen auf hormonelle Stimulation, Follikelreifungsstörung im natürlichen Zyklus, vorzeitiger Ovulation, vorzeitigem Progesteronanstieg sowie Fertilisationsversagen der gewonnenen Eizellen gerade in der Patientengruppe 40 plus bekanntermaßen nicht unerheblich ist. Eine weitere Arbeit auf der Grundlage des nationalen belgischen ART-Registers (BELRAP) berichtet von einer kumulativen

Lebendgeburtenrate (LGR) von 17,7 % nach maximal 6 ART-Zyklen (Frisch-IVF/ICSI-Zyklen plus Kryo-Zyklen) für Frauen zwischen 41 und 42 Jahren ohne Vorbehandlungen. Die Autoren diskutieren, ob die kumulative LGR nicht deutlich höher hätte ausfallen können, wenn alle Frauen die Chancen mehrerer, konsekutiver ART-Zyklen voll ausgeschöpft hätten. Ihre optimistischste Schätzung kommt auf eine kumulative Lebendgeburtenrate von 36 %, wenn alle 41- bis 42-jährigen Frauen maximal 6 komplette ART-Zyklen einschließlich deren Kryotransfer-Zyklen durchlaufen hätten.

In unserem eigenen Kollektiv kam es bei 3.933 durchgeführten Punktionen in der Gruppe der 40- bis 42-Jährigen in mehr als 80 % zu einer Fertilisation, so dass ein Embryotransfer durchgeführt werden konnte. Dabei lag die Schwangerschaftsrate pro Embryotransfer zwischen 23,4 und 18,4 % und die Geburtenrate zwischen 14,3 und 9,8 % (Abb. 4.8). In der Gruppe der 43- bis 45-Jährigen (1.307 Punktionen) lag die Schwangerschaftsrate pro Transfer noch zwischen 11,0 und 7,4 % und die Geburtenrate zwischen 4,8 und 2,2 %. Bei Frauen zwischen 45 und 49 Jahren kam es noch bei 13 Frauen nach IVF- oder ICSI-Therapie zum Eintritt einer Schwangerschaft, welche immerhin bei fünf Frauen, die älteste war 48 Jahre, mit der Geburt eines lebenden Kindes (3 Mädchen und 2 Jungen; Geburtsgewichte 3000 bis 3900 g) endete.

Ob eine IVF/ICSI-Therapie in einem klassisch stimulierten Zyklus (*long-protocoll* mit GnRH-Agonisten oder GnRH-Antagonisten-*protocoll* mit hochdosierter FSH/HMG-Stimulation), mit einer milden Stimulation oder im natürlichen Zyklus durchgeführt wird, ist individuell zu entscheiden. Als milde Stimulation gilt eine dosisverminderte FSH/HMG-Hormonstimulation, eventuell auch mit Präparaten wie Clomifen (selektiver Östrogen-Rezeptor-Modulator (SERM)) oder Aromataseinhibitoren. Die Wahl des entsprechenden Stimulationsprotokolls sollte nach Abwägung des zu er-

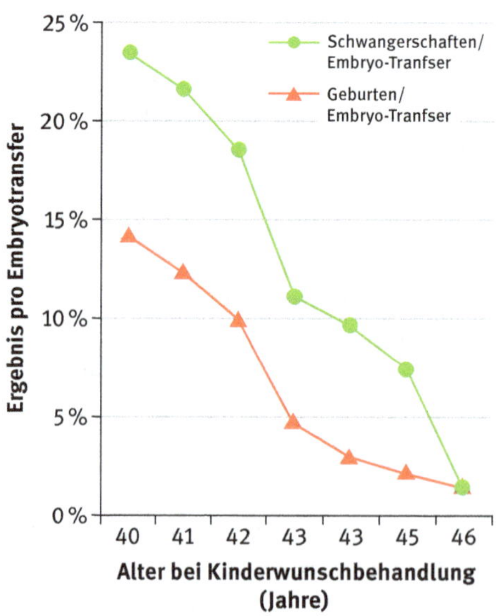

Abb. 4.8: Schwangerschafts- und Geburtsraten pro Embryotransfer (IVF oder ICSI) für Frauen im Alter zwischen 40 bis 46 Jahre (Daten: Kinderwunsch Centrum München).

wartenden Nutzens, wie Anzahl und Qualität der gewonnenen Oozyten, gegen den damit verbundenen Aufwand, wie Verträglichkeit, Nebenwirkungen sowie Kosten der Medikamente erfolgen. Bisher konnte keines der Standardprotokolle mit GnRH-Agonisten, Antagonisten, Clomifen oder Aromataseinhibitoren durch eine signifikant höhere Schwangerschafts- und Geburtenrate in dieser Altersgruppe überzeugen. Auch mittels ICSI konnte bei nicht-männlich verursachter Sterilität keine verbesserte Befruchtungs-, Schwangerschafts- und Lebendgeburtsrate erzielt werden, wenn altersbedingt die Eizellqualität limitiert war, wie von Tannus et al. [29] gezeigt wurde. Multivarianzanalysen zeigten jedoch unabhängig vom individuellen Lebensalter eine positive Korrelation, wenn mehr als 5 bis 6 Oozyten gewonnen werden konnten, bzw. sich mehrere Blastozysten entwickelten und „übrige“ Pronukleusstadien (PN's) bzw. Blastozysten kryokonserviert oder vitrifiziert werden konnten. Eine größere Anzahl an gewonnenen Eizellen erhöht insgesamt die Chance auf Embryotransfer im geplanten ART-Zyklus. Laut Daten des deutschen IVF-Registers (DIR) erhöht der Transfer von zwei oder drei Embryonen statt nur eines Embryos die Wahrscheinlichkeit einer Lebendgeburt bei akzeptablem Mehrlingsrisiko bei Frauen über 40 Jahre [17].

Die altersbedingte ovarielle Erschöpfung führt zu abnehmendem Ansprechen der Eierstöcke auf eine hormonelle Stimulation. Insbesondere bei fortgeschrittener Erschöpfung der Ovarfunktion lässt sich auch durch maximale Dosissteigerung der Gonadotropine oftmals keine polyfollikuläre Eizellreifung mehr erreichen. Es liegt eine sogenannte *poor ovarian response* (POR) bzw. *premature ovarian failure* (POF) vor. Alternativ kann hier noch der Stimulationsversuch mit Clomifen oder Aromatasehemmern unternommen werden, die zwar nicht effektiver, aber im Vergleich mit Gonadotropinen deutlich kostengünstiger sind. Auch eine Behandlung im natürlichen Zyklus ohne jegliche hormonelle Stimulation ist möglich.

Die europäische Gesellschaft für Reproduktionsmedizin und Embryologie definiert das Vorliegen einer *poor response* bei Vorliegen von zumindest 2 der 3 folgenden Merkmalen (Bologna Kriterien):
- Fortgeschrittenes maternales Alter oder ein anderes Risiko für POR
- Hinweise auf eine reduzierte ovarielle Reserve wie niedriges AMH (< 0,5–1,1 ng/ml) und reduzierter AFC (< 5–7 Antralfollikel)
- Vorausgegangenes POR, schlechtes Ansprechen in einem vorherigen Zyklus mit konventioneller Stimulation (kleiner/gleich 3EZ)

In einer retrospektiven japanischen Monocenterstudie [27] zwischen 2008 und 2011 erreichten 41- bis 42-jährige Patientinnen eine kumulative Lebendgeburtenrate (Definition: mindestens 22 SSW und / oder ≥ 500 g Geburt) nach 4 bis 6 Zyklen von 15 %, nach 9 Zyklen von 20 %. Bei den 43- bis 44-jährigen Patientinnen betrug die kumulative Lebendgeburtenrate nach 4 bis 6 Zyklen lediglich noch 5 %, nach 9 Zyklen maximal 6 %. Bei keiner der 52 Patientinnen älter als 45 Jahre kam es nach insgesamt 256 Behandlungszyklen zu einer Lebendgeburt. 82 % der Schwangerschaften traten nach 6 Monaten, 98 % nach 15 Monaten ART-Therapie ein. 59 % der meist Nulliparae (87 %)

hatten bereits einen oder mehrere konventionell stimulierte, erfolglose ART-Zyklen hinter sich. Fast ein Drittel (29 %) erfüllten die Bologna-Kriterien für *poor responder*. Die Quote an Zyklen, in denen nach Follikelpunktion kein Embryotransfer durchgeführt werden konnte, weil keine geeignete Eizelle gewonnen und regulär befruchtet werden konnte, war hier extrem hoch und spiegelt die ungünstige Ausgangssituation dieser Patientengruppe wieder. Der überwiegende Teil (55 %) der ART-Zyklen erfolgte in natürlichen, nicht hormonell stimulierten Zyklen, 38 % in leicht mit Clomifen- und 7 % im Aromataseinhibitoren- / plus HMG- (75–150 IE pro Tag) stimulierten ART-Zyklen ohne zusätzliche GnRH-Antagonistengabe. Die Ovulation wurde mit einem GnRH-Agonisten induziert. Es wurden ausschließlich Single-Embryotransfers (SET: 9 % an Tag 5 als „frische" Blastozyste oder vitrifizierter Mehrzeller, 21 % „frisch" an Tag 2 oder 3, 70 % als vitrifizierte Blastozyste) durchgeführt. In einer früheren Arbeit derselben japanischen Arbeitsgruppe [26], zeigte sich ebenfalls in natürlichen oder leicht mit Clomifen-stimulierten ART-Zyklen mit Single-Embryotransfer weder ein signifikanter altersabhängiger Unterschied in Bezug auf die erfolgreiche Eizellgewinnung (78 %), noch bezüglich der Befruchtungsrate (80 %) oder der Entwicklung früher embryonaler Teilungsstadien (91 %) bei Frauen bis zum 45. Lebensjahr. Signifikant reduziert auf nur mehr 23 % war jedoch die Entwicklung zum Blastozystenstadium bei Frauen zwischen 40 und 44 Jahren (versus 70 % bei Frauen < 40 Jahre) und die Geburtenrate von nur 2 % pro Zyklus (versus 36 % bei Frauen < 40 Jahre). Bei Frauen älter als 45 Jahre lag die Geburtenrate pro Zyklus unter 1 %. Die älteste Patientin, die eine Schwangerschaft austragen konnte war 48 Jahre alt.

In einer amerikanischen retrospektiven Analyse [24] von 288 Patientinnen mit 45 Jahren und älter wird eine Lebendgeburtenrate von 3,1 % (5/161) bei einer Schwangerschaftsrate von 21,1 % (34/161) pro durchgeführte Follikelpunktion publiziert. Nur Frauen mit relativ gutem ovariellen Ansprechen und der Gewinnung von mehr als 5 Eizellen erreichten eine Lebendgeburt. Die Abortrate lag erwartungsgemäß sehr hoch bei 85,3 % (29/34). Auch konnten 19,8 % der geplanten hormonellen Stimulationen wegen erhöhtem FSH und/oder Zysten nicht gestartet werden und 30 % mussten wegen *poor response* noch vor Follikelpunktion abgebrochen werden. Durchschnittlich konnten 6,8 (± 3,8) Oozyten gewonnen und 5,4 (± 3,4) befruchtet werden. Es wurden durchschnittlich 3,2 (± 1,5) Embryonen transferiert. Die Autoren kommen zu der Schlussfolgerung, dass eine Behandlung auch in diesem weit fortgeschrittenen Alter noch möglich ist, allerdings auf die maximal 45-jährigen Patientinnen beschränkt sein sollte, bei denen noch mindestens 5 Eizellen gewonnen werden können. Die israelischen Autoren Hourvitz et al. [25] empfehlen auf Grund von drastisch reduzierten Schwangerschafts- und Geburtenraten bei gleichzeitig sehr hohen klinischen Abortraten eine Begrenzung der ART-Therapie auf unter 44-Jährige.

Fazit

Insgesamt ergibt sich aus den bisher genannten Daten, dass das maximale Alter für eine IVF/ICSI-Behandlung bei etwa 43 bis 44 Jahren liegen sollte, immer natürlich abhängig von individuellen Prognosefaktoren. Eine Behandlung von Patientinnen älter als 44 Jahre wird sicherlich Ausnahmefällen vorbehalten sein.

4.5 PKD/PID

Sowohl nach Spontankonzeption oder Schwangerschaftseintritt nach hormoneller Stimulation mit oder ohne Insemination sowie nach IVF oder ICSI ist das Risiko eines Spontanaborts für Frauen mit 40 Jahren und älter sehr hoch (Abb. 4.3). Wie aus Tab. 4.2 hervorgeht, liegt dieses Risiko bei 42 % für 41-jährige Frauen und steigt auf 85 % bei Frauen ab 45 Jahren. Meistens werden diese frühen Aborte durch embryonale Chromosomenaberrationen verursacht. Überwiegend handelt es sich dabei um Trisomien, evtl. auch mehrere Chromosomen betreffend, die vor allem durch Nondisjunktion während der Meiose I und II der Eizellen entstehen. Dieses Risiko nimmt mit höherem Lebensalter der Frau zu (Abb. 4.4 und Abb. 4.5). Auch bei fortlaufender Schwangerschaft steigt mit mütterlichem Lebensalter das Risiko im Rahmen der Pränataldiagnostik (PND) Aneuploidien, insbesondere Trisomie 21 oder seltener Trisomie 18 oder 13, zu diagnostizieren.

Bei klinischem Abort empfehlen wir daher die Indikation zur Abortcurettage mit genetischer Untersuchung des Abortgewebes großzügig zu stellen, ggf. mit zusätzlichem Kontaminationsausschluss gegenüber mütterlichem Gewebe bei unauffälligem weiblichem Karyogramm. Der sichere Nachweis eines genetisch bedingten Abortes kann einerseits das Paar psychisch entlasten und von möglichen Schuldgefühlen befreien. Andererseits wird bei chromosomal nicht zu erklärendem Abort eine weiterführende Diagnostik und Therapie eventueller endokrinologischer, thrombophiler, immunologischer oder entzündlicher Genese nicht verzögert.

Da aber der überwiegende Anteil der Aborte durch Chromosomenstörungen bedingt ist, liegt die Überlegung nahe, ob nicht durch Polkörperdiagnostik (PKD) oder durch Präimplantationsdiagnostik (PID) die Abortrate gesenkt und die Lebendgeburtenrate erhöht werden kann.

Bei der PKD, die in Deutschland schon immer mit dem Embryonenschutzgesetz vereinbar war, werden die beiden Polkörper, welche noch vor Verschmelzung des weiblichen und männlichen Vorkerns von der Eizelle ausgestoßen werden, auf numerische Chromosomenaberrationen untersucht. Da Aneuploidien überwiegend bei der maternalen Meiose entstehen, sollte diese Untersuchungstechnik für ein Aneuploidiescreening, insbesondere bei Frauen über 40 Jahre, theoretisch ausreichend sein.

Eine PID ist hingegen in Deutschland nur unter bestimmten gesetzlichen Voraussetzungen zulässig und bedarf eines positiven Votums der zuständigen Ethikkommission. Anders als bei der PKD können bei der PID auch Chromosomenstörungen paternalen Ursprungs und chromosomale Störungen, welche erst nach der zweiten Reifeteilung entstanden sind, erkannt werden.

Die technische Herausforderung sowohl der PKD wie auch der PID ist jedoch, dass für die PKD lediglich die beiden Polkörper, die ohnehin physiologischerweise zur Degeneration neigen, und für die PID einige wenige Trophektodermzellen (Trophektodermbiosie, TEB) zur Verfügung stehen und somit das diagnostische Ergebnis nicht an weiteren, unabhängigen Zellproben verifiziert werden kann. Daher wird im Falle einer Schwangerschaft die Überprüfung des Ergebnisses durch invasive Pränataldiagnostik empfohlen.

Das Erkennen chromosomal auffälliger Eizellen oder Embryonen, die nicht für einen Transfer geeignet sind, da sie entweder nicht implantieren oder im Falle einer Nidation später fast unweigerlich zum Abort führen würden, könnte den Patienten eine psychisch belastende „Zeugung auf Probe“ und somit wertvolle Zeit ersparen. Es würde nicht unnötige Zeit in Abortivschwangerschaften investiert werden müssen, stattdessen könnte die Zeit für die Gewinnung und Implantierung von Embryonen genutzt werden, die aufgrund ihrer Chromosomenausstattung auch eine reelle Chance auf eine fortlaufende Schwangerschaft und Lebendgeburt bieten. Zusätzlich würde dieses Vorgehen dem Paar nachvollziehbar demonstrieren, warum in diesem nicht mehr idealen reproduktiven Lebensabschnitt so viele Eizellen benötigt werden, um eine Schwangerschaft austragen zu können. Die Theorie, durch Aneuploidiescreening unter Anwendung der Fluoreszenz-in-situ-Hybridisierung (FISH) nach Blastomerbiopsie eine signifikant erniedrigte Abortrate und verringerte Rate an fortlaufenden Schwangerschaften mit chromosomalen Anomalien (vor allem Trisomie 21, 18, 13 mit der Folge medizinisch induzierter Aborte) erreichen zu können, bei gleichzeitig erhöhter Implantations- und Geburtenrate, hat sich bisher jedoch in der Praxis nicht umsetzen lassen. Vielmehr führen auffällige Ergebnisse häufiger dazu, dass kein geeigneter Embryo transferiert werden kann. Selbst wenn die Schwangerschaftsrate pro durchgeführten Embryotransfer etwas erhöht ist, so verbessert sich u. a. wegen der hohen Abbruchquoten (kein Embryotransfer) die Schwangerschaftsrate pro Behandlungszyklus insgesamt nicht. Entsprechend randomisierte Studien zum Aneuploidiescreening mittels Fluoreszenz-in-situ-Hybridisierung (FISH) an Polkörpern fehlen, aber retrospektive Kontrollstudien konnten hier bisher keine Verbesserung der Geburtenrate pro Zyklus belegen.

Zunächst hatte man gedacht, dass dies einerseits an der bisher üblichen molekulargenetischen Untersuchungstechnik, der Fluoreszenz-in-situ-Hybridisierung, lag, da hier nur eine begrenzte Anzahl an chromosomalen Aneuploidien untersucht werden konnte und andererseits an der möglicherweise nachhaltigen embryonalen Entwicklungsstörung durch die favorisierte Biopsie von totipotenten Blastomeren im 6- bis 8-Zellstadium an Tag 3. Mit der FISH-Methode werden die üblicherweise in Abortgeweben am häufigsten vorkommenden Aneuploidien, wie Trisomie 13, 15, 16, 18,

21 und 22 sowie die Monosomie X untersucht. Es zeigte sich aber, dass mit der FISH-Technik lediglich maximal die Hälfte aller embryonalen Aneuploidien erfasst wird.

Durch die inzwischen etablierten neueren genetischen Untersuchungsmethoden, wie die komparative genomische Hybridisierung (*array*-CGH) und die *Next Generation Sequencing* (NGS)-Technologie, ist es möglich, den gesamten Chromosomensatz zu untersuchen und auf genetische Ungleichgewichte zu überprüfen, noch dazu mit höherer Auflösung. Geringgradige Mosaike, Inversionen und Insertionen sowie balancierte Translokationen lassen sich mit der *array*-CGH allerdings nicht detektieren. Durch diese hoch sensitiven Untersuchungsmethoden sowie durch die für den sich entwickelnden Embryo vermeintlich schonendere Biopsie des Trophektoderms an Tag 5 oder 6 oder der Diagnostik beider Polkörper erhoffte man sich nun die Erreichung oben genannter Ziele, nämlich die signifikante Erhöhung der Schwangerschafts- und Geburtenrate bei gleichzeitiger Senkung der natürlichen und induzierten Abortrate auf Grund von Chromosomenanomalien.

In der 2012 von ESHRE initiierten und nun veröffentlichten Multicenter-Studie wurden 396 Frauen zwischen 36 und 40 Jahren randomisiert. In der Studiengruppe wurden nach ICSI beide Polkörper extrahiert und mittels *array*-CGH der komplette Chromosomensatz analysiert. 65 % (525/811) der untersuchten Eizellen in der Studiengruppe waren aneuploid. Ein Jahr nach Randomisierung hatten sowohl 24 % der Frauen in der Aneuplodie-Screening-Gruppe (205 Frauen) wie auch 24 % der Frauen in der Kontrollgruppe ohne Aneuploidiescreening (191 Frauen) ein Kind geboren. Signifikant unterschied sich allerdings die Abortrate (7 % in der Aneuploidie-Screening-Gruppe versus 14 % in der Kontrollgruppe). Diese niedrigere Abortrate in der Studiengruppe wurde „erkauft" durch wesentlich mehr ART-Zyklen ohne Embryotransfer, wenn nach Aneuploidiescreening kein zum Transfer geeigneter Embryo zur Verfügung stand. Ob sich der deutlich höhere, u. a. auch finanzielle Aufwand des Aneuploidiescreenings lohnt und ob diese Ergebnisse auch für Frauen älter als 40 Jahre zutreffen, wird in zukünftigen randomisierten Studien zu klären sein [42].

In Zukunft ist möglicherweise ein Aneuploidiescreening auch durch Untersuchung der Blastozystenflüssigkeit oder des Kulturmediums möglich. Auch hier lässt sich genetisches Material für eine Chromosomenanalyse extrahieren.

Die klinische Wertigkeit des Aneuploidiescreenings ist also noch unklar. Diskutiert wird sogar, dass sich die Chance auf Etablierung und Austragen einer Schwangerschaft, insbesondere bei älteren Frauen mit reduziertem Eizellpool und geringerer Eizellqualität durch ein solches Aneuploidiescreening verringern könnte. Möglicherweise hätten Embryonen, die unter Kulturbedingungen das Blastozystenstadium nicht erreichen, in utero eine bessere Entwicklungschance. Mögliche Methylierungs- und Imprintingeffekte durch die längere Kulturdauer können nicht ausgeschlossen werden. Auch wird eine gehäufte Frühgeburtlichkeit nach vorausgegangener Blastozystenkultur diskutiert [32]. Diese eventuell negativen Folgen einer längeren extrakorporalen Embryonenkultur ließen sich mittels Aneuploidiescreening der beiden maternalen Polkörper (PKD) an Tag 1 vermeiden. Erwogen werden auch eventuell zusätzlich entstandene Chromosomenaberrationen durch die für die ICSI und PID hochdosierte hormonelle Stimulation. Untersuchungen ergaben, dass anders als bei natürlichen Konzeptionen, bei Schwangerschaften nach ART-Therapie mehr als die Hälfte der Aneuploidien auf Fehler bei der zweiten Reifeteilung, also der Trennung der beiden Schwesterchromatiden, zurückzuführen sind und dass auffällig viele Zygoten multiple Aneuploidien aufweisen. Ursache der unterschiedlichen Ätiologie der Aneuploidien aus Spontankonzeptionen und IVF-Schwangerschaften könnte der Effekt der hormonellen Stimulation auf die Meiose der alternden Eizellen sein.

Ein weiterer wichtiger Unsicherheitsfaktor sind gehäuft diagnostizierte Mosaikbildungen unklarer klinischer Relevanz. Über die Bedeutung dieser Mosaike, deren mögliche „Selbstreparaturmechanismen", dem Grad der Übereinstimmung chromosomaler Befunde zwischen innerer und äußerer Zellmasse der Blastozyste kann derzeit nur spekuliert werden. Es gibt aber Hinweise, dass der Embryo über Reparaturmechanismen verfügt, durch die Mosaikbildungen korrigiert werden können. So berichtet eine aktuelle Studie [34] sogar über eine fortlaufende Implantationsrate von 56 % bei chromosomalen Mosaiken mit abnormen Zellanteil von bis zu 40 %, 22 % Implantationsrate bei abnormen Zellanteil von 40–80 % und immerhin noch 10 % fortlaufender Implantationsrate bei komplexen Mosaiken gegenüber einer Implantationsrate von 63 % nach Transfer von euploiden Embryonen. Die Abortrate betrug 10 % bei Transfer von euploiden Blastozysten während es nach Transfer von Blastozysten mit chromosomalen Mosaiken in 25 % zum Abort kam. Möglicherweise ist dies auf die zytogenetische Diskrepanz zwischen den pluripotenten Trophektodermzellen, welche biopsiert und mittels NGS auf ihre Euplodie hin untersucht wurden, und den noch totipotenten Zellen der inneren Zellmasse zurückzuführen. Während die Trophektodermzellen der Blastozyste bei fortlaufender Schwangerschaft an der Plazentabildung beteiligt sind, entwickelt sich der Embryo bzw. Fetus aus der so genannten „inneren Zellmasse".

Bereits 2015 war von 18 Frauen im New England Journal of Medicine [35] berichtet worden, bei welchen nach PID kein euploider Embryo gefunden worden war und die sich daraufhin zum Transfer von Embryonen mit chromosomalem Mosaik entschlossen hatten. Sechs dieser 18 Frauen gebaren sechs gesunde Kinder. Neben der obigen Erklärung dieser „Selbstreparatur" könnte auch ein Wachstumsnachteil der aneuploiden oder ein Apoptoseeffekt zu Gunsten der euploiden Zelllinien ursächlich sein.

Eine weitere aktuelle Auswertung von 137 italienischen Patientinnen zwischen 44 und 47 Jahren beschreibt eine Blastozystenentwicklung in 102 von 150 Zyklen (68 %). Aber nur 21 (14 %) Embryonen waren nach Trophektodermbiopsie und quantitativer PCR euploid. Nach 21 Single-Embryotransfers euploider Embryonen trat bei 13 Frauen eine Schwangerschaft ein, nur eine Frau abortierte, 12 dieser durchschnittlich 44,7-jährigen Frauen konnten gesunde Kinder zur Welt bringen. Damit errechnet sich zwar eine Geburtenrate von 57 % pro Embryotransfer, aber pro begonnenen Zyklus lag die Geburtenrate nur bei 8 % und pro Patientin bei fast 9 %. Lediglich das Lebensalter der Frau (10,6 % Geburtenrate pro Zyklus für 44-Jährige versus 2,6 % pro Zyklus für 45-Jährige) sowie die gewonnene Anzahl an Metaphase-II-Oozyten korrelierten signifikant mit der Geburtenrate. Keine euploide Blastozyste wurde bei Frauen älter als 46 Jahre gefunden [39].

Fazit

Mehrere prospektiv randomisierte Studien haben gezeigt, dass durch ein Aneuploidiescreening (PKD/PID) die Effizienz der Behandlung bei älteren Kinderwunschpatientinnen (älter als 37 Jahre) bisher nicht gesteigert werden konnte [33]. Durch ein Aneuploidiescreening mittels FISH an Polkörpern oder an Blastomeren konnte die Geburtenrate pro Zyklus nicht erhöht werden. Dementsprechend wird in den Empfehlungen der großen Fachgesellschaften ASRM und ESHRE bisher von einem routinemäßigen Gebrauch dieser Methode abgeraten. Inwieweit neue genetische Untersuchungstechniken wie array-CGH oder NGS zusammen mit verbesserten Kryo- und Vitrifikationsverfahren die Schwangerschafts- und Geburtenrate steigern und die Abortrate senken können, muss in zukünftigen Studien geklärt werden. Auch wenn erste Ergebnisse diesbezüglich vielversprechend erscheinen (Tab. 4.3), müssen prospektiv randomisierte Studien und deren Metaanalysen abgewartet werden. Denn die Anwendung solch invasiver und teurer Methoden kann nur eine Rechtfertigung erfahren, wenn sie tatsächlich zu einer Verbesserung der Lebendgeburtenrate führen. Dieser Nachweis ist noch nicht erbracht.

Tab. 4.3: Angaben in Studien zu Schwangerschafts- und Lebendgeburtenraten bei Frauen älter als 40 Jahre durch ART mit Aneuploidiescreening mittels PKD oder PID.

Studie	Therapie	Frauen n =	Zyklen n =	Aetas (Jahre)	Zyklen mit mind. einer Blastozyste %	Zyklen mit mind. einer euploiden Blastozyste %	Klinische SS-Rate / ET %	LGR / Zyklus %	LGR / Frau %	LGR / ET %	kein ET %	Klinische Abortrate %
Milàn M. et al. Reprod Biomed Online. 2010 [36]	ART mit PID – d+3 FISH (Chromosomen: 13, 15, 16, 17, 18, 21, 22, sex chromosome)	417	509	41–44			20,0					
	ART ohne PID	162	189				5,6					
Lee E. et al. Hum Reprod. 2015 [37]	ART – PID (TEB) kryoET – *array*-CGH			40–43						45,5		
	ART – frisch ET d+5/6 ohne PID									15,8		
	ART – kryoET d+5/6 ohne PID									19,0		
Kushnir V. A. et al. Fertil Steril. 2016 [38]	ART mit PID Multicenterstudie: keine Angabe zu genetischer Methode		2.787	>37				17,7		33,3	46,9	16,8
	ART ohne PID Multicenterstudie: keine Angabe zu genetischer Methode		31.815					12,7		30,3	58,1	26,0

Tab. 4.3: (fortgesetzt) Angaben in Studien zu Schwangerschafts- und Lebendgeburtenraten bei Frauen älter als 40 Jahre durch ART mit Aneuploidiescreening mittels PKD oder PID.

Studie	Therapie	Frauen n =	Zyklen n =	Aetas (Jahre)	Zyklen mit mind. einer Blastozyste %	Zyklen mit mind. einer euploiden Blastozyste %	Klinische SS-Rate / ET %	LGR / Zyklus %	LGR / Frau %	LGR / ET %	kein ET %	Klinische Abortrate %
Ubaldi F.M. et al. Fertil Steril. 2017 [39]	ART – PID (TEB) - SET quantitative PCR	137	150	> 44	68	14	62(13/21)	8,0	8,8	57,1	90,7	(1/13)
				44,0–44,9				10,6				
				45,0–45,9				2,6				
Rubio C. et al. Fertil Steril. 2017 [40]	ART mit PID: ET d+5 D+3: *array*-CGH	100		38–41					36,0	52,9	32	2,7
	ART ohne PID ET: d+5	105							21,9	24,2	9,5	39,0

SS = Schwangerschaft, LGR = Lebendgeburtenrate, UFP = ultraschallgesteuerte Follikelpunktion, ET = Embryotransfer (kein ET heißt, dass trotz UFP kein ET stattfinden konnte, KryoET = Embryotransfer nach Kryokonservierung oder Vitrifizierung, MZ = Mehrzeller, ART = artifizielle Reproduktionstechnik, PKD = Polkörperdiagnostik, PID = Präimplantationsdiagnostik, TEB = Trophektodermbiopsie, d + 2/3 bzw. 5 = 2/3 bzw. 5 Tage nach UFP, SET = single Embryotransfer, FISH = Fluoreszenz-in-situ-Hybridisierung, *array*-CGH = komparative genomische Hybridisierung, PCR = Polymerase-Kettenreaktion

Literatur

[1] Haas D, Chvatal R, Reichert B, et al. Endometriosis: a premenopausal disease? Age pattern in 42,079 patients with endometriosis. Arch Gynecol Obstet. 2012;286(3):667-670.

[2] Ahrendt HJ, Tylkoski H, Rabe T, et al. Prevalence of uterine myomas in women in Germany: data of an epidemiological study. Arch Gynecol Obstet. 2016;293(6):1243-1253.

[3] Bendifallah S, Brun JL, Fernandez H. Myomectomy for infertile women: the role of surgery. J Gynecol Obstet Biol Reprod. 2011;40(8):885-901.

[4] Gupta JK, Sinha A, Lumsden MA, Hickey M. Uterine artery embolization for symptomatic uterine fibroids. Cochrane Database Syst Rev. 2014;26(12)

[5] McLucas B., Voorhees WD 3 rd, Elliott S. Fertility after uterine artery embolization: a review. Minim Invasive Ther Allied Technol. 2016;25(1):1-7.

[6] Sunkara SK, Khairy M, El-Toukhy T, Khalaf Y, Coomarasamy A. The effect of intramural fibroids without uterine cavity involvement on the outcome of IVF treatment: a systematic review and meta-analysis. Hum Reprod. 2010;25(2):418-429.

[7] Somigliana E, De Benedictis S, Vercellini P, et al. Fibroids not encroaching the endometrial cavity and IVF success rate: a prospective study. Hum Reprod. 2011;26(4):834-839.

[8] Roux I, Faivre E, Trichot C, et al. Fertility following myomectomy by laparotomy in women aged over 38. J Gynecol Obstet Biol Reprod. 2011;40(2):123-1299.

[9] Pereira N, Amrane S, Estes JL, et al. Does the time interval between hysteroscopic polypectomy and start of in vitro fertilization affect outcomes? Fertil Steril. 2016;105(2):539-544.

[10] Nawroth F, Frahm S.O. Die chronische Endometritis bei wiederholten Aborten und Implantationsversagen. Frauenarzt. 2017(8):649-651.

[11] Bendifallah S, Faivre E, Legendre G, Deffieux X, Fernandez H. Metroplasty for AFS Class V and VI septate uterus in patients with infertility or miscarriage: reproductive outcomes study. J Minim Invasive Gynecol. 2013;20(2):178-184.

[12] van Seeters JAH, Chua SJ, Mol BWJ, Koks CAM. Tubal anastomosis after previous sterilization: a systematic review. Hum Reprod Update. 2017;23(3):358-370.

[13] Gordts S, Campo R, Puttemans P. Clinical factors determining pregnancy outcome after microsurgical tubal reanastomosis. Fertil Steril. 2009;92(4):1198-1202.

[14] Petrucco OM, Siber SJ, Chamberlain SL, Warnes GM, Davies M. Live birth following day surgery reversal of female sterilisation in women older than 40 years: a realistic option in Australia? Med J Aust. 2007;187(5):271-273.

[15] Amanvermez R, Tosun M: An Update on Ovarian Aging and Ovarian Reserve Tests. Int J Fertil Steril. 2016;9(4):411-415.

[16] Wood JW. Oxford Reviews of Reproductiv Biology. Oxford University Press 1989.

[17] D.I.R. J Reproduktionsmed Endokrinol. 2016;13(5):27.

[18] Subramaniyam S, Puljaal VR, Mathew S. Double and multiple chromosomal aneuploidies in spontaneous abortions: A single institutional experience. J Hum Reprod Sci. 2014;7(4):262-268.

[19] Sancken U, Burfeind P, Engel W. Die Bedeutung des mütterlichen Alters für die Entstehung von numerischen Chromosomenaberrationen. J. Reproduktionsmed. Endokrinol. 2005;2(2):109-114.

[20] Gardner & Sutherland, Oxford University Press, 4th ed, 276; 2012.

[21] Corsan G, Trias A, Trout S, Kemmann E. Ovulation induction combined with intrauterine insemination in women 40 years of age and older: is it worthwhile? Hum Reprod. 1996;11(5):1109-1112.

[22] Haebe J, Martin J, Tekepety F, Tummon I, Shepherd K. Success of intrauterine insemination in women aged 40-42 years. Fertil Steril. 2002;78(1):229-233.

[23] Bou Nemer L, Weitzman VN, Arheart KL, et al. In Vitro Fertilization Versus Mild Stimulation Intrauterine Insemination in Women Aged 40 and Older. Reprod Sci. 2017;24(4):609-612.

[24] Spandorfer SD, Bendikson K, Dragisic K, et al. Outcome of in vitro fertilisation in women 45 years and older who use autologous oocytes. Fertil Steril. 2007;87(1):74-76.

[25] Hourvitz A, Machtinger R, Maman E, et al. Assisted reproduction in women over 40 years of age: how old is too old? Reprod Biomed Online. 2009;19(4):599-603.

[26] Kato K, Takehara Y, Segawa T, et al. Minimal ovarian stimulation combined with elective single embryo transfer policy: age-specific results of a large, single-centre, Japanese cohort. Reprod Biol Endocrinol. 2012;10:35.

[27] Bodri D, Kawachiya S, De Brucker M, et al. Cumulative success rates following mild IVF in unselected infertile patients: a 3-year, single-centre cohort study. Reprod Biomed Online. 2014;28(5):572-581.

[28] Cabry R, Merviel P, Hazout A, et al. Management of infertility in women over 40. Maturitas. 2014;78(1):17-21.

[29] Tannus S, Son WY, Gilman A, et al. The role of intracytoplasmic sperm injection in non-male factor infertility in advanced maternal age. Hum Reprod. 2017;32(1):119-124.

[30] Smith ADAC, Tilling K, Nelson SM, Lawlor DA. Live-Birth Rate Associated With Repeat In-Vitro Fertilization Treatment Cycles. JAMA. 2015;24:2654-2662.

[31] De Neubourg D, Bogaerts K, Blockeel C, et al. How do cumulative live birth rates and cumulative multiple live birth rates over complete courses of assisted reproductive technology treatment per woman compare among registries? Hum Reprod. 2016;31(1):93-99.

[32] Stumm M, Wegner R-D. Polkörperdiagnostik und Präimplantationdiagnostik G. und Wegner R-D: Spontane Fehlgeburten In: Humangenetische Grundlagen für Gynäkologen von Wegner R-D, Trimborn M, Stumm M, Wieacker P. De Gruyter 2016; 165-176 und 281-290.

[33] Gleicher N, Orvieto R. Is the hpothesis of preimplantation genetic screening (PGS) still supportable? A review. J Ovarian Res. 2017;10(1):21.

[34] Munné S, Blazek J, Large M, et al. Detailed investigation into the cytogenetic constitution and pregnancy outcome of replacing mosaic blastocysts detected with the use of high-resolution next-generation sequencing. Fertil Steril. 2017;108(1):62-71.

[35] Greco E, Minasi MG, Fiorentino F. Healthy Babies after Intrauterine Transfer of Mosaic Aneuploid Blastocysts. N Engl J Med. 2015;373:2089-2090.

[36] Milán M, Cobo AC, Rodrigo L, et al. Redefining advanced maternal age as an indication for preimplantaion genetic screening. Reprod Biomed Online. 2010;21(5):649-657.

[37] Lee E, Illingworth P, Wilton L, Chambers GM. The clinical effectiveness of preimplantation genetic diagnosis for aneuploidy in all 24 chromosomes (PGD-A): systematic review. Hum Reprod. 2015;30(2):473-483.

[38] Kushnir VA, Darmon SK, Albertini DF, Barad DH, Gleicher N. Effectiveness of in vitro fertilization with preimplantation genetic screening: a reanalysis of United States assisted reproductive technology data 2011-2012 Fertil Steril. 2016 Jul;106(1):75-79.

[39] Ubaldi FM, Cimadomo D, Capalbo A, et al. Preimplantation genetic diagnosis for aneuploidy testing in women older than 44 years: a multicenter experience. Fertil Steril. 2017;107(5):1173-1180.

[40] Rubio C, Bellver J, Rodrigo L, et al. In vitro fertilization with preimplantation genetic diagnosis for aneuploidies in advanced maternal age: a randomized controlled study. Fertil Steril. 2017;107(5):1122-1129.

[41] European Medicine Agency (EMA): PRAC recommends new measures to minimise risk of rare but serious liver injury with Esmya for fibroids 18.05.2018

[42] Verpoest W, Staessen C, Bossuyt P, et al. Preimplantation genetic testing for aneuploidy by microarray analysis of polar bodies in advanced maternal age: a randomized clinical trial. Human Reproduction, 8:2018

5 Alternative und experimentelle Methoden zur Prognoseverbesserung der Kinderwunschbehandlung jenseits des 40. Lebensjahres

Dunja-Maria Baston-Büst, Jan-Steffen Krüssel, Alexandra Bielfeld

Patientinnen im fortgeschrittenen Alter möchten den altersbedingt limitierten Erfolg einer Kinderwunschbehandlung meist optimieren und suchen daher bereits früh nach Zusatzmethoden in der reproduktionsmedizinischen Behandlung. Das vorliegende Kapitel gewährt einen Einblick in einige ausgewählte – teils experimentelle – Themen: endometriale Rezeptivität inkl. *endometrial receptivity array*, endometriales Mikrobiom, Unterstützung der Aktivität der Mitochondrien der Eizellen, *oogonial stem cells*, Fruchtbarkeitsdiät, traditionelle chinesische Medizin (TCM) und Akupunktur, *granulocate-colony stimulating factor* (GM-CSF) als Zusatz in Embryokulturmedium und *assisted hatching*.

5.1 Endometriale Rezeptivität

Die erfolgreiche Implantation eines Embryos ist der entscheidende Schritt sowohl in der natürlichen Konzeption wie auch in der assistierten Reproduktionsmedizin. Trotz der Erfolge der Reproduktionsmedizin in den letzten Jahrzehnten kommt es bei einem nicht geringen Teil der Paare zu einem wiederholten Implantationsversagen (*recurrent implantation failure*, RIF) [1]. Die Ursachen für RIF sind ganz unterschiedlich. Häufig liegt es an der morphologischen oder genetischen Qualität des Embryos oder an der Rezeptivität des Endometriums. Daher liegt bei RIF trotz Transfer von Embryonen mit morphologisch guter Qualität die Vermutung nahe, dass ein sogenannter endometrialer Faktor existiert [2]. Liegt dieser vor, wird trotz des Transfers eines optimalen Embryos aufgrund einer mangelnden Rezeptivität des Endometriums keine Schwangerschaft erzielt. Durch die Einführung der Genexpressionsanalyse ist es nun möglich, über die Untersuchung von Genexpressionsmustern zu einem fest gelegten Zykluszeitpunkt die Rezeptivität des Endometriums zuverlässiger als mit den histologischen Kriterien nach Noyes zu bestimmen [3]. Das Zeitfenster der Implantation (*window of implantation*) ist eine kurze Phase, in der das unter dem Einfluss von Progesteron (P4) dezidualisierte Endometrium für die Einnistung eines Embryos empfänglich ist. Der embryo-maternale Dialog wird durch entsprechende Sekretionsprodukte, z. B. Cytokine, von beiden Seiten gestützt. Dieser Zeitpunkt ist in der Regel in der P4-dominierten, sekretorischen Phase, 6–10 Tage nach dem LH-Peak. Morphologisch wird diese Phase durch eine Einlagerung von Glykogen und Lipiden in die endometrialen Stromazellen charakterisiert. Noyes et al. etablierten bereits 1950 eine histologische Klassifikation mit der die strukturellen zyklischen Veränderungen des Endometri-

https://doi.org/10.1515/9783110522808-005

ums eingeordnet und darüber eine Zyklusdatierung vorgenommen werden konnte [3]. Die sichere Klassifikation allein über morphologische Veränderung ist jedoch nicht immer möglich. In den letzten Jahren zeigten Microarrayanalysen, dass über solche plattformassoziierten Ansätze eine Klassifikation genauer und vielschichtiger ist, da biodynamische Veränderungen erfasst werden können [4]. Die Entwicklung der Microarraytechnologie in den 1990iger Jahren führte zu einer schnellen und vor allem umfassenden Analyse der Genexpression im Endometrium, die zu einem erweiterten Verständnis für die durch genomische Expression vermittelten Vorgänge wie die Rezeptivität des Endometriums führte [5]. Die Komplexität der zyklischen endometrialen Veränderungen spiegelt sich hierbei durch die unterschiedliche Regulation von mehreren Hundert Genen im Zyklusverlauf wieder. Über die Identifikation des physiologischen Genexpressionsprofils über den Zyklus, den Vergleich von fertilen Patientinnen versus Patientinnen mit RIF sowie von Patientinnen mit Pathologien im Bereich des Endometriums und Veränderungen bedingt durch die ovarielle Stimulation im Rahmen einer ART Maßnahme ist letztendlich eine Datenbank entstanden, die die Entwicklung des ERA® (*endometrial receptivity array*) Tests, einer Analyse zur Bestimmung des individuellen Implantationsfensters, ermöglicht hat [6]. Mithilfe dieser Technologie kann der individuelle Rezeptivitätsstatus des Endometriums mit Hilfe eines mathematischen Algorithmus durch die Korrelation mit den sogenannten Signaturgenen bestimmt werden. Zur Etablierung des Tests wurden Endometriumbiopsien von Frauen mit nachgewiesener Fertilität in der prärezeptiven und rezeptiven Phase des Zyklus analysiert. Der ERA® gibt eine Spezifität von 0,8857 und eine Sensitivität von 0,99758 für die Bestimmung der Rezeptivität der jeweils untersuchten Endometriumbiopsie (prärezeptiv, rezeptiv und postrezeptiv) an. Mittlerweile wird der ERA® kommerziell vertrieben (Igenomix, Valencia, Spanien) und hat vielerorts Einzug in die klinische Praxis gehalten, obwohl es derzeit noch keine klinische Studie gibt, die den Nutzen des ERA® mit Bezug auf die Implantationsrate/Lebendgeburtenrate belegt. Die Entnahme der Endometriumbiopsie mit Hilfe eines Pipelle Katheters ist klinisch unkompliziert und kann entweder in einem natürlichen Zyklus oder in einem Hormonersatzzyklus durchgeführt werden. Im natürlichen Zyklus wird das Scratching 7 Tage nach dem LH-Peak durchgeführt. Im Hormonersatzzyklus erfolgt das Scratching 5 Tage nach Beginn der P4-Substitution. Wichtig für den klinischen Einsatz ist, dass sich die aus dem ERA®-Test ermittelten Ergebnisse über einen Beobachtungszeitraum von bis zu 40 Monaten reproduzieren ließen, wenn die gleichen Gegebenheiten wie im Testzyklus eingehalten wurden [7]. Dass die Vorhersagbarkeit des rezeptiven Fensters ein wichtiger Punkt in der erfolgreichen Behandlung der Kinderwunschpatientin darstellt, zeigt, dass dieses Jahr ganz aktuell ein weiterer neuer Test zur Bestimmung der endometrialen Rezeptivität (ER Map®/ER Grade® Test) mittels Genexpressionsanalyse vorgestellt wurde. Im Gegensatz zum ERA® wird hier die Endometriumrezeptivität auf Basis einer quantitativen reversen Transkription PCR Untersuchung (RT-qPCR) ermittelt. Anhand von 40 Genen, die in die endometriale Proliferation und die mütterlichen Immunreaktion involviert sind, wird das untersuchte Endometrium der entsprechenden Phase proliferativ, prärezeptiv, rezeptiv oder postrezeptiv zugeordnet [8]. Die Hochleistungs-RT-qPCR hat die weiteste dynamische Reichweite, die niedrigsten Quantifizierungslimits und die am wenigsten beeinflussten Ergebnisse, so dass sie in der Genexpressionsanalyse den Goldstandard darstellt. Interessant ist, dass nur 7 der untersuchten Gene des ER Map®/ER Grade® Test und des ERA® identisch sind, die Resultate von ER Map®/ER Grade® Test und ERA® Test jedoch in über 90 % der Proben übereinstimmen. Obwohl die Genexpressionsanalyse des Endometriums mittlerweile vielerorts im klinischen Alltag integriert ist, können damit jedoch nur Patientinnen mit RIF erfolgreich therapiert werden, bei denen auf Ebene der Transkription Pathologien vorliegen. In den Fällen, wo die Rezeptivität des Endometriums nicht durch die Genexpression an sich, sondern durch nachgeschaltete translationale Schritte vom Gen zum Protein eine Problematik aufweisen, ist nach wie vor kein diagnostisches Werkzeug vorhanden. Hier können zukünftig jedoch eventuell micro-RNA Analysen auf der post-transkriptionellen Ebene einen Ansatz bieten [9].

5.2 Endometriales Mikrobiom

Der menschliche Körper ist sowohl auf der Oberfläche als auch im Innern (Darm, Vagina etc.) von Bakterien besiedelt, die sowohl für die Gesundheit förderlich als auch pathogen sein können und aufgrund ihrer Fülle auch als unser zweites Genom bezeichnet werden [10]. 2002 wurde das Genom der vaginal lokalisierten Bakterien, das von Lactobazillus Stämmen dominiert wird, analysiert [11],[12]. Bakterielle Vaginosen entstehen beispielsweise durch das Überwachsen durch anaerobe Bakterien, z. B. *Atopobium* und *Gardnerella*, und sind mit verminderter Fekundität und Fehlgeburten assoziiert [13],[14]. Die vertretenen Bakterienstämme als auch deren Anteil an der Gesamtflora variieren sowohl über den weiblichen Zyklus als auch bei Vorliegen einer Schwangerschaft [15]. Klassisch galt die Uterushöhle als steril [16]. Erste Assoziationen zwischen der bakteriellen Besiedelung der Uterushöhle und dem Erfolg oder Misserfolg einer reproduktionsmedizinischen Behandlung existieren bereits seit den späten 90-er Jahren [17],[18]. Egbase et al. untersuchten 110 Patientinnen konsekutiv mittels endozervikalem Abstrich und einer Kultur der Spitze des Transferkatheters. In 70 % der Fälle fiel der endozervikale Abstrich positiv hinsichtlich der Bakterienkultur aus und in 50 % der intrakavitären Proben [18]. Die Schwangerschaftsrate zeigte sich in der Gruppe mit positiver Kultur aus der intrakavitären Probe erniedrigt (~30 %) gegenüber der Kontrollgruppe (57 %). In der Bakterienkultur wurden *Streptococcus*, *Escherichia coli*, *Klebsiella*, *Staphylococcus*, *Chlamydia* und *Candida* identifiziert [18]. In der 1998 erschienenen Studie von Fanchin et al. erfolgte darüber hinaus neben der Identifikation eine Quantifizierung der Zahl der Kolonien (< 10 Kolonien negative Gruppe, > 10 Kolonien positive Gruppe) [17]. In 51 % der 279 untersuchten Embryotransfers fanden sich vornehmlich *Escherichia coli* (64 %) und *Streptococcus* (8 %) Bakterien; alle schwangerschaftsassoziierten Parameter waren in der Positivgruppe gegenüber der Kontrollgruppe reduziert [17]. Seit den nunmehr vor über 20 Jahren erschienenen Studien ist die Technik bis heute weiter fortgeschritten, so dass nicht mehr rein nach Koloniebildungszahl oder Koloniewachstum differenziert werden kann, sondern eine bakterielle Kontamination des Endometriums über das Genom und 16S ribosomale RNA Sequenzierung analysiert werden kann [19]. Hier konnte festgestellt werden, dass bei Einteilung der über 190 mittels Sequenzierung anzutreffenden Bakterienarten in endometrialen Proben in *Lactobacillus*-dominiert und nicht-*Lactobacillus*-dominiert eine deutliche Reduktion aller schwangerschaftsassoziierten Parameter in der nicht-*Lactobacillus*-dominierten Gruppe gefunden wurde [19]. Im Sinne einer individualisierten und optimierten Behandlung bietet Ignomix (Valencia, Spanien) seit kurzem die Durchführung des sogenannten *endometrial microbiome metagenomic* (EMMA) Test an. Die Biopsie der Endometriumprobe kann gekoppelt an den *endometrial receptivity array* (ERA) durchgeführt werden. Weitere Testverfahren befinden sich gerade in der Erprobungsphase.

5.3 Unterstützung der Aktivität der Mitochondrien der Eizellen

Mitochondrien, die auch „Kraftwerke der Zelle" genannt werden, sind doppelmembranumschlossene Zellorganellen mit eigener mitochondrialer DNA (mtDNA). Sie erzeugen das energiereiche Molekül ATP als Produkt der Atmungskette über die oxidativen Phosphorylierung und sind an der Apoptose, der Aminosäuresynthese und Kalziumhomöostase beteiligt [20]. Das Vorhandensein eigener zirkulärer mtDNA, einer eigenständigen Proteinsynthese und einer inneren Membran erlaubt Rückschlüsse auf ihre Herkunft als vermeintliches Bakterium, das mittels Endosymbiose inkorporiert wurde. Viele der Gene kodieren für die Komplexe innerhalb der Elektronentransportkette, die in der inneren mitochondrialen Membran lokalisiert und für die Produktion von ATP in der Zelle lebenswichtig sind [21]. Die Anzahl an Mitochondrien variiert in eukaryotischen Zellen von wenigen Hundert bis zu mehreren Tausend abhängig von der Funktion der Zellen und ihrem Energiebedarf. Überdies sind die Mitochondrien auch in der Lage, ein Netzwerk untereinander zu bilden, sich in der Zelle umzuverteilen und somit auf zellulärer Ebene auf Umweltbedürfnisse zu reagieren [22]. Mitochondrien vermehren sich durch Wachstum und Sprossung und werden während der Zellteilung von der Mutterzelle auf die Tochterzellen verteilt.

Die menschliche Eizelle zählt zu den Zellen mit dem höchsten Gehalt an Mitochondrien und mtDNA [23]. Messungen legen nahe, dass eine signifikante eigenständige Mitochondrienvermehrung im Embryo erst im Blastozystenstadium bei der zellulären Differenzierung in Trophektoderm und innere Zellmasse stattfindet [24]. Eine niedrige mtDNA Kopienzahl ($< 10^5$ Kopien/Zelle vs. $2{,}56 \times 10^5$ im Kontrollkollektiv) konnte im Rahmen von ART-Behandlungen bei Patientinnen mit ovarieller Insuffizienz detektiert werden [23]. Darüber hinaus wurden schlechte Fertilisierungsraten in der IVF/ICSI Therapie mit niedrigen mtDNA Kopienzahlen korreliert [25]. Auch die

Mitochondrien altern und dieses Altern geht einher mit einer allgemeinen Verschlechterung der pleiotropen Funktionen der Reproduktion in Bezug auf Energieproduktion und Regulation der verschiedenen zellulären Signalwege [26],[27],[28]. Einige Studien im humanen Bereich sehen einen Zusammenhang zwischen alternden Mitochondrien und ihrem Genom und der Zunahme embryonaler Chromosomenanomalien. 200 humane Blastozysten, von denen einige ungewöhnlich hohe Mengen an mtDNA aufwiesen, wurden einem Aneuploidiescreening vor einem elektiven *single* Embryotransfer (eSet) unterzogen. Ein niedriger bis normaler Gehalt an mtDNA korrelierte positiv mit dem Eintritt einer Schwangerschaft. Hingegen blieben Schwangerschaften beim Transfer von Blastozysten mit erhöhtem Gehalt an mtDNA aus [29]. Dieselbe Arbeitsgruppe hatte einige Jahre zuvor bereits gezeigt, dass chromosomal aneuploide Embryonen eine höhere Kopienzahl mtDNA unabhängig vom mütterlichen Alter aufweisen [30]. Im Ausland hat im Bereich der künstlichen Befruchtung die Technologie der Messung der Kopienzahl der mtDNA gepaart mit einem Aneuploidiescreening bereits Einzug in die Behandlung gehalten (MitoScore®, Igenomix), ist aber noch kein Standardverfahren. Da Mitochondrien demzufolge für die Funktion der Eizelle und des daraus resultierenden Embryos maßgeblich sind, schließt sich die Frage an, ob die Mitochondrien der Eizelle nummerisch gesenkt oder in sich und ihrer Funktion gestärkt werden können. Eine Injektion junger Mitochondrien als Verjüngungskur scheidet derzeit in Deutschland aus. In den USA vertreibt eine dort ansässige Firma (Ovascience) diese Therapie als Augment-Treatment und isoliert Mitochondrien aus sogenannten ovariellen Vorläuferoozyten (*precursor egg cells*). Durch die Übertragung von jungen Mitochondrien aus Eizellen von Spenderinnen auf Eizellen älterer Patientinnen sind weltweit zwar mehr als 30 Kinder geboren worden, aber hierbei besteht das Risiko einer dauerhaften Keimbahnveränderung wie sie an einem 1-jährigen Kind aus diesem Kollektiv beobachtet werden konnte [31]. Daher können unterstützende Maßnahmen nur in Form der Zufuhr von Mikronährstoffen, Vitaminen und Enzymen durchgeführt werden. Die beim Menschen limitierten verfügbaren Daten zeigten einen generellen Trend zur verbesserten Funktion der Mitochondrien und damit einen potentiellen reproduktiven Nutzen für die Patienten [32].

Eine orale Supplementation mitochondrialer Nährstoffe beinhaltet unter anderem α-Liponsäure (ALA), Coenzym Q 10, Resveratrol und Omega-3 und-6 Fettsäuren (FS). ALA ist ein Kofaktor des mitochondrialen α-Ketosäure-Dehydrogenase-Komplexes und fungiert als eines der stärksten natürlichen Antioxidantien. Dihydroliponsäure als reduzierte Form von ALA ist ebenfalls ein mitochondriales Antioxidans, das Nicotinamid-Adenin-Dinukleotid (NADH) –abhängig generiert wird [33]. ALA zeigte sich als essentiell für eine normale Embryonalentwicklung [34]. Coenzym Q 10 (CoQ 10) ist ein zelluläres Antioxidans und ein lipidlöslicher Elektronentransporter, welcher Elektronen von den Komplexen I und II der Atmungskette zum Komplex III transportiert und wichtig für die Stabilität von Komplex III ist. Der Transport von Elektronen ist von großer Bedeutung, denn Studien mit Inhibitoren der Komplexe I und II ergaben eine starke Anhäufung von reaktiven Sauerstoffspezies (ROS). Eine Anhäufung von ROS ist assoziiert mit der Oxidation von FS und dementsprechend dem Funktionsverlust von Membranen, Apoptose und Enzymdefekten [35]. Ebenso können hohe Konzentrationen von ROS DNA inkl. mtDNA schädigen. Die zirkuläre mtDNA ist mit ihrem prokaryoten Ursprung sehr sensibel gegenüber oxidativen Schädigungen, da sie weder komplexierende Strukturen, wie z. B. Histone, noch nichtkodierende Introns aufweist. Ältere Mitochondrien erscheinen morphologisch und funktionell verändert und produzieren mehr freie Radikale und weniger ATP. Altersbedingt und auch durch pharmakologische Stoffe, wie z. B. Statine, kommt es zu einem Rückgang der ATP-Spiegel. In einer Studie an bovinen Embryonen, die mit CoQ 10 kultiviert wurden, zeigte sich eine höhere Rate an Blastozysten sowie ein höherer Prozentsatz an expandierenden Blastozysten im Vergleich zum Kontrollkollektiv. Diese Veränderungen wurden mit einem erhöhten ATP-Gehalt in Verbindung gebracht [35]. CoQ 10, auch Ubichinon-10 genannt, wird als anti-*aging* Präparat verkauft. Der Nutzen einer CoQ 10 Vorbehandlung mit 200 mg 3 × täglich für 60 Tage vor Stimulation konnte in einem prospektiven Ansatz in einem asiatischen Kollektiv junger Frauen (< 35 LJ) mit anamnestisch schlechtem Ansprechen (*poor responder*) anhand der POSEIDON Kriterien beobachtet werden [36],[37],[38]. Allerdings beendeten 16 Patientinnen die CoQ 10 Supplementation vorzeitig aufgrund von Nebenwirkungen. Der in Deutschland zugelassene Richtwert für Nahrungsergänzungsmittel wurde in dieser Studie um das 6-fache überstiegen. Final zeigten sich für die Patientinnen erfolgreiche Zielparameter als verdoppelte Anzahl gewonnener Eizellen bei Punktion, eine Erhöhung der Fertilisationsrate und eine höhere Anzahl an Embryonen guter Qualität.

Eine verblindete, prospektive Studie an 35–43-jährigen Patientinnen, die eine IVF-ICSI Therapie nach 2-monatiger Supplementation mit 600 mg CoQ 10 vs. Placebo durchführten, zeigte einen durch Polkörperanalyse nachgewiesenen Trend bezüglich der Reduktion des Anteils aneuploider Embryonen. Ein potentieller negativer Effekt durch die Polkörperentnahme auf die Embryoentwicklung führte jedoch zum vorzeitigen Abbruch der Studie [39]. Eine Studie an Mäusen zeigte die verzögerte Erschöpfung der ovariellen Reserve und die Wiederherstellung der mitochondrialen Genexpression durch die 3–4-monatige Fütterung mit CoQ 10. Laut den Autoren entspräche die Dauer der Supplementation bezogen auf den Menschen aber 10 Jahre. Deutlich anzumerken ist allerdings, dass definierte Richtwerte für die Supplementation fehlen, ihr Einsatz im *off-label use* erfolgt und die Vergleichbarkeit von Studien dementsprechend nicht gewährleistet ist. Das zur Gruppe der sekundären Pflanzenstoffe zählende Resveratrol, das aus Rotwein bekannt ist, zählt zur Gruppe der botanischen Immunstoffe. Es kommt hauptsächlich in roten Früchten, beispielsweise Trauben, Himbeeren und Maulbeeren aber auch in Erdnüssen vor. Mediale Aufmerksamkeit erzielte Resveratrol durch seine Fähigkeit, den Alterungsprozess zu verlangsamen und altersbedingten Erkrankungen vorzubeugen [35]. Es agiert als Aryl-Kohlenwasserstoff-Rezeptor-Antagonist und aktiviert Sirtuin-1 (SIRT 1). Mit Resveratrol gefütterte Mäuse lebten länger und zeigten eine verstärkte Insulin-Empfindlichkeit und eine erhöhte Anzahl an Mitochondrien. SIRT 1 überexprimierende Mäuse zeigten dem folgend die positiven

Auswirkungen von Resveratrol, was darauf hindeutet, dass dieses Gen sein Hauptvermittler ist [40],[41].

5.4 Oogonial Stem Cells

Insbesondere ältere Patientinnen würden von einer ovariellen Reserve an Stammzellen (*oogonial stem cells*) profitieren. Das bisher gültige Dogma der Reproduktionsbiologie bleibt allerdings bestehen, nämlich dass im Säugerovar – im Gegensatz zum stammzellhaltigen Hoden – eine fest vorgegebene Menge an Keimzellen vorhanden ist und diese im Laufe des Lebens kontinuierlich abnimmt. Nur wenige Arbeitsgruppen publizieren seit 2004 auf dem Gebiet der *oogonial stem cells* [42],[43],[44]. Insbesondere die Arbeitsgruppe um Jonathan Tilly, die ihre Produkte über Ovascience in den USA und Japan vermarktet, publiziert aktiv. 2012 publizierte diese Arbeitsgruppe die ersten Verifizierungen ihrer Thesen zur Isolation und Charakterisierung von *oogonial stem cells* aus den Ovarien von Frauen zwischen dem 20. und 30 Lebensjahr [45]. Die Isolation dieser Stammzellpopulation erfolgte mit einem FACS (*fluorescent activated cell sorting*) basierten Protokoll gegen *DEAD box protein 4* (Ddx4) aus dem ovariellen Kortex von 6 gesunden Frauen. Mittels dieser Detektion konnten zu ca. 1 % der Gesamtzellpopulation 6–8 µm große Zellen isoliert werden, die Marker früher Stammzellpopulationen aufwiesen (*PR domain zinc finger protein 1* [PRDM1], *developmental pluripotency-associated protein 3* [DPPA3], *Interferon-induced transmembrane protein 3* [IFITM3], *Telomerase reverse transcriptase* [TERT]). Die isolierten Zellen von Maus und Mensch waren interessanterweise hinsichtlich Größe und Markerprofil identisch. Die von der Arbeitsgruppe um Jonathan Tilly beschriebene erfolgreiche Isolation von *oogonial stem cells* wurde durch *in vitro* und *in vivo* Xenotransplantationsversuche im Mausmodell vervollständigt, die nachweisen konnten, dass aus den mittels FACS isolierten Zellen eine Wiederaufnahme der Follikulogenese möglich ist [45]. Einige weitere Studien folgten, aber dennoch konnte sich bis heute die These der *oogonial stem cells* und ihrer Existenz nicht final in der wissenschaftlichen Szene durchsetzen [46],[47],[48],[49].

5.5 Fruchtbarkeitsdiät

Der Anteil der Selbstmedikation mit Vitaminen, Nahrungsergänzungsmitteln und Mineralstoffen steigt in Deutschland laut Ergebnissen der „Studie zur Gesundheit Erwachsener in Deutschland“ (DEGS 1) bei einem durchschnittlich mit der Nahrung aufgenommenen zu hohen Anteil (15 %) an gesättigten FS [50],[51]. Hiermit rangiert Deutschland im Mittelfeld des europäischen Vergleichs; als Anhaltspunkt empfiehlt die *Food and Agriculture Organization* (FAOSTAT) eine Deckung von max. 10 % der Kalorienmenge über gesättigte FS [52]. Der tägliche Konsum von Obst und Gemüse hingegen ist mit 482 g pro Person zu gering. Hierfür empfehlen WHO und FAOSTAT > 600 g. Aus demografischen Erhebungen wurde ersichtlich, dass die Supplementation positiv mit dem Alter, dem sozialen Status und dem weiblichen Geschlecht korreliert. Höhere Prävalenzen wiesen Erwachsene mit einer selbst eingeschätzten zufriedenstellenden Gesundheit, Singles, ehemalige und Nichtraucher und sportlich Aktive auf [50].

In der heutigen Gesellschaft tendiert die Ernährung in Richtung hochkalorischer Beschaffenheit inklusive eines hohen Anteils an gesättigten FS, großen Mengen Zucker und Salz. Gleichzeitig steigt die Zahl untergewichtiger Patientinnen und Patienten (BMI < 19 kg/m^2). Weibliche Patientinnen mit Untergewicht benötigen einen längeren Zeitraum bis zum Eintritt einer Schwangerschaft [53],[54]. Die aktuelle Literatur empfiehlt für einen unterstützenden Effekt in Bezug auf den Eintritt einer Schwangerschaft eine gesunde und moderate Lebensweise mit einem hohen Anteil an Gemüse, Obst, Vollkornprodukten und Ballaststoffen, mäßig Fisch, wenig Fleisch und vielen ungesättigten FS einhergehend mit sportlicher Aktivität. Von Radikaldiäten ist abzuraten, da insbesondere auch aus der Diabetes Forschung bekannt ist, dass der Ernährungszustand der zukünftigen Mutter im letzten halben Jahr vor einer Empfängnis für die embryonalen Methylierungsschemata und das postnatale Outcome im Hinblick auf Diabetes, kardiovaskuläre Gesundheit und Übergewicht ausschlaggebend ist [55],[56],[57]. Der mediterrane Lebensstil wird bereits seit einigen Jahren im Bereich der kardiovaskulären Gesundheit propagiert. Kürzlich erschien hierzu passend ein Punkteprogramm; Patientinnen in der Gruppe mit der höchsten Punktzahl zeigten eine signifikant höhere Schwangerschafts- und Lebendgeburtenrate als Patientinnen aus der Gruppe mit der niedrigsten Punktzahl [58],[59].

Die Punkte ergaben sich aus der Häufigkeit des Verzehrs und der Qualität der Lebensmittel (Gemüse, Obst, Fisch, Olivenöl etc.). Zudem war der positive Effekt des Punkteprogramms auch mit dem Alter der Patientinnen (< 35 LJ) assoziiert. Eine besondere Bedeutung kommt auch der Wahl der Getränke zu, da beispielsweise zuckerhaltige Limonaden die Zahl punktierter Eizellen, die Fertilisationsrate und die resultierende Embryoentwicklung nachhaltig negativ beeinflussen [60]. In Zeiten großer Beliebtheit des veganen Lebensstils rückt die Frage nach dem Milchkonsum immer wieder in den Mittelpunkt. Eine multinationale Studie in 31 Ländern fand einen Zusammenhang zwischen abnehmender Fertilität bei zunehmendem mütterlichen Alter in Ländern mit hohem Milchkonsum; eine später folgende Studie assoziierte den Konsum von mehr als 3 Gläsern Milch pro Tag mit einem um 70 % niedrigeren Risiko für Infertilität [61],[62]. Für Frauen empfiehlt sich der Konsum von Vollkornprodukten (mind. 1 Portion/Tag), da sowohl Implantations- als auch Lebendgeburtenrate dadurch erhöht werden können [63].

5.6 Akupunktur und Traditionelle chinesische Medizin (TCM)

In der westlichen konventionellen Medizin stellt sich immer wieder die Frage nach dem direkten Benefit einer professionellen Akupunkturbehandlung bzw. einer traditionellen chinesischen Medizin (TCM) Behandlung einer Patientin in der Lutealphase. Wissenschaftliche Belege finden sich in einer Verbesserung des uterinen Blutflusses [64], einer Reduktion der Kontraktilität der Gebärmutter [65] und einer Aktivierung endogener Opioide [66]. Große prospektive, verblindete und randomisierte Studien fehlen bislang jedoch. Eine Studie aus 2006 verglich eine Gruppe von 116 Patientinnen, die Akupunktur an fertilitätsförderlichen Punkten des Ohres und Caryophyllaceae-Samen (Samen von Nelkengewächsen, die in der TCM das Yin unterstützen sollen) am Tag des Embryotransfers und 3 Tage danach erhielten, mit einer Kontrollgruppe aus 109 Patientinnen, die zu denselben Zeitpunkten an nicht-fertilitätsassoziierten Punkten akupunktiert wurden. Alle Patientinnen wurden im langen GnRH-Protokoll für IVF und ICSI Therapien behandelt [67].

In der Studiengruppe wurden signifikant mehr klinische Schwangerschaften festgestellt als in der Kontrollgruppe (33,6 % vs. 15,6 %). Kritiker mahnten damals an, dass mit dieser Studie nicht der Benefit gezeigt, sondern der negative Effekt einer nicht richtig gewählten Akupunktur- und TCM-Behandlung, da die klinische Schwangerschaftsrate in der Kontrollgruppe niedriger als im nationalen Vergleich ausfiel. Westergaard und Mitarbeiter [68] wählten 3 Gruppen für 273 Patientinnen aus, die sowohl im langen GnRH-Protokoll, im Antagonisten-Protokoll oder spontan für die IVF und ICSI Therapien vorbereitet wurden: Akupunktur nur am Tag des Transfers (n = 95), Akupunktur am Tag des Transfers und 2 Tage nach dem Transfer (n = 91) versus keine Akupunktur (n = 87). Beide mit Akupunktur behandelten Gruppen profitierten bezüglich der Schwangerschaftsrate gegenüber der Kontrollgruppe ohne Akupunktur (39 % vs. 36 % vs. 24 %). Neuere Meta-Analysen können keinen Benefit einer Akupunkturbehandlung mehr bestätigen [69].

Eine aktuell publizierte Studie aus Australien und Neuseeland, in die 848 Frauen aus 16 IVF-Zentren eingeschleust wurden, versuchte einen hinsichtlich der Auswahl und Zuteilung der Patientinnen umfänglicheren Ansatz unter Berücksichtigung von Alter, Anzahl der bisherigen Therapien und IVF oder ICSI Behandlung [70]. Alle Patientinnen erfuhren 3 Akupunkturbehandlungen (1 × zwischen Tag 6 und 8 der Stimulation, 1 × eine Stunde vor dem Embryotransfer und direkt danach), im Fall der Kontrollgruppe als *sham* Akupunktur. Für das primäre Studienziel Lebendgeburtenrate konnte kein positiver Effekt gesehen werden (18,3 % vs. 17,8 %, RR 1,02, [95 %CI 0,76–1,38]) [70]. Hinsichtlich der Interpretation der Datenlage ist anzumerken, dass sowohl die Patientenkollektive sehr heterogen waren, die Protokolle, Medikamente inkl. der Lutealphasensubstitution voneinander abwichen, die Qualität und der Entwicklungsstand der übertragenen Embryonen nicht berücksichtigt wurde, die Zeitpunkte und Lokalisationen der Akupunktur stark variierten als auch teils TCM Kräuter zusätzlich angewendet wurden. Daher bleibt die Frage nach einem nachgewiesenen Nutzen, keinem oder einem möglicherweise negativen Effekt ungeklärt.

5.7 GM-CSF als Zusatz in Embryokulturmedium

Es ist das Ziel jedes Embryologen, die menschlichen Gameten im Rahmen der *in vitro* Kultur so nahe wie möglich physiologisch mit adäquaten Kulturmedien, Inkubatoren, Kulturbedingungen und weiteren verfügbaren Equipments zu unterstützen. Die *in vitro* Kultur beginnt bereits bei der Sammlung der Cumulus-Oozyten-Komplexe im Rahmen der Punktion und endet mit dem Embryotransfer. Die größte *black box* stellen bis heute die im reproduktionsbiologischen Bereich verwendeten Kulturmedien dar, da die genauen Konzentrationsangaben zu den Inhaltsstoffen von den Herstellern nicht preisgegeben werden. Große Metaanalysen scheitern an der großen Variabilität von technischer und personeller Ausstattung, mangelnder Randomisierung und Prospektivität, verschiedenen Kulturbedingungen, zu großer Varianz der Medienkompositionen, der Endpunkte und rechtlicher Voraussetzungen (Bsp. Anzahl kultivierter Vorkernstadien) [71],[72],[73],[74].

Zu einigen Zusätzen gibt es allerdings sowohl aus dem Mausmodell als auch im Einsatz in der klinischen Praxis vielversprechende Daten. Der im Rahmen des frühen embryomaternalen Dialogs bekannte *Granulocyte-colony stimulating factor* (GM-CSF), welches sowohl im menschlichen Eileiter als auch Endometrium mit der höchsten Expression in der Lutealphase synthetisiert wird, gilt als ein die Embryoqualität und spätere Implantation unterstützendes Zytokin [75],[76],[77]. Die Studienlage bzgl. des Zusatzes von GM-CSF zeigt eine verbesserte Embryoentwicklung mit einem höheren Prozentsatz an Teilungsstadien, die sich im weiteren Verlauf zu Blastozysten entwickeln und eine größere Anzahl vitaler Zellen in der inneren Zellmasse des Embryos mit geringeren Apoptoseraten aufweisen [77],[78]. Eine große multizentrische, placebokontrollierte, randomisierte Studie ermöglichte detaillierte Eindrücke in die Effekte der Zugabe von 2 ng/ml von GM-CSF für im Mittel 32-jährige Patientinnen [79]. Schwangerschafts-, fortlaufende Schwangerschafts- und Lebendgeburtenrate waren höher als im Kontrollkollektiv bei gleichzeitig erniedrigter Abortrate [79].

Interessanterweise wurde in dieser Studie zusätzlich zwischen einem erhöhten Gehalt [5 mg/ml] und einem niedrigen Gehalt [2 mg/ml] an humanem Serumalbumin (HSA) unterschieden. Die Kontrollgruppe mit einem hohen Gehalt an HSA ohne Zusatz von GM-CSF wies zwar leicht bessere morphologische Embryoparameter auf, allerdings erzielte die Studiengruppe mit GM-CSF bessere schwangerschaftsassoziierte Parameter mit weniger Aborten [79]. Eine Subgruppenanalyse ergab, dass speziell Patientinnen mit vorangegangenen Fehlgeburten von der Zugabe von GM-CSF profitierten, weswegen der Hersteller die Indikationsstellung für Embryogen® (Origio, Malov, Dänemark) erweiterte [79]. Darüber hinaus konnte eine retrospektive Studie eine niedrigere biochemische Schwangerschaftsrate unter Zusatz von GM-CSF bei Patientinnen über 35 Jahren verzeichnen [80].

5.8 Assisted hatching

Als *assisted hatching* (AH) wird ein Ausdünnen oder Anritzen der *Zona pellucida* bezeichnet, um dem Embryo das Schlüpfen (englisch *hatching*) vor der eigentlichen Implantation in die Gebärmutterschleimhaut zu erleichtern. Technik der Wahl ist heutzutage der Laser. Trotz zahlreicher wissenschaftlicher Publikationen (> 350) bleibt bis heute die Frage nach einer Erhöhung der Schwangerschaftsrate nicht vollständig beantwortet. Ein Benefit hinsichtlich der Schwangerschaftsrate zeigt sich in Frischzyklen für Blastozysten, die aus Teilungsstadien morphologisch schlechter Qualität entstanden sind, für Kryozyklen sowohl bei Anwendung des *slow-freezing* Verfahrens als auch bei der Vitrifikation von Blastozysten (*shrinkage*, schrumpfen, kollabieren) [81],[82],[83],[84]. 2016 wurde eine Metaanalyse von 36 Studien aus den Jahren 1992–2014 mit den Endparametern klinische Schwangerschaftsrate und in reduziertem Umfang Lebendgeburtenrate, Mehrlings- und Abortrate publiziert [85]. Fern aller Charakteristika (IVF oder ICSI, Verdünnung, Eröffnung, komplette Auflösung der Zona, Frisch oder Kryo ET, vorherige frustrane Behandlung etc.) zeigt das AH eine Tendenz zur Erhöhung der klinischen Schwangerschaftsrate um das 1,16-fache mit einer gleichzeitigen Erhöhung der Mehrlingsrate um das 1,5-fache. Die aktuelle Empfehlung der *American Society for Reproductive Medicine* (ASRM) zum AH weist speziell die Erhöhung der Mehrlingsrate, aber nicht der Rate monozygoter Mehrlinge, als Makel gegen den generalisierten Einsatz dieser Technik auf [86]. Darüber hinaus ist trotz der intensiven Untersuchungen die Datenlage mit der Lebendgeburtenrate als Zielparameter noch unzulänglich. Hinsichtlich der Technik wird noch zwischen Verdünnung versus kompletter Eröffnung der Zona diskutiert. Hier kann nur eine Studie in der Metaanalyse von Zeng, die eine um das 3,2-fache erhöhte Implantationsrate pro Transfer bei kompletter Entfernung der Zona berichtete, herangezogen werden [81]. Oft mangelt es insbesondere an ausreichenden Angaben zu Technik, Durchführung und Embryoqualität zusätzlich zu stark variierenden Endpunkten.

5.9 Resumée

Die reproduktionsmedizinisch „ältere“ Patientin bedarf in vielerlei Hinsicht einer besonderen Beachtung. Die generell altersbedingte Abnahme der ovariellen Reserve sollte individuell beurteilt werden, um die Erfolgswahrscheinlichkeit realistisch abschätzen zu können. Weiterhin muss das Paar über die altersbedingte Zunahme an nummerischen Chromosomenaberrationen der Eizellen aufgeklärt werden, um sich gegebenenfalls für oder gegen eine genetische Untersuchung der Eizellen und/oder

Embryonen oder eine Behandlung außerhalb des Geltungsbereiches des Deutschen Embryonenschutzgesetzes entscheiden zu können. Unter bestimmten Bedingungen kann eine Bestimmung der endometrialen Rezeptivität sinnvoll sein. Weitere alternative Zusatzmethoden erscheinen von der Theorie der Wirkmechanismen häufig einleuchtend, sind aber meist noch nicht evidenzbasiert.

Literatur

[1] Polanski LT, Baumgarten MN, Quenby S, Brosens J, et al. What exactly do we mean by 'recurrent implantation failure'? A systematic review and opinion. Reprod. Biomed. Online. 2014;28(4):409-423.

[2] Revel A. Defective endometrial receptivity. Fertility and Sterility. 2012;97(5):1028-1032.

[3] Noyes RW, Hertig AT, Rock J. Dating the endometrial biopsy. Am. J. Obstet. Gynecol. 1975;122(2):262-263.

[4] Coutifaris C, Myers ER, Guzick DS, et al. Histological dating of timed endometrial biopsy tissue is not related to fertility status. Fertil. Steril. 2004.;82(5):1264-1272.

[5] Schena M, Shalon D, Davis RW, Brown PO. Quantitative Monitoring of Gene Expression Patterns with a Complementary DNA Microarray. Science (80-.). 1995;270(5235):467 LP-470.

[6] Ruiz-Alonso M, Blesa D, Díaz-Gimeno P, et al. The endometrial receptivity array for diagnosis and personalized embryo transfer as a treatment for patients with repeated implantation failure. Fertil. Steril. 2013;100(3):818-824.

[7] Díaz-Gimeno P, Ruiz-Alonso M, Blesa D, et al. The accuracy and reproducibility of the endometrial receptivity array is superior to histology as a diagnostic method for endometrial receptivity. Fertil. Steril. 2013;99(2):508-517.

[8] Enciso M, Carrascosa JP, Sarasa J, et al. Development of a new comprehensive and reliable endometrial receptivity map (ER Map/ER Grade) based on RT-qPCR gene expression analysis. Hum. Reprod. 2018;33(2):220-228.

[9] Ambros V. microRNAs: Tiny Regulators with Great Potential. Cell. 2001;107(7):823-826.

[10] Relman DA, Falkow S. The meaning and impact of the human genome sequence for microbiology. Trends Microbiol. 2001;9(5):206-208.

[11] Burton JP, Reid G. Evaluation of the Bacterial Vaginal Flora of 20 Postmenopausal Women by Direct (Nugent Score) and Molecular (Polymerase Chain Reaction and Denaturing Gradient Gel Electrophoresis) Techniques. J. Infect. Dis. 2002;186(12):1770-1780.

[12] Pavlova S, Kilic A, Kilic S, et al. Genetic diversity of vaginal lactobacilli from women in different countries based on 16S rRNA gene sequences. J. Appl. Microbiol. 2002;92(3):451-459.

[13] Onderdonk A, Delaney M, Fichorova R .The human microbiome during bacterial vaginosis. Clin Microbiol Rev. 2016;29:223-238.

[14] Ralph SG, Rutherford AJ, Wilson JD .Influence of bacterial vaginosis on conception and miscarriage in the first trimester: cohort study. BMJ. 1999;319(7204):220 LP-223.

[15] Romero R, Hassan SS, Gajer P, et al. The composition and stability of the vaginal microbiota of normal pregnant women is different from that of non-pregnant women. Microbiome. 2014;2(1):4.

[16] Romero R, Espinoza J, Mazor M. Can endometrial infection/inflammation explain implantation failure, spontaneous abortion, and preterm birth after in vitro fertilization? Fertil Steril. 2004;82(4):799-804.

[17] Fanchin R, Harmas A, Benaoudia F, et al. Microbial flora of the cervix assessed at the time of embryo transfer adversely affects in vitro fertilization outcome. Fertil Steril. 1998;70(5):866-870.

[18] Egbasem PE, Al-Sharhan M, Al-Othman S, et al. Fertilization and early embryology: Incidence of microbial growth from the tip of the embryo transfer catheter after embryo transfer in relation to clinical pregnancy rate following in-vitro fertilization and embryo transfer. Hum. Reprod. 1996;11(8):1687-1689.

[19] Moreno I, Codoñer FM, Vilella F, et al. Evidence that the endometrial microbiota has an effect on implantation success or failure. Am. J. Obstet. Gynecol. 2016;215(6):684-703.

[20] Dumollard R, Carroll J, Duchen MR, Campbell K, Swann K. Mitochondrial function and redox state in mammalian embryos. Semin. Cell Dev. Biol. 2009;20(3):346-353.

[21] Anderson S, Bankier A, Barrell B, et al. Sequence and organization of the human mitochondrial genome. Nature 1981;290(5806):457-465.

[22] Palmer CS, Osellame LD, Stojanovski D, Ryan MT. The regulation of mitochondrial morphology: Intricate mechanisms and dynamic machinery. Cell. Signal. 2011;23(10):1534-1545.

[23] May-Panloup P, Chrétien MF, Jacques C, et al. Low oocyte mitochondrial DNA content in ovarian insufficiency. Hum. Reprod. 2005;20(3):593-597.

[24] St. John JC, Facucho-Oliveira J, Jiang Y, Kelly R, Salah R. Mitochondrial DNA transmission, replication and inheritance: a journey from the gamete through the embryo and into offspring and embryonic stem cells. Hum. Reprod. Update. 2010;16(5):488-509.

[25] Reynier P, May-Panloup P, Chrétien M, et al. Mitochondrial DNA content affects the fertilizability of human oocytes. Mol Hum Reprod. 2001;7(5):425-429.

[26] Eichenlaub-Ritter U. Oocyte ageing and its cellular basis. Int J Dev Biol. 2012;56:841-852.

[27] Bratic A, Larsson NG. The role of mitochondria in aging. J. Clin. Invest. 2013;123(3):951-957.

[28] Tilly JL, Sinclair DA. Germline energetics, aging and female infertility. Cell Metab. 2013;17(6):838-850.

[29] Fragouli E, McCaffrey C, Ravichandran K, et al. Clinical implications of mitochondrial DNA quantification on pregnancy outcomes: a blinded prospective non-selection study. Hum. Reprod. 2017;32(11):2340-2347.

[30] Fragouli E, Spath K, Alfarawati S, et al. Altered Levels of Mitochondrial DNA Are Associated with Female Age, Aneuploidy, and Provide an Independent Measure of Embryonic Implantation Potential. PLoS Genet. 2015;11(6):e1005241.

[31] Barritt JA, Brenner CA, Malter HE, Cohen J. Mitochondria in human offspring derived from ooplasmic transplantation: Brief communication. Hum. Reprod. 2001;16(3):513-516.

[32] Shaum KM, Polotsky AJ. Nutrition and reproduction: Is there evidence to support a 'Fertility Diet' to improve mitochondrial function? Maturitas. 2013;74(4):309-312.

[33] Moini H, Packer L, Saris N-EL. Antioxidant and Prooxidant Activities of α-Lipoic Acid and Dihydrolipoic Acid. Toxicol. Appl. Pharmacol. 2002;182(1): 84-90.

[34] Yi X, Maeda N. Endogenous Production of Lipoic Acid Is Essential for Mouse Development. Mol. Cell. Biol. 2005;25(18):8387-8392.

[35] Bentov Y, Yavorska T, Esfandiari N, Jurisicova A, Casper RF. The contribution of mitochondrial function to reproductive aging. J. Assist. Reprod. Genet. 2011;28(9):773-783.

[36] Xu Y, Nisenblat V, Lu C, et al. Pretreatment with coenzyme Q 10 improves ovarian response and embryo quality in low-prognosis young women with decreased ovarian reserve: a randomized controlled trial. Reprod. Biol. Endocrinol. 2018;16:29.

[37] Alviggi C, Andersen CY, Buehler K, et al. A new more detailed stratification of low responders to ovarian stimulation: from a poor ovarian response to a low prognosis concept. Fertil. Steril. 2016;105(6):1452-1453.

[38] Humaidan P, Alviggi C, Fischer R, Esteves SC. The novel POSEIDON stratification of 'Low prognosis patients in Assisted Reproductive Technology' and its proposed marker of successful outcome. F1000Research. 2016;5:2911.
[39] Ben-Meir A, Burstein E, Borrego-Alvarez A, et al. Coenzyme Q 10 restores oocyte mitochondrial function and fertility during reproductive aging. Aging Cell. 2015;14(5):887-895.
[40] Pearson KJ, Baur JA, Lewis KN, et al. Resveratrol delays age-related deterioration and mimics transcriptional aspects of dietary restriction without extending lifespan. Cell Metab. 2008;8(2):157-168.
[41] Pfluger PT, Herranz D, Velasco-Miguel S, Serrano M, Tschöp MH. Sirt1 protects against high-fat diet-induced metabolic damage. Proc. Natl. Acad. Sci. U. S. A. 2008;105(28):9793-9798.
[42] Johnson J, Canning J, Kaneko T, Pru JK, Tilly JL. Germline stem cells and follicular renewal in the postnatal mammalian ovary. Nature. 2004;428:145.
[43] Silvestris E, Cafforio P, D'Oronzo S, et al. In vitro differentiation of human oocyte-like cells from oogonial stem cells: single-cell isolation and molecular characterization. Hum. Reprod. 2018;33(3):464-473.
[44] Sriraman K, Bhartiya D, Anand S, Bhutda S. Mouse Ovarian Very Small Embryonic-Like Stem Cells Resist Chemotherapy and Retain Ability to Initiate Oocyte-Specific Differentiation. Reprod. Sci. 2015;22(7):884-903.
[45] White YAR, Woods DC, Takai Y, et al. Oocyte formation by mitotically active germ cells purified from ovaries of reproductive-age women. Nat. Med. 2012;18:413.
[46] Park E-S, Tilly JL. Use of DEAD-box polypeptide-4 (Ddx4) gene promoter-driven fluorescent reporter mice to identify mitotically active germ cells in post-natal mouse ovaries. Mol. Hum. Reprod. 2015;21(1):58-65.
[47] Wang N, Satirapod C, Ohguchi Y, et al. Genetic studies in mice directly link oocytes produced during adulthood to ovarian function and natural fertility. Sci. Rep. 2017;7:10011.
[48] Bothun AM, Gao Y, Takai Y, et al. Quantitative Proteomic Profiling of the Human Ovary from Early to Mid-Gestation Reveals Protein Expression Dynamics of Oogenesis and Folliculogenesis. Stem Cells Dev2. 2018;27(11).
[49] Grieve KM, McLaughlin M, Dunlop CE, Telfer EE, Anderson RA. The controversial existence and functional potential of oogonial stem cells. Maturitas. 2015;82(3):278-281.
[50] Knopf H. Selbstmedikation mit Vitaminen, Mineralstoffen und Nahrungsergänzungsmitteln in Deutschland. Bundesgesundheitsbl. 2017;60:268-276.
[51] Deutsche Gesellschaft für Ernährung. 12. Ernährungsbericht 2012. 2012. https://www.dge.de/wissenschaft/ernaehrungsberichte/ernaehrungsbericht-2012/kapitel-1/.
[52] FAOSTAT. Statistics Division of the Food and Agriculture Organization of the United Nations, 2013. 2013. http://faostat.fao.org/, accessed 21 May 2013.
[53] Kelly-Weeder S, O'Connor A. Modifiable risk factors for impaired fertility in women: What nurse practitioners need to know. J. Am. Acad. Nurse Pract. 2006;18(6):268-276.
[54] Hassan MAM, Killick SR. Negative lifestyle is associated with a significant reduction in fecundity. Fertil. Steril. 2004;81(2):384-392.
[55] Kawasaki M, Arata N, Miyazaki C, et al. Obesity and abnormal glucose tolerance in offspring of diabetic mothers: A systematic review and meta-analysis. PLoS One. 2018;13(1):e0190676.
[56] Emmett PM, Jones LR, Golding J. Pregnancy diet and associated outcomes in the Avon Longitudinal Study of Parents and Children. Nutr. Rev. 2015;73(3):154-174.
[57] Gonzalez-Nahm S, Mendez M, Robinson W, et al. Low maternal adherence to a Mediterranean diet is associated with increase in methylation at the MEG3-IG differentially methylated region in female infants. Environ. Epigenetics. 2017;3(2):dvx007.
[58] Panagiotakos DB, Pitsavos C, Arvaniti F, Stefanadis C. Adherence to the Mediterranean food pattern predicts the prevalence of hypertension, hypercholesterolemia, diabetes and

obesity, among healthy adults; the accuracy of the MedDietScore. Prev. Med. (Baltim). 2007;44(4):335-340.

[59] Karayiannis D, Kontogianni MD, Mendorou C, Mastrominas M, Yiannakouris N. Adherence to the Mediterranean diet and IVF success rate among non-obese women attempting fertility. Hum. Reprod. 2018;33(3):494-502.

[60] Machtinger R, Gaskins AJ, Mansur A, et al. Association between preconception maternal beverage intake and in vitro fertilization outcomes. Fertil. Steril. 2017;108(6):1026-1033.

[61] Cramerm D, Xu H, Sahi T. Adult hypolactasia, milk consumption, and age-specific fertility. Am J Epidemiol. 1994;139(3):282-289.

[62] Greenlee A, Arbuckle T, Chyou P-H. Risk Factors for Female Infertility in an Agricultural Region. Epidemiology. 2003;14(4):429-436.

[63] Gaskins AJ, Chiu Y-H, Williams PL, et al. Maternal whole grain intake and outcomes of in vitro fertilization. Fertil. Steril. 2016;105(6):1503-1510.e4.

[64] Stener-Victorin U, Waldenström E, Andersson S, Wikland M. Reduction of blood flow impedance in the uterine arteries of infertile women with electro-acupuncture. Hum. Reprod. 1996;11:1314-1317.

[65] Kim J-S, Shin KH, Na CS. Effect of Acupuncture Treatment on Uterine Motility and Cyclooxygenase-2 Expression in Pregnant Rats. Gynecol. Obstet. Invest. 2000;50(4):225-230.

[66] Chae Y, Park H-J, Hahm D-H, et al. fMRI review on brain responses to acupuncture: the limitations and possibilities in traditional Korean acupuncture. Neurol. Res. 2007;29(sup1):42-48.

[67] Dieterle S, Ying G, Hatzmann W, Neuer A. Effect of acupuncture on the outcome of in vitro fertilization and intracytoplasmic sperm injection: a randomized, prospective, controlled clinical study. Fertil. Steril. 2006;85(5):1347-1351.

[68] Westergaard LG, Mao Q, Krogslund M, et al. Acupuncture on the day of embryo transfer significantly improves the reproductive outcome in infertile women: a prospective, randomized trial. Fertil. Steril. 2006;85(5):1341-1346.

[69] Sunkara SK, Coomarasamy A, Khalaf Y, El-Toukhy T. Acupuncture and in vitro fertilization: updated meta-analysis. Hum. Reprod. 2009;24(8):2047-2048.

[70] Smith CA, de Lacey S, Chapman M, et al. Effect of acupuncture vs sham acupuncture on live births among women undergoing in vitro fertilization: A randomized clinical trial. JAMA. 2018;319(19):1990-1998.

[71] Youssef M, Mantikou E, van Wely M, et al. Culture media for human pre-implantation embryos in assisted reproductive technology cycles. Cochrane Databse Syst. Rev., 2015.

[72] Morbeck D, Krisher RL, Herrick JR, et al. Composition of commercial media used for human embryo culture. Fertil Steril. 2014;102(3):759-766.e9.

[73] Morbeck DE, Paczkowski M, Fredrickson JR, et al. Composition of protein supplements used for human embryo culture. J. Assist. Reprod. Genet. 2014;31(12):1703-1711.

[74] Mantikou E, Youssef MA, van Wely M, et al. Embryo culture media and IVF/ICSI success rates: a systematic review. Hum. Reprod. Update. 2013;19(3):210-220.

[75] Zhao Y, Chegini N. Human fallopian tube expresses granulocyte-macrophage colony stimulating factor (GM-CSF) and GM-CSF alpha and beta receptors and contain immunoreactive GM-CSF protein. J. Clin. Endocrinol. Metab. 1994;79(2):662-665.

[76] Giacomini G, Tabibzadeh SS, Satyaswaroop PG, et al. Epithelial cells are the major source of biologically active granulocyte macrophage colony-stimulating factor in human endometrium. Hum. Reprod. 1995;10(12):3259-3263.

[77] Sjöblom C, Wikland M, Robertson SA. Granulocyte–macrophage colony-stimulating factor promotes human blastocyst development in vitro. Hum. Reprod. 1999;14(12):3069-3076.

[78] Sjöblom C, Wikland M, Robertson SA. Granulocyte-Macrophage Colony-Stimulating Factor (GM-CSF) Acts Independently of the Beta Common Subunit of the GM-CSF Receptor to Prevent Inner Cell Mass Apoptosis in Human Embryos1. Biol. Reprod. 2002;67(6):1817-1823.

[79] Ziebe S, Loft A, Povlsen BB, et al. A randomized clinical trial to evaluate the effect of granulocyte-macrophage colony-stimulating factor (GM-CSF) in embryo culture medium for in vitro fertilization. Fertil. Steril. 2013;99(6):1600-1609.e2.
[80] Zhou W, Chu D, Sha W , Fu L, Li Y. Effects of granulocyte-macrophage colony-stimulating factor supplementation in culture medium on embryo quality and pregnancy outcome of women aged over 35 years. J. Assist. Reprod. Genet. 2016;33(1):39-47.
[81] Zeng M, Su S, Li L. The effect of laser-assisted hatching on pregnancy outcomes of cryopreserved-thawed embryo transfer: a meta-analysis of randomized controlled trials. Lasers Med. Sci. 2018;33(3):655-666.
[82] Kader AA, Choi A, Orief Y, Agarwal A. Factors affecting the outcome of human blastocyst vitrification. Reprod. Biol. Endocrinol. 2009;7(1):99.
[83] Wan C-Y, Song C, Diao L-H, et al. Laser-assisted hatching improves clinical outcomes of vitrified–warmed blastocysts developed from low-grade cleavage-stage embryos: a prospective randomized study. Reprod. Biomed. Online. 2014;28(5):582-589.
[84] Van Landuyt L, Polyzos NP, De Munck N, et al. A prospective randomized controlled trial investigating the effect of artificial shrinkage (collapse) on the implantation potential of vitrified blastocysts. Hum. Reprod. 2015;30(11):2509-2518.
[85] Li D, Yang D-L, An J, et al. Effect of assisted hatching on pregnancy outcomes: a systematic review and meta-analysis of randomized controlled trials. Sci. Rep. 2016;6:31228.
[86] P. C. of the S. for A. R. T. Practice Committee of the American Society for Reproductive Medicine. Role of assisted hatching in in vitro fertilization: a guideline. Fertil. Sterility2. 2014;102(2):348-351.

6 Eizellspende, Embryospende und Leihmutterschaft

Heribert Kentenich

6.1 Zusammenfassung

Frauen über 40 Jahre haben oft nicht mehr die Möglichkeit mit eigenen Eizellen schwanger zu werden, weil die Eierstockfunktion erloschen ist oder die Eierstöcke operativ entfernt wurden. Hier bietet die Eizellspende, eventuell auch die Embryonenspende, eine mögliche Alternative, um schwanger zu werden. Die Eizellspende ist in Deutschland verboten. Die Embryonenspende ist grundsätzlich möglich, wobei viele familienrechtliche und juristische Fragen nicht geklärt sind. Frauen ohne Gebärmutter oder mit nicht mehr vorhandener Funktion des Endometriums können über Leihmutterschaft schwanger werden. Auch dieses ist in Deutschland verboten. Grundsätzlich ist es ärztliche Aufgabe, Frauen über alle Möglichkeiten zu beraten, wenn sie im Alter von über 40 Jahren schwanger werden wollen. Diese Beratung sollte medizinische als auch psychosoziale Aspekte miteinbeziehen. Bei Formen der Behandlung, die eindeutig nach dem Embryonenschutzgesetz verboten sind (Eizellspende, Leihmutterschaft), empfiehlt sich zugleich auch eine juristische Beratung. Ärzte in Deutschland können bei aktiver Teilnahme an Eizellspende und Leihmutterschaft selbst strafrechtlich aufgrund des Embryonenschutzgesetzes verfolgt werden. Da die Embryonenspende in Deutschland grundsätzlich erlaubt ist, sind die Erfordernisse an medizinischer und psychosozialer Beratung für den Arzt sehr hoch. Er sollte zugleich dem abgebenden und dem empfangenen Paar eine juristische Beratung empfehlen.

6.2 Einleitung

Bei Frauen über 40 Jahren ist grundsätzlich zu erwägen, ob die Zahl und die Qualität der eigenen Eizellen noch ausreichend ist, um mit diesen Eizellen schwanger zu werden und ein Kind zu bekommen. Die Zahl der eigenen Eizellen in einem Altersabschnitt von 41 Jahren liegt noch bei etwa 10.000. Das sind nur noch 1 % der ursprünglich bei der Geburt vorhandenen Eizellen. Da diese Eizellen zum großen Teil keinen korrekten Chromosomensatz haben (Aneuploidie), ist die Möglichkeit mit den eigenen Eizellen schwanger zu werden begrenzt. Auch mit Hilfe der In-vitro-Fertilisation lässt sich dieses Problem (mangelnde Eizellzahl, höhere Aneuploidierate) nicht grundsätzlich beheben. Aus diesen Gründen ist auch die Abortrate bei Frauen über 40 Jahren deutlich erhöht. Eine Alternative würde die *Eizellspende* oder die *Embryospende* darstellen. Die Eizellspende ist in Deutschland eindeutig verboten. Die Em-

https://doi.org/10.1515/9783110522808-006

bryospende ist grundsätzlich möglich. Dann würde die Patientin, die mit eigenen Eizellen nicht mehr schwanger werden kann, den Embryo einer anderen Frau erhalten, die diesen nicht mehr für die eigene Behandlung benötigt. Unabhängig davon ist in seltenen Fällen bei Frauen über 40 Jahren auch keine Gebärmutter mehr vorhanden, weil die Gebärmutter entweder nicht angelegt worden ist oder durch eine Operation (bei gutartiger oder bösartiger Erkrankung) entfernt wurde. Hier besteht die Möglichkeit der *Leihmutterschaft*. In diesen beschriebenen Situationen ist es allgemeine ärztliche Aufgabe, die Patientin in allen Lebenssituationen zu beraten. Dazu gehört die Information, Aufklärung und Beratung zu biologischen, psychischen und sozialen Fragen des betreffenden Problems. Patientinnen ohne Eizellen oder ohne Gebärmutter, die für eine mögliche Eizellspende oder Leihmutterschaft in Frage kommen, sollen zumindest zu diesen allgemeinen Fragen ihrer Lebensplanung beraten werden, wozu auch der Verzicht auf das eigene Kind, die Durchführung einer Adoption oder die Annahme eines Pflegekindes ebenfalls gehören würden. Der nachfolgende Überblick soll die Ärzte in die Lage versetzen, die Patientin umfassend in diesen Fragen zu beraten.

6.3 Eizellspende

Die Eizellspende ist nach dem *Embryonenschutzgesetz* in Deutschland eindeutig verboten. Geschätzte 3–4 % aller Frauen haben aber aus genetischen oder anderen Gründen bereits vor dem 40. Lebensjahr keine Möglichkeit mehr, mit eigenen Eizellen schwanger zu werden, obwohl sie in psychischer und sonstiger körperlicher Hinsicht dazu in der Lage wären. Jährlich begeben sich mehrere 1.000 Frauen bei vorzeitig erloschener Eierstockfunktion und Kinderwunsch in Deutschland in ärztliche Beratung. Diese Frauen werden nach Diagnosestellung auch über Alternativen beraten: Verzicht auf das genetisch eigene Kind, psychologische Beratung und Hinweis auf die Adoption sowie die Möglichkeit ein Pflegekind aufzunehmen. Tatsächlich lassen sich viele dieser Frauen mit einer Eizellspende im Ausland behandeln.

Indikationen für eine Eizellspende (vor den Wechseljahren) wären: Genetische Prädispositionen (z. B. Turner-Syndrom 45X), Patientinnen ohne Ovarien (nicht genetisch bedingt), Patientinnen nach verschiedenen Operationen an den Eierstöcken (z. B. rezidivierende Zysten, Endometriose III. Grades, Borderlinetumoren des Ovars), Patientinnen mit vorzeitiger Menopause (ungefähr 1 % der Frauen unter 40 Jahren) sowie Patientinnen mit mehrfach nachgewiesener *Low Response* im Stimulationsverfahren (z. B. weniger als 3 gewonnene Eizellen nach hoch dosierter Hormonstimulation beim IVF-Verfahren) und weitere Indikationen.

Nach *internationalen Daten* aus Ländern, bei denen die Eizellspende erlaubt ist (USA, Großbritannien), ist davon auszugehen, dass bei etwa 1.000–3.000 Patientinnen pro Jahr in Deutschland ein Bedarf für eine Eizellspende aus medizinischer Indikation vor Erreichen der Wechseljahre besteht [1],[2]. In Europa wurden im Jahre 2012 insgesamt 33.605 Patientinnen mit Eizellspende behandelt [3].

Die *Erfolgsraten* einer Behandlung mit Eizellspende sind hoch. Die Geburtenrate (*Baby take home rate*) liegt zwischen 32 % (Großbritannien) und 53,5 % (USA) pro Embryotransfer [1],[2]. Zu unterscheiden wäre das *Egg-Sharing-Modell*, bei dem eine Patientin in IVF-Behandlung einen Teil ihrer eigenen Eizellen für eine andere Frau spendet. Oder das Modell, bei der eine isolierte Stimulation einer Frau für die Eizellspende an eine andere Frau durchgeführt wird.

6.3.1 Medizinische Aspekte der Empfängerin (Schwangerschaft und Geburt)

Seit der Geburt des ersten Kindes nach Eizellspende im Jahr 1984 wurden umfangreiche Untersuchungen zu Schwangerschaftsverlauf und Geburt nach Eizellspende durchgeführt. Eine höhere Inzidenz von schwangerschaftsinduziertem Hypertonus, Neigung zur Zuckerstoffwechselstörung und Plazentapathologie werden beschrieben, wobei diese Störungen durch das erhöhte Alter der Mütter begründet sein können. Metaanalysen zeigen allerdings, dass auch nach Adjustierung des mütterlichen Alters das Risiko für schwangerschaftsinduzierten Hypertonus und Präeklampsie erhöht ist [4],[5],[6],[7],[8],[9]. Schwangerschaften nach Eizellspende haben die immunologische Besonderheit, dass neben dem fremden paternalen Anteil (Spermium) auch der maternale Anteil (Eizelle) fremd ist und immunologisch zu tolerieren ist. Bezüglich der Geburt sind die Kaiserschnittraten sowie die Neigung zu postpartalen Blutungen erhöht [9].

Untersuchungen zu den Kindern zeigen keine vermehrten Auffälligkeiten bei den Neugeborenen [6],[9],[10].

Besondere Vorsicht bei der Indikationsstellung gilt bei Frauen mit Turner-Syndrom. Diese Frauen haben eine erhöhte Rate an kardialen Problemen mit der Gefahr der Aortadissektion. Insofern ist die kardiologische Begleitung vor einer Kinderwunschbehandlung, aber auch während der Schwangerschaft geboten [11],[12].

6.3.2 Medizinische Aspekte und Gefahren für die Spenderin

Für die Eizellspenderin sind bei der Spende medizinische Komplikationen möglich. Hier wäre die Eizellspenderin insbesondere über das Risiko des schweren Überstimulationssyndroms (allgemein bei IVF etwa 0,3 %) aufzuklären [13]. Allerdings gibt es moderne Stimulationsverfahren, die Überstimulationssyndrome weitestgehend ausschließen, sodass dieser Vorbehalt an Tragfähigkeit verloren hat [14]. Auch können Entzündungen im Bereich der Eierstöcke auftreten, die eine mögliche Beeinträchtigung der eigenen Fertilität der Spenderin zur Folge haben können (allgemein bei IVF geschätzt bei 0,1 %) [13]. Mittlerweile liegen auch Erfahrungen aus den größten Zentren Europas über Komplikationen zur Eizellspende vor. In einer Nachuntersuchung von 972 Zyklen ergab sich in 0,3 % eine ernsthafte Komplikation [15]. Die entscheidende Frage ist, ob die Eizellspenderin später bezüglich der Verwirklichung ihres eigenen Kinderwunsches Nachteile haben könnte. In einer Nachuntersuchung von [16] bei 205 Frauen, die ihre Eizellen einer anderen Frau gespendet haben, ergaben sich bei 1,6 % Komplikationen. Die Frauen in dieser Untersuchung wollten mittlerweile zum Teil ihren eigenen Kinderwunsch erfüllen. Die Häufigkeit eines nichterfüllten Kinderwunsches war ähnlich hoch wie in der Gesamtbevölkerung, so dass die Autoren folgern, dass sich nach den bisherigen Erfahrungen für die Verwirklichung des eigenen Kinderwunsches bei Eizellspenderinnen im Regelfall keine negativen Konsequenzen ergeben [16]. Insgesamt wird die Methode bezüglich kurzfristiger und langfristiger negativer Folgen für die Spenderinnen als relativ sicher angesehen [17].

6.3.3 Psychologische und soziale Aspekte der Eizellspende

Grundsätzlich muss das spätere Kindeswohl in allen Aspekten mitbedacht werden. Insofern ist der Frage nachzugehen, inwieweit das Kindeswohl nach Eizellspende beeinträchtigt sein könnte. Die bisherigen Untersuchungen zeigen, dass die sozioemotionale Entwicklung der Kinder und die Qualität der Eltern-Kind-Beziehung normal zu sein scheinen, wie Untersuchungen im Vergleich zu spontan gezeugten Kindern zeigen [18],[19],[20]. Die Vater-Kind-Beziehung scheint ebenfalls keine Besonderheiten aufzuweisen [21]. Das psychologische *Follow-up* der Spenderinnen zeigt, dass diese mehrheitlich auch nach der Spende weiterhin positiv zu der erfolgten Eizellspende stehen [22],[23]. Zwischen 42 % [22] und 74 % [23] würden wieder spenden. 86 % würden es auch anderen Frauen empfehlen [16]. 1 % aller Frauen bedauern, dass sie eine Eizellspende gemacht haben [17]. In einer anonymen Fragebogenuntersuchung zur Motivation und zu sozialen Aspekten der Eizellspenderinnen aus Belgien, Tschechien, Finnland, Frankreich, Griechenland, Polen, Portugal, Russland und Spanien zeigten sich deutliche Unterschiede im Alter der Spenderinnen, wobei die Spenderinnen in Spanien am jüngsten und in Frankreich am ältesten waren. Dieses liegt in den juristischen Regelungen der jeweiligen Länder begründet. Bei der Motivation (subjektive Antworten) zur Eizellspende wurde am häufigsten reiner Altruismus oder rein finanzielle Erwägungen, gefolgt von einer Kombination von beidem angegeben [24],[25]. In der Öffentlichkeit werden oft Bedenken geäußert, dass Eizellspenderinnen aus finanziellen Erwägungen Teile ihres Körpers als Ware zur Verfügung stellen und „verkaufen“. Finanzielle Not kann Motivation dafür sein, was in verschiedenen Ländern auch oft der Fall ist. Hier kann aber durch staatliche Regulierung vorgebeugt werden, indem die Entgelte bei Eizellspende festgelegt werden, wie es z. B. in Großbritannien durch die *Human Fertilisation and Embryo Authority* [2] geschieht. In einer Übersichtsarbeit [26] sowohl zu Patientenspenderinnen (Egg-Sharing-Modell) als auch freiwilligen Spenderinnen (altruistische Spende) wird festgehalten, dass ein

Großteil dieser Frauen damit einverstanden ist, dass die genetische Herkunft dem Kind später bekanntgegeben werden kann. Insgesamt wird die Eizellspende von den Spenderinnen als gut akzeptiert angesehen. Die meisten Spenderinnen drücken eine hohe Zufriedenheit in ihrer Erfahrung mit der Eizellspende aus.

Die Bereitschaft zum „offenen Umgang“ mit der Eizellspende bei Müttern und Vätern scheint zuzunehmen [27],[28]. Auch zeigen Untersuchungen von Kindern, denen die besondere Herkunft ihrer Zeugung über Eizellspende bekannt gemacht wurde, dass diese in einer neutralen Art reagieren [29]. Psychologisch scheint von besonderer Bedeutung, ob dem späteren Kind die genetische Herkunft auf Verlangen bekannt gemacht werden kann. Zum jetzigen Zeitpunkt wird Kindern von Frauen aus Deutschland, die zur Behandlung ins Ausland gehen, die Möglichkeit häufig verwehrt, auf Verlangen Kontakt zur genetischen Mutter aufzunehmen, da in vielen europäischen Ländern nur eine anonyme Eizellspende erlaubt ist [30]. Die Möglichkeit, die genetische Herkunft zu erfahren, wird in Deutschland als wichtiges Rechtsgut angesehen. Dies ist bei der Samenspende in Deutschland gegeben, weil eine Samenspende nur statthaft ist, wenn die Identität des Spenders nicht nur dokumentiert ist, sondern der Spender auch eingewilligt hat, dass seine Identität dem Kind später auf Verlangen preisgegeben werden kann. Insofern sollte bei einer späteren Erlaubnis einer Eizellspende in Deutschland der psychologisch wichtige Aspekt, auf Verlangen Kenntnis über die genetische Herkunft zu erhalten, geregelt werden.

Bemerkenswert ist, dass die Eizellspenderin häufig das Bedürfnis hat, das Kind später kennenlernen zu wollen [22],[31].

Ethisch erscheint wesentlich, dass die Spenderin einen besonderen gesundheitlichen Schutz genießt, da sie selbst keine direkten Vorteile von der Hormonbehandlung und Eizellspende hat [32]. Da eine Samenspende in Deutschland als ethisch akzeptabel gilt und auch praktiziert wird, wäre das Verbot der Eizellspende sorgsam zu begründen. Wenn sich die Belastungen für die Eizellspenderinnen allerdings minimieren lassen (z. B. durch moderne Formen der Stimulationsbehandlung) und sowohl die Empfängerin als auch die Spenderin nach ausführlicher Beratung der Maßnahme zustimmen, dann lässt sich die Ungleichbehandlung der Samenspende und Eizellspende schwerlich nachvollziehen.

Frauen aus Deutschland lassen sich mit insgesamt etwa 2.000 Behandlungszyklen pro Jahr im Ausland behandeln [33]. Den nach Behandlung im Ausland geborenen Kindern ist es aber aufgrund der Gesetze im Ausland meist nicht möglich, später ihre genetische Herkunft über Kontakt zur Eizellspenderin erfahren zu können. Schlussendlich verhindert das Verbot der Eizellspende eine adäquate Behandlung der betroffenen Frauen in Deutschland.

6.3.4 Aspekte der Beratung des Kinderwunschpaares in Deutschland

Bereits jetzt könnten 3–4 % der Kinderwunschpaare von einer Eizellspende profitieren, die in Deutschland verboten ist. Zunächst sollten sie über die möglichen Alternativen, wie Verzicht auf das genetisch eigene Kind, Adoption (insbesondere auch Auslandadoption) oder Annahme eines Pflegekindes aufgeklärt werden. Sollten diese Alternativen aus medizinischen oder psychologischen Erwägungen nicht in Frage kommen und die Patientin eine Behandlung mit Eizellspende im Ausland erwägen, so sollte der Arzt mitteilen, dass eine Eizellspende in Deutschland verboten ist und der Arzt bei aktiver Teilnahme an diesem Verfahren möglicherweise Beihilfe zu einer Straftat leistet [34]. Die Patientin sollte weiterhin darüber aufgeklärt werden, dass sie selbst durch eine Strafverfolgung jedoch nicht bedroht ist.

Diese Beratung ist für den betreuenden Arzt schwierig, weil er mit der Patientin in einer Lebenskrise alle Optionen diskutieren sollte, die medizinisch möglich sind. Zugleich sollte der Arzt darauf hinweisen, dass eine Eizellspende im Ausland einige Schwierigkeiten beinhalten kann. Mitunter ist der Zugang zur Eizellspende recht begrenzt (beispielsweise in England), da es einen Mangel an Eizellspenderinnen gibt. Häufig gehen Paare nach Spanien oder Tschechien in Behandlung, wobei es oft nicht möglich ist, dass das Kind später die genetische Mutter in Erfahrung bringen kann. Dieses muss auch aus psychologischer Sicht bedacht werden. Auch sollte sich die Patientin/das Paar ein Bild davon machen, ob die Eizellspende für die spendenden Frauen über Gebühr medizinische Gefahren wie z. B. das Überstimulationssyndrom beinhaltet. Es empfiehlt sich also auch eine Nachfrage von Seiten der Paare bei einer Behandlung im Ausland, wie diese Gefahren für die Spenderinnen minimiert werden können. So sollte beispielsweise pro Empfängerin nur eine Spenderin stimuliert werden, um intentionelle Überstimulationen und Aufteilung der Eizellen einer Spenderin auf mehrere Empfängerinnen zu vermeiden. Sobald die Patientin durch Eizellspende schwanger geworden ist, entsteht kein rechtliches Risiko seitens des Arztes hinsichtlich der Betreuung von Schwangerschaft und Geburt. Der Arzt sollte auch der Patientin vermitteln, dass Schwangerschaften nach Eizellspende häufiger mit Komplikationen (z. B. Hypertonus, Präeklampsie) behaftet sind und dass es deshalb sinnvoll ist, die Eizellspende im Mutterpass zu dokumentieren.

6.4 Leihmutterschaft

Leihmutterschaft (*Surrogacy*) ist in einigen Ländern eine anerkannte Behandlungsmethode bei nicht erfüllbarem Kinderwunsch, bei der eine Frau eine Schwangerschaft für eine andere (auftraggebende) Frau austrägt. In Deutschland ist die Leihmutterschaft verboten. Im Folgenden sollen Definition, Rechtslage, Indikation, medizinische und psychologische Aspekte sowie ethische Erwägungen erörtert werden.

6.4.1 Definition

Eine Leihmutter ist eine Frau, die für eine auftraggebende Frau oder ein Paar ein Kind austrägt. Mögliche Formen der Leihmutterschaft sind [35]:

- *Vollumfängliche Leihmutterschaft:* Hier ist keine genetische Verwandtschaft der Leihmutter mit dem Kind vorhanden. Die Gameten können von beiden auftraggebenden Eltern, von einem Elternteil oder von keinem Elternteil stammen (Embryonenspende). Die Schwangerschaft entsteht durch Embryotransfer.
- *Teilweise Leihmutterschaft:* Es besteht eine genetische Verwandtschaft der Leihmutter mit dem Kind. Z. B. könnte die Schwangerschaft durch Insemination bei der Leihmutter entstanden sein.

Eine Leihmutterschaft ist auch innerhalb der Familie möglich (z. B. bei der Schwester, oder von Mutter zu Tochter oder Tochter zu Mutter). Hier bestehen sehr hohe Anforderungen an Information, Aufklärung und Beratung [36].

6.4.2 Rechtslage

Leihmutterschaft ist in Deutschland nach dem Embryonenschutzgesetz verboten. Grundsätzlich regelt § 1591 Bürgerliches Gesetzbuch (BGB) in Deutschland, dass die Mutter eines Kindes die Frau ist, die es geboren hat. Innerhalb Europas ist die Leihmutterschaft juristisch auf altruistischer Basis möglich und geregelt u. a. in Großbritannien, Belgien, Griechenland und den Niederlanden. Auf kommerzieller Basis ist sie u. a. in Israel, Georgien, Ukraine, Indien, Russland sowie in Kalifornien möglich [37]. Paare aus Deutschland gehen daher für eine mögliche Leihmutterschaft vor allem in diese Länder. Die Paare selbst machen sich nicht strafbar. Da die rechtliche Handhabung zur Leihmutterschaft innerhalb Europas und weltweit unterschiedlich ist, müssen die auftraggebenden Eltern und die Leihmütter die gesetzlichen Rahmenbedingungen des betreffenden Landes (insbesondere zur Adoption) berücksichtigen [35]. Ein in Deutschland das Paar bei der direkten Vorbereitung der Leihmutterschaft unterstützender Arzt macht sich nach dem Embryonenschutzgesetz strafbar.

6.4.3 Indikation

Die ESHRE Task Force on Ethics and Law (2005) [38] sieht folgende Indikationen und Kontraindikationen.

Indikationen:

- fehlender Uterus (z. B. Mayer-Rokitansky-Küster-Hauser-Syndrom, Z. n. Hysterektomie)

- Uterus ohne funktionsfähiges Endometrium (z. B. nicht behandelbares Asherman-Syndrom mit Verlust des Endometrium)

Kontraindikationen:
- Alle Kontraindikationen gegen eine Schwangerschaft aufgrund schwerwiegender Grunderkrankungen der Leihmutter.

In einigen Ländern werden auch Leihmutterschaften aus sozialen Gründen durchgeführt, ohne dass eine medizinische Indikation besteht. Dies soll hier nicht weiter erörtert werden.

Die Gameten können von den auftraggebenden Eltern, von der Leihmutter oder von Dritten stammen.

6.4.4 Medizinische Aspekte

Für eine Leihmutter bestehen die üblichen Risiken einer Schwangerschaft für sich selbst (z. B. Entwicklung einer Präeklampsie) oder auch für die Schwangerschaft (z. B. Fehlgeburt oder ektope Schwangerschaft sowie Mehrlingsschwangerschaften). Die Untersuchungen bezüglich Infektionen (HIV, Hepatitis B, C) wären in einer gleichen Weise anzuwenden wie bei sonstiger Kinderwunschbehandlung. Grundsätzlich sollte nur ein Embryo übertragen werden, um Mehrlingsschwangerschaften zu vermeiden. Wenn die Eizellen der Leihmutter verwendet werden, so sollte dies aufgrund des Alters eine hinreichende Aussicht auf Erfolg bieten. Neben den medizinischen Aspekten stehen psychologische Aspekte im Vordergrund, da die Leihmutter selbst entscheidet, ob und wie häufig sie pränatale Untersuchungen durchführt, ob sie sich entsprechend „schonend“ verhält (z. B. kein Rauchen, kein Alkohol) und ob sie den üblichen Empfehlungen für den Schwangerschaftsverlauf- und Geburtsmodus folgt (Vorsorgeuntersuchungen, Spontangeburt oder Sectio). Diese Entscheidungen sind im Lichte ihrer eigenen Autonomie zu sehen. Letztlich kann sie bei Vorliegen entsprechender juristischer Voraussetzungen sogar einen Schwangerschaftsabbruch durchführen lassen.

6.4.5 Schwangerschaft und Geburt

Schwangerschaftsverlauf

Die Raten an Schwangerschaftshochdruck und Plazentakomplikationen sind ähnlich wie bei dem normalen IVF-Verfahren und niedriger bei Eizellspendeprogrammen. Aus wenigen Ländern liegen Daten zur Leihmutterschaft vor. In den USA werden die Daten über das CDC (*Center of Disease Control*) sowie über die *Society for Assisted Reproductive Technology* (SART) zusammengeführt. Im Jahre 2014 wurden 4.030 Behandlungszyklen mit Leihmutterschaft durchgeführt. In der letzten Auswertung aus dem Jahre 2014 [1] werden die Geburtenraten angegeben. Beim Alter der Eizellspenderin von unter 35 Jahren war bei Leihmutterschaft die Geburtenrate pro Embryotransfer bei 54,7 %. Bei einer Frau im Alter von 38–40 Jahren (Eizellspenderin) war die Geburtenrate bei Leihmutterschaft 32,3 % pro Embryotransfer. Bei einem Alter der Eizellspenderin von 41–42 Jahren lag die Geburtenrate bei Leihmutterschaft immerhin noch bei 26,4 %. Auf Grundlage dieser Daten handelt es sich um ein Verfahren, welches im Vergleich zu anderen Verfahren der künstlichen Befruchtung als relativ erfolgreich anzusehen ist.

Kinder

Der Anteil an Frühgeburten (unter 37 Wochen) ist ähnlich wie beim IVF-Verfahren. Das Geburtsgewicht und die Raten an niedrigem Geburtsgewicht sind ebenfalls ähnlich wie beim IVF. Geburtsdefekte bei Einlingsschwangerschaften werden in einer ähnlichen Häufigkeit beobachtet wie beim IVF-Verfahren oder Eizellspende. Die psychologischen Nachuntersuchungen der Kinder bis zum Alter von 10 Jahren zeigten keine größeren psychologischen Auffälligkeiten und insbesondere auch keine Unterschiede zwischen Kindern nach Leihmutterschaft und Kindern nach anderen Formen der Kinderwunschbehandlung sowie nach „normaler“ Konzeption [39],[40].

6.4.6 Psychologische Situation der Leihmutter

Die Leihmütter zeigen Normalwerte im psychologischen Test (gelegentlich werden Probleme bei der Übergabe der Kinder beobachtet)[37],[41].

6.4.7 Psychologische Nachuntersuchungen zu den auftraggebenden Eltern

Es wurden keine größeren Unterschiede gesehen zwischen Müttern, die ihr Kind nach Leihmutterschaft übergeben bekamen, Müttern nach anderen Formen der Kinderwunschbehandlung und Müttern nach spontaner Zeugung. Diese Übersicht bezieht sich auf 1.795 Artikel, von denen 55 in die Nachuntersuchung eingeschlossen werden konnten. Insgesamt ist die Datenlage begrenzt [37].

6.4.8 Ethische Aspekte

Grundlage der Behandlung und Einwilligung ist Prinzip der Autonomie, da die Freiwilligkeit als oberstes Prinzip anzuerkennen ist. Insbesondere bei der intrafamiliären Leihmutterschaft sind die Beratungserfordernisse sehr hoch, weil hier die zukünftigen Rollen der beteiligten Personen zum Kind und untereinander abgewogen werden müssen. Die ESHRE *task force on ethics and law* [38] schätzt die bestehenden moralischen Einwände gegenüber einer Leihmutterschaft sowie die damit verbundenen Risiken und Komplikationen als nicht so schwerwiegend ein, dass sie ein gänzliches Verbot rechtfertigen würden [38],[35]. Ähnlich äußert sich das *Ethic Committee* der Amerikanischen Gesellschaft für Reproduktionsmedizin [42]. Bedeutsam erscheinen die Aspekte der Bezahlung. Grundlage sollte eine Leihmutterschaft auf altruistischer Basis sein. Dennoch sind die entstehenden Kosten und Mühen mit in die Festlegung eines finanziellen Entgelts einzubeziehen. Eine Instrumentalisierung oder Ausbeutung des menschlichen Körpers der Leihmutter und ihrer Persönlichkeit muss vermieden werden. In Großbritannien ist dies durch eine staatliche Behörde näher geregelt [2]. Insofern stehen die Aspekte der Information, Aufklärung, Beratung und die Herstellung eines *Informed consent* im Vordergrund. Hierbei ist darauf zu achten, dass genügend Zeit für alle beteiligten Parteien im Beratungsprozess vor einer endgültigen vertraglichen Fixierung bleibt.

6.4.9 Aspekte der Beratung und Betreuung der Leihmutterschaft

Die Daten zu medizinischen, psychosozialen und juristischen Aspekten machen deutlich, dass die Beratungserfordernisse an alle Parteien im Zusammenhang mit Leihmutterschaft sehr hoch sind. Ärzte in Deutschland sollten bei einer Erörterung einer möglichen Leihmutterschaft mögliche Alternativen wie die Beendigung der Kinderwunschbehandlung, die Möglichkeit der Adoption im Inland und Ausland sowie von Pflegschaften mit in den Beratungsprozess einbeziehen. Im Vordergrund steht die individuelle Situation des Paares, insbesondere um die psychischen Dimensionen des unerfüllten Kinderwunsches zu erfassen. Der Arzt muss darauf hinweisen, dass die Leihmutterschaft in Deutschland verboten ist und er sollte eine juristische Beratung zu den entsprechenden juristischen Voraussetzungen des betreffenden Landes empfehlen, in dem das Paar eine Leihmutterschaft möglicherweise anstrebt. Zugleich sollte der Arzt eine negative Stigmatisierung der Paare vermeiden, die bei medizinischer Unmöglichkeit, ein eigenes Kind zu bekommen, eine Leihmutterschaft im Ausland erwägen und diese eventuell auch durchführen. Es mehren sich inzwischen die juristischen Stimmen in Deutschland, in einem Fortpflanzungsmedizingesetz die Leihmutterschaft zu erlauben und zu regeln [43], da die Verbotsgründe nicht tragfähig genug erscheinen.

6.5 Embryospende

Embryonen können im Rahmen der In-vitro-Fertilisation kryokonserviert werden, wenn die Patientin zum Zeitpunkt des Embryotransfers erkrankt ist oder sie diesen Embryo aus anderen Gründen nicht transferiert bekommen möchte. In diesen Fällen können Embryonen kryokonserviert werden und ggfs. auch später an andere Paare „gespendet" werden. Nach Etablierung des „Deutschen Mittelweges" in der Auslegung des Embryonenschutzgesetzes entstehen auch „ungeplant" Embryonen, die kryokonserviert werden. Grundsätzlich stehen diese Embryonen für das eigene Paar später zur Verfügung. Und sie könnten auch an andere Paare gespendet werden. Im Gegensatz zur Eizellspende, bei der meistens die Eizellen von gesunden jungen Frauen ohne Fertilitätsprobleme genommen werden, stammen die „überzähligen" Embryonen meist aus Maßnahmen der assistierten Fortpflanzung, bei denen das Alter der betreffenden Frau deutlich höher sein kann.

6.5.1 Medizinische Aspekte

International liegen wenige Daten bezüglich der Embryospende vor. Folgt man den amerikanischen Daten für das Jahr 2014 [1], dann wurden 9.472 Transfers im Rahmen der Embryonenspende (nach Kryokonservierung) durchgeführt. Die Lebensgeburtenrate lag bei 38,5 % mit einer Reifgeburtenrate von 74 % und einer Frühgeburtenrate von 21,7 % sowie einer sehr frühen Frühgeburtenrate von 4,3 %. Die Schwangerschaftsraten sind abhängig vom Alter der Spenderin, dementsprechend steigt auch (abhängig vom Alter der Spenderin) die Fehlgeburtenrate.

6.5.2 Embryonenspende in Deutschland

In Deutschland haben sich 2013 insgesamt 19 überwiegend süddeutsche Kinderwunschzentren zum „Gemeinnützigen Netzwerk Embryonenspende" zusammengeschlossen. Nach eigenen Angaben ist der Zweck des Vereins „Die Förderung der Vermittlung von zur Spende freigegebenen befruchteten Eizellen, bzw. Embryonen an ungewollt kinderlose Paare, die medizinisch biologisch nicht in der Lage sind, auf natürliche oder reproduktionsmedizinische Art Kinder zu zeugen". Nach Angaben des Netzwerkes wurden bis 22.11.2016 insgesamt 72 Embryotransfers durchgeführt. Bisher wurden 24 Schwangerschaften dokumentiert, die zu 11 Fehlgeburten und 7 Geburten mit 10 Kindern führten. Das Netzwerk schloss seine Warteliste am 24.05.2016 für die Empfänger, weil es zu einem Missverhältnis zwischen der Zahl der Empfängerinnen und Spenderinnen kam.

6.5.3 Ethischer Rahmen

Die Weitergabe sogenannter überzähliger Embryonen ist nach Auffassung des „Deutschen Ethikrates" durchaus machbar, aber mit einigen Problemen behaftet, die es aus ethischer Sicht zu bedenken gilt. Konflikte können sich ergeben mit der Vervielfältigung der Elternrollen, durch die unterschiedlichen Vorstellungen darüber, wie das Kind aufwachsen soll und über das Recht des Kindes auf Kenntnis seiner Abstimmung. An den Gesetzgeber gerichtet hält der „Deutsche Ethikrat" fest: „Die Abgabe und Übernahme der Elternrechte und -pflichten sollte gesetzlich klar und jeweils dauerhaft geregelt werden. Willigen beide Spenderelternteile ein, einen Embryo für den Transfer auf eine andere Frau freizugeben, damit das Empfängerpaar die elterliche Verantwortung auf Dauer übernehmen kann, sollte umgekehrt das Spenderpaar im Falle des Embryotransfers auch keine Elternrechte und -pflichten mehr haben. Entsprechend sollte dem Empfängerpaar mit dem Zeitpunkt des Embryotransfers die rechtliche Elternschaft übertragen werden. Es sollten nur überzählige Embryonen gespendet werden dürfen, das heißt solche Embryonen, die für die fortpflanzungsmedizinische Behandlung des Paares, für das sie erzeugt wurden, endgültig nicht mehr verwendet werden können. Angesichts der besonderen Herausforderungen für alle Beteiligten sollten Aufklärung und Beratung sowohl bei den Spender- als auch bei den Wunsch- bzw. Empfängereltern medizinische, rechtliche und psychosoziale Aspekte der Embryospende und Embryoadoption umfassen. Dabei ist das Recht des Kindes auf Kenntnis der Abstammung zu berücksichtigen. Es sollte eine zentrale Einrichtung damit betraut werden, die Zuordnung von Spender- und Wunscheltern nach ausgewiesenen Kriterien vorzunehmen und zu dokumentieren. Die Kriterien sind am Wohl des Kindes auszurichten. Die Einrichtung sollte ebenfalls die Zahl der freigegebenen Embryonen, die Zahl der Embryotransfers und der transferierten Embryonen sowie die Zahl der Schwangerschaften und Geburten dokumentieren." [44]

6.5.4 Fazit für die Praxis

Wenngleich Eizellspende und Leihmutterschaft eindeutig nach dem Embryonenschutzgesetz verboten sind, sollten Ärzte in Deutschland Frauen über 40 Jahre, für die diese Formen der Behandlung eine mögliche Alternative darstellen, medizinisch und psychosozial beraten. Der Arzt selbst darf nach dem Embryonenschutzgesetz in die Behandlung nicht mit einbezogen werden. Aus medizinischer sowie psychosozialer Sicht ergeben sich keine grundsätzlichen Bedenken gegen eine Behandlung mit Eizellspende und Leihmutterschaft, wenn die Frau (und das Paar) über mögliche Alternativen beraten worden ist und die Eizellspenderin oder Leihmutter besonderen Schutz genießt. Die Embryospende stellt eine Sonderform dar, die nach dem Embryonenschutzgesetz erlaubt ist. Auch hier sind die Anforderungen an Beratung aus medizinischer, psychosozialer und juristischer Sicht hoch.

Literatur

[1] CDC (2017) Assisted Reproductive Technology (ART) Network success rate 2014. National Summary. https://www.cdc.gov/art/artdata/index.html.

[2] HFEA (2016) Fertility treatment in 2014. Trends and figures. www.hfea.gov.uk

[3] Calhaz-Jorge C, de Geyter C, Kupka MS, et al. Assisted reproductive technology in Europe, 2012: results generated from European registers by ESHRE. Human Reproduction. 2016;31(8):1638-1652.

[4] Pecks U, Maass N, Neulen J. Eizellspende – ein Risikofaktor für Schwangerschaftshochdruck. Deutsches Ärzteblatt. 2011;108(3):23-31.

[5] Savasi VM, Mandia L, Laoreti A, Cetin I. Maternal and fetal outcomes in oocyte donation pregnancies. Human Reproduction Update. 2016;22(5):620-633.

[6] Stoop D, Baumgarten M, Haentjens P, et al. Obstetric outcome in donor oocyte pregnancies : a matched-pair analysis. Reprod Biol Endocrinol. 2012;June 6;10:42. doi: 10.1186/1477-7827-19-42.

[7] Storgaard M, Loft A, Bergh C, et al. Obstetric and neonatal complications in pregnancies conceived after oocyte donation: a systematic review and meta-analysis. BJOG. 2016, doi: 10.1111/1471-0528.14257

[8] Thurin-Kiellberg A. Maternal and perinatal outcomes in oocyte donation pregnancies in Sweden 2003–2012. ESHRE Annual meeting 2015. Poster 588

[9] Van der Hoorn MLP, Lashley EELO, Bianchi DW, et al. Clinical and immunologic aspects of egg donation pregnancies: a systematic review. Hum Reprod. Update. 2010;16(6):704-712.

[10] Söderström-Anttila V. Pregnancy and child outcome after oocyte donation. Human Reprod. Update. 2001;7:28-32.

[11] Hagman A, Loft A, Wennerholm UB, et al. Obstetric and neonatal coutcome after oocyte donation in 106 women with Turner syndrome: a Nordic cohort study. Human Reproduction. 2013;28(6):1598-1609.

[12] Hagman A, Källen K, Bryman I, et al. Morbidity and mortality after childbirth in women with Turner karyotype. Human Reproduction. 2013;28(7):1961-1973.

[13] DIR. Deutsches IVF-Register. Jahrbuch 2015. Journal Reproduktionsmedizin und Endokrinologie. 2016;13(5):191-223.

[14] Youssef MA, van der Veen F, Al-Inany HG, et al. Gonadotropin-releasing hormone agonist versus HCG for oocyte triggering in antagonist assisted reproductive technology cycles. Cochrane Database Syst Rev. 2011;Jan 19(1):CD008046.

[15] Sahuquillo S, Meseguer M, Martinez A, et al. The incidence of minor and serious complications related to controlled ovarian stimulation and oocyte retrieval in oocyte donors. Abstract of the 27th Annual Meeting of ESHRE, Stockholm Sweden, 2011, 3 July–6 July, i57.

[16] Vercammen D, Stoop D, De Vos M, et al. Oocyte donation does not affect future reproductive outcome. A follow-up study. Abstract of the 27th Annual Meeting of ESHRE, Stockholm Sweden, 3 July–6 July, 2011, i262.

[17] Söderström-Anttila V, Miettinen A, Rotkirch A, et al. Short- and long-term health consequences and current satisfaction levels for altruistic anonymous, identity-release and knowns oocyte donors. Human Reproduction. 2016;31(3):597-606.

[18] Casey P, Readings J, Blake L, Jadva V, Golombok S. Child development and parent-child relationships in surrogacy, egg donation and donor insemination families at age 7. Abstracts of the 24th Annual Meeting of the ESHRE, Barcelona, Spain, 2009, 7–9 July.

[19] Golombok S, Jadva V, Lycett E, Murray C, MacCallum F. Families created by gamete donation: follow-up at age 2. Human Reproduction. 2005;20:286-293.

[20] Ilioi EC, Jadva V, Golombok S. A longitudinal study of families created by reproductive donation: Follow-up at adolescence. Fertil Steril. 2015;104(3):Supplement, September 2015, ASRM Abstracts. e26

[21] Casey P, Jadva V, Readings J, Blake L, Golombok S. Fathers in assisted reproduction families: quality of parenting, psychological well-being, and father-child relationship at age 7. Abstracts of the 27th Annual Meeting of the ESHRE, Stockholm, Sweden, 2011, 3–6 July.

[22] Jordan C, Belar C, Williams R. Anonymous oocyte donation: a follow-up analysis of donors' experiences. J Psychosom Obstet Gynecol. 2004;25:145-151.

[23] Schover L, Collins R, Quigley M, Blankstein J, Kanoti G. Psychological follow-up of women evaluated as oocyte donors. Human Reproduction. 1991;6:1487-1491.

[24] De Mouzon J, Shenfield F, Ruiz A, et al. Oocyte donors in Europe. Who are they? Abstract book ESHRE 2013 London, O-043; i18–i19.

[25] Pennings G, Shenfield F, de Mouzon J, et al. Reasons for donation among oocyte donors in 11 European countries. Abstract book, ESHRE 2013 London, O-044; i19.

[26] Purewal S, Akker van den OBA. Systematic review of oocyte donation: investigating attitudes, motivations and experiences. Hum Rep Update. 2009;15:499-515.

[27] Applegarth LD, Kaufman NL, Josephs-Sohan M, Christos PJ, Rosenwaks Z. Parental disclosure to offspring created with oocyte donation: intentions versus reality. Human Reproduction. 2016;31(8):1809-1815.

[28] Söderström-Anttila V, Sälvevaara M, Suikkari AM. Increasing openness in oocyte donation families regarding disclosure over 15 years. Human Reproduction. 2010;25(10):2535-2542.

[29] Blake L, Casey P, Readings J, Jadva V, Golombok S.Daddy ran out of tadpoles: how parents tell their children that they are donor conceived, and what their 7-year-olds understand. Human Reproduction. 2010;25(10):2527-2534.

[30] Max-Planck-Institut für ausländisches und internationales Strafrecht; (2007) http://www.mpicc.de/meddb/

[31] Schneider JP, Kramer W. Retrospective study of U.S. egg donors: risk, formed consent, anonymity, satisfaction & need for long-term follow-up: results & recommendations. 25th Annual Meeting ESHRE Amsterdam, June 30th, 2009.

[32] ESHRE Task Force on Ethics and Law. Gamete and embryo donation. Human Reproduction. 2002;17:1407-1408.

[33] Shenfield F, de Mouzon J, Pennings G ,et al. Cross border reproductive care in six European countries. Human Reproduction. 2010;25:1361-1368.

[34] Bundesärztekammer. Stellungnahme der zentralen Ethikkommission bei der Bundesärztekammer „Umgang mit medizinischen Angeboten im Ausland ethischer und rechtlicher Fragen des Medizintouristen". Deutsches Ärzteblatt. 2016;113(47):A2142.

[35] Tschudin S, Griesinger G. Leihmutterschaft. Gynäkologische Endokrinologie. 2012;10:135-138.

[36] ESHRE Task Force on Ethics and Law including de Wert G, Dondorp W, Pennings G, Shenfield F, Devroey P, Tarlatzis B, Barri P, Diedrich K. Intra-familial medically assisted reproduction. Hum Reprod. 2011;26(3):504-509.

[37] Söderström-Anttila V, Wennerholm UB, Loft A, et al. Surrogacy: outcomes for surrogate mothers, children and the resulting families – a systematic review. Human Reproduction Update. 2016;22(2):260-276.

[38] ESHRE Task Force on Ethics and Law 10 including Shenfield F, Pennings G, Cohen J, Devroey P, de Wert G, Tarlatzis B. Surrogacy. Hum Reprod. 2005;20:2705-2707.

[39] Jadva V, Blake L, Casey P, Golombok S. Surrogacy families 10 years on: relationship with the surrogate, decisions over disclosure and children´s understanding of their surrogacy origins. Hum Reprod. 2012;27;3008-3014.

[40] Jadva V, Imrie S. Children of surrogate mothers: psychological well-being, familiy relationships and experiences of surrogacy. Hum Reprod. 2014;29(1):90–96.
[41] van den Akker OB. Psychological trait and state characteristics, social support and attitudes to the surrogate pregnancy and baby. Hum Reprod. 2007;22:2287-2295.
[42] Ethics Committee of the American Society for Reproductive Medicine. Consideration of the gestational carrier: a committee opinion. Fertil Steril. 2013;99:1838-1841.
[43] Gassner U, Kersten J, Krüger M, et al. Fortpflanzungsmedizingesetz Augsburg-Münchner-Entwurf (AME-FMedG) Mohr Siebeck, Tübingen, 2013.
[44] Deutscher Ethikrat. Deutscher Ethikrat empfiehlt gesetzliche Regelung der Spende und Adoption überzähliger Embryonen. 2016. http://www.ethikrat.org/dateien/pdf/stellungnahme-embryospende-embryoadoption-und-elterliche-verantwortung.pdf.

7 Pränatale Diagnostik bei Schwangerschaft über 40 Jahren

Ute Germer

7.1 Hintergrund

In Deutschland betrug im Jahr 2014 die Anzahl der Geburten von Frauen ab 40 Jahren 35.559 mit ansteigender Tendenz im Vergleich zu den Vorjahren (Statistisches Bundesamt), was etwa 5 % aller Entbindungen entspricht. Bei Schwangerschaften im fortgeschrittenen Lebensalter ergeben sich Komplikationen und Risiken durch häufigerer maternale Grunderkrankungen sowie die steigende Aneuploidie- und Mehrlingsrate. Darüber hinaus sind die Schwangerschaften häufiger von Aborten, Präeklampsie, Gestationsdiabetes sowie Mangelgeburten betroffen und werden häufiger per Sectio beendet. Einzeln betrachtet tritt jede der letztgenannten Komplikationen bei Schwangeren ab 40 Jahren jedoch maximal 1,5-fach bis doppelt so häufig auf als bei jüngeren Schwangeren. Auch weisen mehrere Untersuchungen auf eine mit dem Alter steigende Totgeburtenrate hin, was allerdings nicht unumstritten ist [1]. Die o. g. Komplikationen weisen einen linearen Zusammenhang mit dem maternalen Alter auf, sodass das kleinere Kollektiv von Frauen über 45 Jahren häufiger betroffen ist als die 35–40-Jährigen. Als zusätzlicher Risikofaktor für Schwangerschaftskomplikationen gilt der Einsatz reproduktionsmedizinischer Maßnahmen, mit deren Hilfe die Schwangerschaften bei Frauen über 40 Jahren oft erzielt werden. Zudem befinden sich die dazugehörigen werdenden Väter in der Regel in einem ebenfalls fortgeschrittenen Alter.

Das Management der betroffenen Schwangerschaften und die pränatale Überwachung sollten dem individuellen Risikoprofil angepasst werden. Da die Komplikationen eine Korrelation zum Gestationsalter haben, ist eine fokussierte Betreuung und Überwachung in Kooperation mit spezialisierten Pränatalmedizinern, Internisten und Perinatalzentren in Abhängigkeit vom Gestationsalter vorteilhaft. Schlussendlich verläuft die Mehrzahl der Schwangerschaften im fortgeschrittenen Alter erfreulicherweise komplikationsarm, so dass die Schwangeren nicht durch die Schilderung des Risikokataloges entmutigt werden müssen.

7.1.1 Maternales Erkrankungsrisiko

Das maternale Erkrankungsrisiko in der Gravidität betrifft in erster Linie eine Präeklampsie, die mit steigendem Alter gehäuft eintritt und die bei Mehrlingen sowie vorausgehender reproduktionsmedizinischer Behandlung noch häufiger ist. Durch

https://doi.org/10.1515/9783110522808-007

zusätzliche Risikofaktoren wie Adipositas, präexistente Hypertonie, Diabetes mellitus und Autoimmunerkrankungen mit Thrombophilie steigt die Komplikationsrate.

7.1.2 Erkrankungsrisiko für das Kind

Das Risiko einer Erkrankung für die Neugeborenen ergibt sich aus dem 3–4 %igen Hintergrundrisiko, das für die Gesamtbevölkerung gilt [2],[3]. Zusätzlich wird das Erkrankungsrisiko von individuellen Faktoren modifiziert, wie dem altersbedingten Aneuploidierisiko und seltener durch spezifische, hereditäre Erkrankungen oder teratogene Noxen. Andererseits können bleibende Handicaps durch eine Frühgeburtlichkeit auftreten, was den meisten werdenden Eltern weniger bewusst ist als das Trisomierisiko. Epidemiologische Studien belegen, dass nur etwa ein Fünftel der angeborenen Erkrankungen durch chromosomale Störungen verursacht werden [3] und die Ursachen der Erkrankungen bei Geburt in 79,8 % unbekannt bleiben. Unter den Anomalien mit bekannter Ätiologie werden 90,4 % durch die altersabhängigen Trisomien 21, 18 und 13 oder eine Monosomie X, strukturelle Chromosomenstörung oder monogenetische Erkrankung verursacht [4].

Betreffend die pränatale Überwachung liegt der Fokus am Ende des 1. Trimenons oder im frühen 2. Trimenon auf dem Ausschluss oder der Diagnose schwerwiegender fetaler Erkrankungen. Für die Schwangere über 40 Jahren betrifft das vornehmlich das Risiko für Trisomien. Im 2. Trimenon liegt der Schwerpunkt auf der Diagnose prognoserelevanter, fetaler Erkrankungen, die überwiegend unabhängig vom mütterlichen Alter auftreten. Für diese fetalen Erkrankungen ergibt sich im Kollektiv der älteren Schwangeren eine moderate Risikoerhöhung im Vergleich zur Normalbevölkerung aufgrund einer vorausgehenden reproduktionsmedizinischen Behandlung, bestehenden Adipositas [5] oder einer medikamentösen Belastung auf das 1,3 bis 2-fache bzw. bei präexistentem Diabetes mellitus auf das im Mittel 4-fache im Vergleich zur Allgemeinbevölkerung [6].

Dabei ist das Spektrum der angeborenen Erkrankungen weit und die Herzfehler stellen die größte Gruppe dar, die eine enge Assoziation mit Chromosomenstörungen haben. Daraus ergibt sich die Indikation zur weiterführenden Ultraschalldiagnostik und zur fetalen Echokardiographie bei den Schwangeren im fortgeschrittener Alter und Verzicht auf eine invasive Diagnostik.

Angesichts des großen Spektrums angeborener Erkrankungen, die überwiegend strukturelle Anomalien betreffen, ist die detaillierte Sonographie im Normalkollektiv mehr für die Detektion fetaler Erkrankungen geeignet als die Karyotypisierung oder der NIP-Test. Im Risikokollektiv für altersabhängige Trisomien steigt jedoch der Anteil der Trisomien, so dass die Schwangeren im fortgeschrittenen Alter mehr von den Screeningmethoden für Trisomien profitieren. Schlussendlich sind die detaillierte Ultraschalldiagnostik im 2. Trimenon und die Screeningtests für Trisomien keine Alternativen, sondern haben einen synergetischen Effekt hinsichtlich der pränatalen Diagnostik fetaler Erkrankungen.

Im 3. Trimenon zielt die pränatale Überwachung der Feten auf die Erkennung von Wachstumsstörungen, die oft mit plazentaren Funktionsstörungen einhergehen und die Überwachung gefährdeter Feten und Schwangerer für die Optimierung des Entbindungszeitpunktes. Jedoch manifestieren sich einige Fehlbildungen typischerweise erst im 3. Trimenon, wie Stenosen im Gastrointestinaltrakt, Tumoren, einige Vitien oder Gyrierungsstörungen, deren unspezifisches Symptom eine Polyhydramnie sein kann.

7.1.3 Outcome bei maternalem Alter über 44 Jahren

In einer aktuellen Kohortenstudie von der Charité Berlin [7] wurden die Schwangerschaftsverläufe von 186 Frauen im Alter von ≥ 45 Jahren aus einem Zeitraum von 10 Jahren mit denen einer Kohorte von 29-jährigen Frauen verglichen. Die Rate der Schwangerschaften nach künstlicher Befruchtung (34 % vs. 3 %), Mehrlingsschwangerschaften (16 % vs. 5 %) und Sectio caesarea (59 % vs. 29 %) waren signifikant höher in der Gruppe der Spätgebärenden. In der Studiengruppe war das Risiko für Frühgeburten (28 % vs. 11 %), Präeklampsie, Gestationsdiabetes und vorzeitigen Blasensprung ebenfalls erhöht.

Ähnliche Ergebnisse zeigte eine australische Studie in der 217 Frauen über 45 Jahren untersucht worden. Das Kollektiv repräsentierte nur 0,1 % aller Geburten im Gesamtkollektiv und wurde verglichen mit der Altersgruppe zwischen 30 und 34 Jahren [8]. Die Untersuchung belegte im Kollektiv der älteren Schwangeren eine höhere Rate von Gestationsdiabetes (OR 2,05), präpartalen Blutung (OR 1,89), Plazenta praevia (OR 4,88), Frühgeburten zwischen der 32.–36. SSW (OR 2,61), geringe Geburtsgewichte (≥ 2.500 g [OR 2,22]) und SGA (OR 1,53). Am deutlichsten war der Zusammenhang zwischen dem mütterlichen Alter und der Sectiorate bei Erstgebärenden (OR 8,24) sowie einer künstlichen Befruchtung (OR 5,75). Das geringe Geburtsgewicht betraf überwiegend Erstgebärende (OR 3,9), während die Frühgeburtlichkeit häufiger bei Erst- und Mehrgebärenden beobachtet wurde. Die Frühgeburtlichkeit betraf allerdings häufig Mehrlinge und Schwangerschaften nach vorausgehender extrakorporaler Befruchtung, unabhängig vom mütterlichen Alter.

Eine britische Studie [9] beschäftigt sich mit dem Outcome bei Schwangerschaften im mütterlichen Alter über 47 Jahren. Das Vergleichskollektiv entstammte der Normalbevölkerung. Die Ergebnisse der univariaten Analyse zeigten im Vergleich der Kollektive aus 233 und 454 Frauen, dass in der älteren Gruppe die Frauen mit Übergewicht (33 % gegenüber 23 %) oder Adipositas (23 % gegenüber 19 %), Erstparität (53 % gegenüber 44 %) sowie präexistierende Grunderkrankung (44 % gegenüber 28 %), Mehrlingen (18 % gegenüber 2 %) und vorausgehender künstlicher Befruchtung (78 % versus 4 %) häufiger waren. Auch hatten die älteren Frauen häufiger

Schwangerschaftskomplikationen, wie einen schwangerschaftsbedingten Bluthochdruck, Gestationsdiabetes, postpartale Hämorrhagie, Sectio caesarea, sowie iatrogene und spontane Frühgeburten. Nach Risikostratifizierung für demographische, medizinische Faktoren blieben jedoch lediglich die Mehrlingsschwangerschaft und eine vorausgehende künstliche Befruchtung als signifikante Einflussfaktoren für die Entstehung eines Gestationsdiabetes (OR 4,81), Entbindung per Kaiserschnitt (OR 2,78) und dem Aufenthalt auf einer Intensivstation (OR 33,53) übrig. Die Autoren kamen deshalb zu dem wichtigen Fazit, dass ältere Frauen größere Schwangerschaftsrisiken haben, diese jedoch überwiegend der höheren Mehrlingsrate und der künstlichen Befruchtung geschuldet sind.

7.1.4 Paternales Alter

Da Frauen mit zunehmendem Alter auch häufig ältere Partner haben, wurde der Zusammenhang von fortgeschrittenem väterlichen Alter und gesundheitlichen Risiken für deren Nachkommen untersucht. Einige Daten weisen [10] auf ein erhöhtes Risiko für Totgeburten, muskuloskeletale Syndrome, Gaumenspalten, akute lymphoplastische Leukämie und Retinopathie sowie Autismus und Schizophrenie hin. Auch könnte sich ein erhöhtes Risiko für genetisch bedingte Erkrankungen bei den Nachkommen ergeben.

In einer aktuellen epidemiologischen Studie [11] mit 1 Mio. Lebendgeburten wurde der Einfluss des väterlichen Alters auf das kindliche Erkrankungsrisiko untersucht, die initial einen Zusammenhang zeigte. Jedoch nivellierte sich durch die Berücksichtigung des mütterlichen Alters der Einfluss des väterlichen Alters auf das perinatale Outcome. Es zeigten sich weder vermehrt Präeklampsien, Frühgeburten oder intensivmedizinische Behandlung der Neugeborenen, noch fetale Wachstumsstörungen, kongenitale Anomalien oder genetische Erkrankung. Auch war in dem Kollektiv die bekannte Risikoerhöhung durch extrakorporale Befruchtung, die von 2,5 % der Väter über 60 Jahren in Anspruch genommen wurde, auf das perinatale Outcome in dem Kollektiv nicht nachweisbar.

Da das maternale Alter und andere Risikofaktoren einen wesentlich hören Einfluss auf kindliche Erkrankungen haben und die genannten Erkrankung in der pränatalen Ultraschalldiagnostik kaum bemerkbar sind, spielt das fortgeschrittene väterliche Alter für diese eine eher untergeordnete Rolle.

7.2 Überwachung im 1. Trimenon

Mit dem maternalen Alter steigt die Rate an Einnistungsstörung mit Extrauteringravidität und Frühabort an. So betragen die Raten ektoper Schwangerschaften und Spontanaborte in der Altersgruppe zwischen 35–44 Jahren 2,5 % und bis zu 40 % und steigen kontinuierlich in der Altersgruppe ab 44 Jahren auf 6,9 % und 60–65 % [12]. Häufigste Ursache der Spontanaborte im 1. Trimenon sind Chromosomenstörungen, die bei Untersuchungen des plazentaren Karyotyps nach Spontanaborten bei einem Drittel bis der Hälfte der Fälle [13] gefunden werden. Dieser Anteil steigt bei Frauen ≥ 40 Jahren auf 60,6 %. Unter den Aneuploidien sind am häufigsten mit 59,7 % Trisomien, 22 % Polyploiden, 7,5 % Monosomien, 7 % unbalanzierte, strukturelle Anomalien und 3,8 % multiple Aneuploidien [14].

Als Konsequenz empfiehlt es sich bei Schwangeren im fortgeschrittenen Alter in der Frühgravidität der frühzeitige Ausschluss einer Extrauteringravidität und eine engmaschigere Vitalitätskontrolle als die üblichen 4-wöchigen Intervalle. Da in der Frühgravidität ein breites Spektrum an Chromosomenstörungen vorhanden sein kann, die oft im NIP-Test nicht erfasst werden, ist aus Kosten- und Nutzen-Erwägungen die Veranlassung des NIP-Tests nach Vitalitätskontrolle in der vollendeten 11. SSW und Kontrolle der fetalen Anatomie bzw. im Anschluss an das ETS vorteilhaft.

Auch Plazentationsstörungen wie die Plazenta praevia finden sich bei Frauen über 40 Jahren zehnmal häufiger mit einer Häufigkeit von 0,25 % [15], die allerdings im fortgeschrittenen GA zuverlässiger diagnostizierbar ist.

7.2.1 Aneuploidierisiko

Alle unten genannten Risikoangaben in diesem Kapitel sind als auf- und abgerundete Näherungswerte zu betrachten und sollen der pragmatischen Beratung dienen. Exakte Zahlen können Risikotabellen entnommen werden [16].

Die Bestimmung des altersabhängigen Risikos für die Trisomie 21 beruht auf epidemiologischen Daten aus den 70er-Jahren vor Einführung des Screenings. Dieses liegt für eine 40jährige Schwangere bei Entbindung bei etwa 1 % für die Trisomie 21 und 0,2 % für die Trisomie 18 und steigt für eine 45jährige auf 5 % für die Trisomie 21. Wegen der etwa 40 %igen Abort- bzw. IUFT Rate bei Feten mit Trisomie 21 und etwa 80 %igen Abort- bzw. IUFT Rate bei Trisomie 18 jenseits der 11. SSW ist die Prävalenz der Trisomien am Ende des 1. Trimenons relevant höher. Nach allgemeinem Konsens besteht eine Indikation zur Karyotypisierung bei Frauen ab 35 Jahren. Als Methoden stehen mit ähnlichem Abortrisiko von ca. 1:100–1:200 die Chorionzottenbiopsie in der 11.–13. SSW oder die Amniozentese ab 15+0 SSW zum Ausschluss bzw. der pränatalen Diagnose einer Aneuploidie zur Verfügung [17], bei der es sich in Dreiviertel der Fälle um Trisomie 21, 18 und 13 oder Monosomie X handelte.

Da ein relevanter Anteil der Schwangerschaften bei Frauen über 40 Jahre mittels extrakorporaler Befruchtung herbeigeführt wird, besteht hierbei die Möglichkeit der Präimplantationsdiagnostik (PID) betreffend die Aneuploidien. Die Studien belegen im Kollektiv der älteren Schwangeren dabei eine extrem hohe Aneuploidierate bei den Blastozysten. Durch den Transfer euploider Blastozysten kann die Abortrate gesenkt und die Schwangerschaftsrate verbessert werden [18]. Eine vorausgehende PID sollte in die Kalkulation des Aneuploidierisikos in der Schwangerschaft einfließen, wobei auch die 5 %ige Fehlerrate der PID wegen möglicher Mosaike in der Blastozyste zu berücksichtigen ist.

Die Hemmschwelle eine abortbehaftete invasive Diagnostik in Anspruch zu nehmen ist im Laufe der beiden letzten Dekaden gestiegen, so dass die Mehrheit der Schwangeren auf eine invasive Diagnostik verzichtet. Obwohl der Anteil der Schwangeren im fortgeschrittenen Alter über 35 Jahren bei 21 % liegt, ist die Rate der invasiven Eingriffe von 10 % im Jahr 2000 auf inzwischen 1,4 % im Jahr 2014 gesunken, so dass auch im Kollektiv über 35 Jahren in 2014 lediglich 4,7 % eine Amniozentese durchführen ließen (Bayerische Arbeitsgemeinschaft für Qualitätssicherung in der stationären Versorgung). Inwiefern dieser Effekt auf die Verbreitung des ETS zurückzuführen ist oder auf die höhere Akzeptanz von Kindern mit Trisomie 21 ist spekulativ, da auch nur ein Drittel der Risikoschwangeren einen ETS und mit steigender Tendenz ca. 5–8 % einen NIPT durchführen lassen. Die Zurückhaltung gegenüber einer invasiven Diagnostik ist bei Schwangeren nach reproduktionsmedizinischen Maßnahmen oder Mehrlingen besonders ausgeprägt.

7.2.2 Spektrum der Chromosomenstörungen

Bei der Aufklärung über das altersabhängige Trisomierisiko wird dieses oft gleichgesetzt mit dem Risiko für Trisomie 21, während das Risiko für andere Chromosomenstörungen, wie der Trisomie 18, im Hintergrund bleibt. Insbesondere beim Trisomiescreening im 1. Trimenon, sollte die höhere Prävalenz letaler Trisomien zu Beginn der Schwangerschaft bedacht werden. Die Feten mit Trisomie 18 weisen zwar eine hohe Spontanabortrate bis zum 2. Trimenon auf, jedoch wird ein gewisser Anteil erst durch das Auftreten einer Wachstumsretardierung oder den Nachweis multipler Anomalien im Zweittrimesterultraschall diagnostiziert. Hierauf sollte bei Verzicht auf ein Trisomiescreening im 1. Trimenon hingewiesen werden.

Bei der pränatalen Karyotypisierung ergibt sich ein großes Spektrum verschiedener Chromosomenstörungen, das bei zusätzlicher Untersuchung der chromosomalen Feinstruktur noch größer wird. Zudem können diverse Genmutationen nur durch eine gezielte molekulargenetische Untersuchung diagnostiziert werden. Aus methodischen Gründen werden in dem NIP-Test nur die Trisomie 21, 18 und 13 sowie numerische Störungen der Geschlechtschromosomen untersucht, die zusammen 70 % aller pränatalen Chromosomenstörungen verursachen [19]. Somit können etwa 25–30 % der angeborenen Chromosomenstörungen durch die aktuellen NIP-Tests nicht erfasst werden [20]. Mittlerweile werden jedoch auch Genmutationen wie CATCH 22 kommerziell im NIP-Test angeboten.

7.2.3 Screeningmethoden

Unter den Screeningtests erwies sich der kombinierte Ersttrimestertest mit Messung der Nackentransparenz und den Serumbiochemieparametern Beta-hCG und dem *pregnancy associated plasma protein* A (PappA) den anderen, rein biochemischen Tests, wie dem Triple und dem Quadrupletest als überlegen. Neben einer hohen Sensitivität von 87 % und einer akzeptablen Falschpositivrate von 5 % für die Trisomie 21 [21],[22] können im Rahmen der Ultraschalluntersuchung auch schwerwiegende, nicht chromosomal bedingte fetale Fehlbildungen, wie eine Anencephalie oder ein Bauchwanddefekt, erkannt werden. Dieser Vorteil des ETS setzt jedoch Fertigkeiten und Qualifikation auf Seiten des Untersuchers voraus und ist zeitintensiv. Dieses stellt die Limitation des ETS als Screeningtest dar, der zudem an das Zeitfenster zwischen 11.–13. SSW gebunden ist. Im Falle auffälliger Ultraschallbefunde oder eines erhöhten Trisomierisikos über 1:150–1:300 ergibt sich die Indikation zur invasiven Diagnostik. Aufgrund des frühen Gestationsalters erfolgt dann eher eine Chorionzottenbiopsie (CVS) in der 11.–13. SSW zur zeitnahen Karyotypisierung, auch wenn diese eine mit 3 % höherer Rate an Mosaikbefunden aufweist als die aus Amnionzellen. Aufgrund des frühen Gestationsalters ist der Anteil an Aneuploidien, insbesondere der Trisomie 18, mit meist letaler Prognose dabei hoch.

Infolge der enormen Fortschritte in der Molekulargenetik ist seit dem Jahr 2010 der *nicht invasive-pränatal-Test* (NIPT) kommerziell verfügbar. Grundlage ist der etwa 10 %ige Anteil von plazentarer DNA im mütterlichen Serum. In Abhängigkeit von der Methode wird diese insgesamt oder spezifische Anteile von Chromosom 21, 13 und 18 sowie den Geschlechtschromosomen mittels PCR amplifiziert und deren Mengenverhältnis bestimmt. Schlussendlich resultiert ein Z-Score als statistisches Ergebnis. Die derzeit verfügbaren NIP-Tests weisen eine Falschpositivrate von 0,1 % und eine Entdeckungsrate für Trisomie 21 von 99 % auf [23], so dass der NIP-Test als Alternative zum Ersttrimesterscreening oder der Amniozentese aus Altersindikation diskutiert wird. In einigen westlichen Ländern ist er bereits Bestandteil der regulären Mutterschaftsvorsorge, wo er im Rahmen eines sogenannten Kontingentscreenings angeboten wird. In der Schweiz wird er beispielsweise im Kollektiv mit einem mittleren Risiko für Trisomien (1:100–1:1000) nach vorausgehendem ETS angeboten. In Dänemark [24] wird er offeriert, wenn ein Risikomerkmal für Trisomien wie fortgeschrittenes Alter, Trisomierisiko > 1:300 oder Serum-PappA < 0,2 MOM vorliegt. Darüber hinaus können alle Schwangeren inklusive derjenigen mit geringem Trisomierisiko analog zu der Situation in Deutschland den NIP-Test als Selbstzahler durchführen lassen.

Unter Pränatalmedizinern besteht der allgemeine Konsens, dass der Nachweis einer fetalen Fehlbildung oder eines hohen Trisomierisikos (≥ 1:100) im ETS weiterhin eine Indikation zur invasiven Diagnostik mit Karyotypisierung darstellt. Die Begründung liegt in dem gehäuften Auftreten anderer Chromosomenstörungen als den Trisomien, Genmutationen und Mikrodeletionen in diesem Kollektiv. Uneinigkeit herrscht über die Indikation zur pränatalen Array-CGH, deren Kosten von den gesetzlichen Krankenkassen in Deutschland oft nicht übernommen werden.

Bezüglich der Trisomie 18 und 13 sind die Entdeckungsraten im NIP-Test mit 96 % bzw. 91 % geringer und die Testpositivraten höher, was insbesondere auch die numerische Abweichung der Geschlechtschromosomen und Trisomie 21 bei Gemini betrifft [25]. Ursache ist vermutlich das Vorhandensein plazentarer Mosaikbefunde. Da es sich bei dem NIP-Test nicht um die Diagnose einer fetalen Chromosomenstörung handelt, sondern um die Untersuchung plazentarer DNA-Anteile, müssen positive Befunde mittels Amniozentese abgeklärt werden. Letzteres gilt insbesondere bei sonoanatomisch unauffälligen Feten und Aneuploidieverdacht im NIPT. Bei sonographischem Nachweis typischer Fehlbildungsmuster für letale Trisomien oder Triploidie kann am Ende des 1. Trimenons auch eine Chorionzottenbiopsie zur Karyotypisierung erfolgen.

7.2.4 Beratung einer 40-Jährigen über das Erkrankungsrisiko für den Feten

Hier sei angemerkt, dass seit dem Jahr 2012 die fachgebundene genetische Beratung, die einer Zulassung durch die Ärztekammer bedarf, Voraussetzung für die Durchführung genetischer Untersuchungen ist.

Wichtige Fragen für die Beratung betreffen eine familiäre Belastung oder Eigenanamnese mit angeborenen Erkrankungen, Chromosomenstörungen, Verwandtenehe, in-vitro-Fertilisation mit ICSI, Eizellspende oder Präimplantationsdiagnostik (PID) und eine medikamentöse Belastung sowie der Verlauf vorausgehender Schwangerschaften. Grundsätzlich ist die persönliche Sichtung von vorausgehenden humangenetischen Untersuchungsbefunden vorteilhaft, da die komplexen Untersuchungsbefunde den Paaren oft nicht umfänglich erinnerlich sind.

Die Rate angeborener Erkrankungen beträgt 3–4 % und das Risiko der Trisomie 21 bei einer 40-Jährigen in der 12. SSW 1:80, das sich für eine 45-Jährige auf 1:20 steigert. Dabei ist der Anteil von Schwangerschaften mit Aneuploidien und insbesondere der Trisomie 18 im 1. Trimenon relevant höher als im fortgeschrittenen Gestationsalter oder bei Entbindung.

Wenn die Schwangerschaft nach Eizellspende eingetreten ist, bezieht sich das Trisomierisiko auf das Alter der Eizellspenderin, das den Paaren meist nicht exakt bekannt ist. Angesichts der höheren Schwangerschaftsraten bei jungen Eizellspenderinnen wird im Allgemeinen ein Alter unter 30 Jahren mit einem Trisomierisiko von maximal 1:650 angenommen, das der Inzidenz der Trisomie 21 in der Allgemeinbevölkerung entspricht.

Geht eine PID voraus, ist deren Indikation oft eine bekannte, autosomal rezessive Erkrankung, von der ein Kind des Paares betroffen ist, oder eine balanzierte Translokation bei einem Elternteil. In diesem Zusammenhang sollte geklärt werden ob zusätzlich eine Trisomiediagnostik im Rahmen der PID erfolgt ist.

Wenn die Schwangere eine definitive Abklärung des Karyotyps wünscht, können Chorionzottenbiopsie (CVS) und Amniozentese als Alternativen diskutiert werden. Vorteil der CVS ist die frühere Diagnose und ihr Nachteil der 3 %ige Anteil an Mosaikbefunden, der in Amnionzellen geringer ist. Von daher ist zur Karyotypisierung bei auffälligem Ultraschallbefund in der Frühgravidität oder auffälligem ETS die CVS vorteilhafter und bei unauffälligem Ultraschallbefund die Amniozentese.

Wenn die Schwangere sich für ein Trisomiescreening entscheidet, müssen Vor- und Nachteile des ETS gegenüber dem NIPT abgewogen werden, wobei beide Untersuchungsmethoden keine Alternativen sind, da das Spektrum von diagnostizierbaren Erkrankungen nicht deckungsgleich ist. Ein pragmatisches Vorgehen unter Kosten-Nutzenaspekten wäre es initial ein ETS durchzuführen. Bei erhöhtem Trisomierisiko ≥ 1.100 oder sonographischen Auffälligkeiten eine CVS und bei einem intermediären Risiko von 1:100–1:1000 einen NIP-Test. In dem Kollektiv mit geringem Risiko wäre ein exspektatives Vorgehen mit detaillierter Organdiagnostik in der 20/21. SSW analog zu den anderen beiden Gruppen indiziert.

Für ein Hochrisikokollektiv, z. B. mit belasteter Anamnese kann eine detaillierte Ultraschalluntersuchung in der 12.–13. SSW erwogen werden. In Abhängigkeit vom Umfang der Untersuchung, der Geräteausstattung und der Qualifikation des Untersuchers kann im Rahmen einer detaillierten Ultraschalluntersuchung in dem Zeitraum die Hälfte aller relevanten Anomalien diagnostiziert werden. Dabei handelt es sich meist um schwerwiegende und oft mit chromosomalen Störungen einhergehende Erkrankungen mit oft letaler Prognose.

7.2.5 Beratung bei Mehrlingen

Laut statistischem Bundesamt [26] lag die Anzahl der Mehrlingsgeburten im Jahr 2017 bei 14.712 von denen der überwiegende Teil mit 98,0 % Zwillinge sind. Damit sind circa 3,7 % aller Lebendgeborenen Mehrlinge. Durch die Inanspruchnahme reproduktionsmedizinischer Maßnahmen und mit dem maternalen Alter steigt die Rate der Mehrlingsschwangerschaften. Dabei ist der Anteil der spontan entstandenen Zwillingsschwangerschaften wohl etwas höher als der nach reproduktionsmedizinischen Maßnahmen. Mehrlingsschwangerschaften weisen eine höhere Abortrate und perinatale Mortalität und Morbidität durch Frühgeburtlichkeit und Wachstumsretardierung auf und sind wesentlich häufiger kompliziert durch maternale Komplikationen wie Eklampsie und HELLP Syndrom. Von daher bedürfen sie grundsätzlich einer intensivierten Überwachung, für die das maternale Alter die geringere Rolle spielt.

Für den Schwangerschaftsverlauf und die Komplikationsrate sind Plazenta- und Eihautverhältnisse von wesentlicherer Bedeutung als das maternale Alter und das damit korrelierende Aneuploidierisiko. Da die Fehlbildungs-, Abort- IUFT- und Frühgeburtenrate bei monochorialen Mehrlingen relevant höher als bei dichorialen sind, hat die sonographische Bestimmung der Chorionizität relevanten Einfluss auf das

Management der Mehrlingsschwangerschaft. Zwei Drittel aller Zwillingsschwangerschaften sind dichorial und diamnial und sind mit steigendem maternalen Alter häufiger. Das andere Drittel sind monochoriale, meist diamniote Gemini, die auch nach Transfer eines einzelnen Embryos im Rahmen einer extrakorporalen Befruchtung entstehen können. Lediglich 1 % aller Mehrlingsschwangerschaften ist monochorial und monoamniot.

Die Eihaut- und Plazentaverhältnisse lassen sich in der Frühschwangerschaft mit hoher Zuverlässigkeit mittels Ultraschalldiagnostik bestimmen. In der 8.–10. SSW lassen sich bei Dichorionizität 2 getrennte Chorionhöhlen mit jeweils einem Embryo darstellen. Mit zunehmendem Wachstum nähern sich die Chorionhöhlen an, so dass die Chorion- und Amnionmembranen verschmelzen und eine Trennwand zwischen den Fruchthöhlen bilden. Ab der 11. SSW bis zum 2. Trimenon können entweder 2 Plazenten separat gelegen sein oder das sogenannte Lambda-Zeichen ist sonographisch durch das kielförmige Hineinragen von Chorion zwischen die beiden Chorionmembranen darstellbar (Abb. 7.1). Letzteres gilt als zuverlässiges Zeichen für Dichorionizität. Ab der 12. SSW lässt sich zudem das fetale Geschlecht anhand der Genitaltuberkel untersuchen, das bei Verschiedenheit die Dichorionizität belegt. In diesem Zusammenhang sei auf das Gendiagnostikgesetz hingewiesen, das eine Mitteilung über das fetale Geschlecht an die Schwangere vor der vollendeten 14. SSW bis auf Ausnahmen untersagt. Im fortgeschrittenen Gestationsalter ist die Zuordnung der Eihautverhältnisse durch die Annäherung der beiden Plazenten erschwert. Wenn beide Feten dasselbe Geschlecht aufweisen, kann die Zuordnung der Chorionizität im 2. Trimenon unzuverlässig sein.

In der 8.–10. SSW lässt sich bei Monochorionizität nur eine Chorionhöhle mit zwei Embryonen darstellen (Abb. 7.2). Die trennenden Amnionmembranen sind mit üblichen Ultraschallgeräten oft in der Frühgravidität nur mittels der höherfrequenten Vaginalsonde darstellbar. Monochoriale Gemini weisen eine wesentlich höhere Komplikationsrate im Vergleich zu dichorialen auf. Dies betrifft bereits im 1. Trimenon die

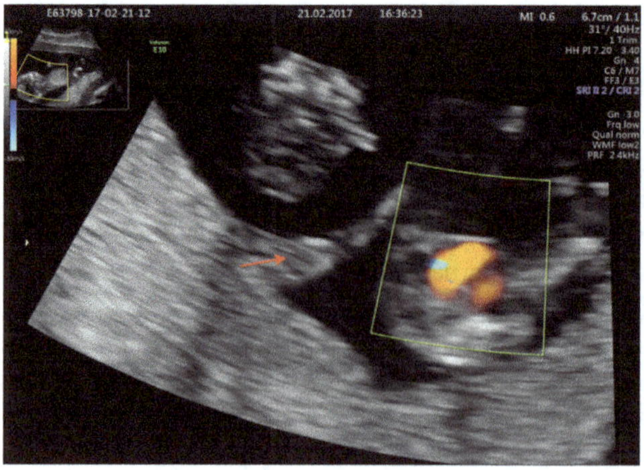

Abb. 7.1: Lambda-Sign bei dichorialer, diamnialer Geminigravidität. Das kielförmige Hineinragen der Plazenta zwischen die Fruchthöhlen ist durch einen Pfeil markiert.

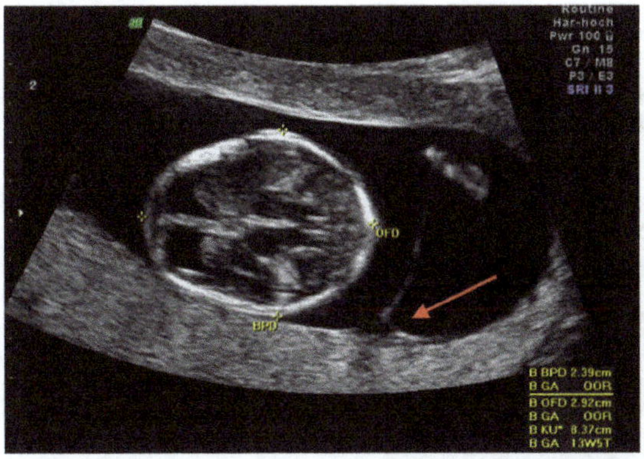

Abb. 7.2: T-sign bei monochorialen, diamnialen Gemini in 12+2 SSW. Die Trennwand mündet senkrecht auf der Plazentaoberfläche (siehe Pfeil).

mit 14 % hohe Abortrate. Als Ursache werden Transfusionssyndrome vermutet, die wesentliche Ursache auch für die schwerwiegenden Kreislauffunktionsstörungen im 2. Trimenon sind [27], von der ein Fünftel aller monochorialen Zwillingsschwangerschaften betroffen ist. In Abhängigkeit von deren Ausmaß kann die resultierende kardiale Belastung ein intrauteriner Fruchttod eines oder meist beider Feten bewirken. Zeitgleich wird die Schwangerschaft durch das Auftreten einer Polyhydramnie durch einen vorzeitigen Blasensprung oder Eröffnung der Cervix gefährdet. Da die Transfusionssyndrome in der Regel vor der 22. SSW eintreten, sind die Feten aufgrund der Unreife nicht überlebensfähig. Generell ist für die Beurteilung der Kreislaufverhältnisse bei monochorialen Zwillingen die Mitbetreuung durch einen spezialisierten Pränatalmediziner ab der 15.–17. SSW empfehlenswert.

Hinsichtlich der Beratung der werdenden Eltern über das *Trisomierisiko* ist die Kenntnis der Zygotie relevant, die indirekt aus den sonographisch erhobenen Plazentaverhältnissen (Abb. 7.1 und Abb. 7.2) abgeleitet werden kann. Dichoriale, diamniale Gemini sind in 90 % dizygot. Das altersabhängige Trisomierisiko verdoppelt sich in dem Fall korrelierend mit der Anzahl der Feten. Ergänzend sollte die 10 %ige Wahrscheinlichkeit der Monozygotie und Erkrankung beider Feten im Falle einer genetischen oder chromosomalen Störung Beachtung finden. Konkret bedeutet dies für eine 40jährige Schwangere mit einem Hintergrundrisiko von 1 %, dass ein 2 %iges Risiko für die Erkrankung eines der beiden Feten resultiert und ein 0,11 %iges Risiko für eine Trisomie beider Feten.

Monochoriale Zwillinge sind in der Regel monozygot und im Falle einer genetischen oder chromosomalen Störung beide betroffen. Konkret bedeutet dies für eine 40-jährige Schwangere ein 1 %iges Risiko für eine Trisomie von der beide Feten betroffen sind. In der Literatur wurden allerdings auch Ausnahmefälle von chromosomal diskordanten, monochorialen Gemini beschrieben.

Im Falle einer dichorialen Mehrlingsschwangerschaft kann durch den intrauterinen Fruchttod oder die häufige Polyhydramnie beim erkrankten Feten ein Spätabort oder eine Frühgeburt beider Feten resultieren (Abb. 7.3). Es besteht keine Möglich-

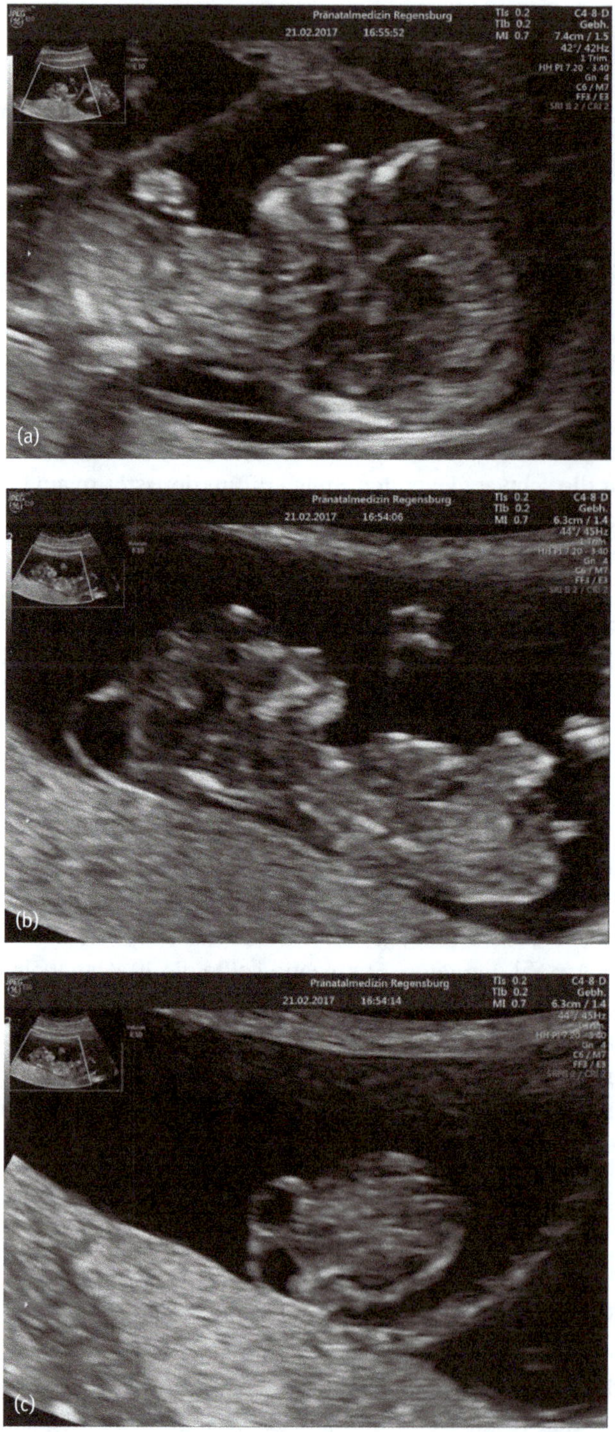

Abb. 7.3: Dichoriale, diamniale Gemini in 12+4 SSW mit einem gesunden Feten (a) und einem Feten mit Trisomie 18 (b). (a) Sagittalschnitt des Kopfes vom gesunden Feten. (b) Sagittalschnitt des erkrankten Feten mit Anencephalus und Omphalocele. (c) Querschnitt des Kopfes mit fehlender Darstellbarkeit von der Kalotte und der Falx bei Anencephalus.

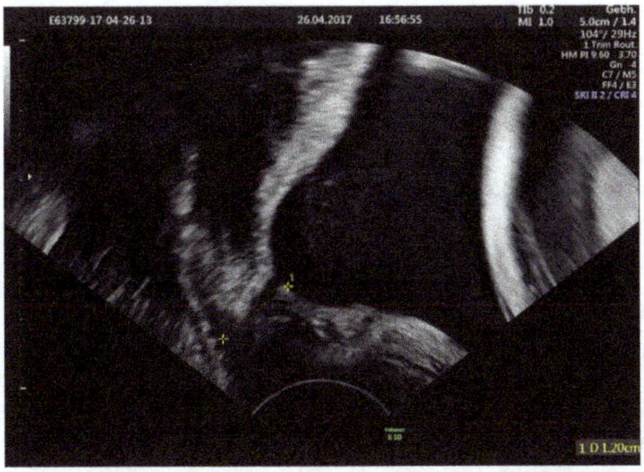

Abb. 7.4: Transvaginales Bild der Cervix bei dichorialen, diamnialen Gemini mit einem gesunden Feten und einem Feten mit Trisomie 18 in Polyhydramnie in 21+5 SSW. Die Messkaliper markieren die mit 12 mm deutlich verkürzte, funktionelle Cervixlänge.

keit einer Therapie der Chromosomenstörung, jedoch kann ein selektiver Fetozid zugunsten des Überlebens des gesunden Geminus diskutiert werden um die frühzeitige Cervixeröffnung (Abb. 7.4) mit hohem Abort- bzw. Frühgeburtenrisiko zu vermeiden. Darüber hinaus bestehen ernsthafte maternale Risiken bei ausgeprägte Polyhydramnie und Lageanomalie der oft retardierten Feten, die auch nach Eintritt eines intrauterinen Fruchttodes fortbestehen.

7.3 Überwachung im 2. Trimenon

7.3.1 Mutterschaftsrichtlinien

Laut den geltenden Mutterschaftsrichtlinien sind neben den drei Ultraschall-Screeninguntersuchungen weitere indikationsabhängige, sonographische Untersuchungen angezeigt. Dazu gehört die Kontrolle des fetalen Wachstums bei Schwangeren mit Erkrankung, die zu Entwicklungsstörung des Feten führen kann, oder der Verdacht auf eine Entwicklungsstörung des Feten aufgrund vorausgegangener Untersuchung sowie die Überwachen einer Mehrlingsschwangerschaft. Auch gehört die Abklärung oder das Überwachen von pathologischen Befunden, wie die Cervixmessung mittels Ultraschall, bei Verdacht oder eine bestehende Cervixinsuffizienz dazu.

Neben den Screeninguntersuchungen sehen die Mutterschaftsrichtlinien eine gezielte Ausschlussdiagnostik bei erhöhtem Risiko für Fehlbildungen oder Erkrankungen des Fetus aufgrund von

a. ultraschalldiagnostischen Hinweisen
b. laborchemischen Befunden
c. genetisch bedingten oder familiär gehäuften Erkrankungen oder Fehlbildungen in der Familienanamnese
d. teratogenen Noxen oder als Alternative zur invasiven pränatalen Diagnostik vor.

Auch im Risikokollektiv für Aneuploidie lässt mittlerweile nur ein kleiner Teil der Schwangeren eine invasive Diagnostik durchführen, so dass sich bei der Mehrheit der Schwangeren über 35 Jahren die letztgenannte Indikation zur weiterführenden Ultraschalldiagnostik oder Organdiagnostik im 2. Trimenon ergibt. Angesichts der erhöhten Rate adipöser Schwangeren, vorausgehender reproduktionsmedizinischer Maßnahmen oder einer medikamentösen Belastung, die als teratogene Noxe interpretiert werden können, ergeben sich zusätzliche Indikationen. Diese Indikation besteht auch wenn die im Screening geforderten Strukturen nicht darstellbar sind, was bei adipösen Schwangeren gehäuft vorkommt. Bezüglich Durchführung und Umfang dieser weiterführenden Ultraschalluntersuchung sind die Mindestanforderungen der Deutschen Gesellschaft für Ultraschall in der Medizin (DEGUM) [28] oder der internationalen Ultraschallgesellschaft (International Society of Ultrasound in Obstetrics and Gynecology, ISUOG) [29] zu empfehlen.

7.3.2 Hinweiszeichen für Trisomie 21 im 2. Trimenon

Das primäre Ziel der detaillierten Ultraschalluntersuchung im 2. Trimenon ist die Organdiagnostik. Sie behält aber einen Stellenwert in der Aneuploidiediagnostik bei Schwangeren ohne ETS, wegen der Falschnegativraten des ETS von 15–20 %, sowie der inkompletten Aneuploidie-Diagnostik des NIP-Tests.

Das ETS hat das Ziel die Rate der invasiven Diagnostik zu senken und das Gestationsalter bei Diagnose der Aneuploidie zu verringern. Die Erfahrung zeigt jedoch, dass bei einem Großteil der Betroffenen die Trisomie 21 erst im 2. oder teilweise im 3. Trimenon diagnostiziert wird. Im eigenen Risikokollektiv erfolgte die Diagnose der Trisomie 21 in der letzten Dekade bei 43 % der betroffen Schwangerschaften erst jenseits von 15+0 SSW. Die Gründe sind im häufigen Verzicht auf die Screeninguntersuchung im 1. Trimenon und die invasive Diagnostik zu finden, die auch das Risikokollektiv betreffen. Anderseits erwarten viele Schwangere von der detaillierten Ultraschalluntersuchung im 2. Trimenon, dass die Hinweiszeichen für die Trisomie 21 beim Feten bewertet werden. Aus diesem Grunde sollten diese nicht in Vergessenheit geraten, auch wenn ETS und NIPT eine bessere Testperformance für die Entdeckung der Trisomie 21 haben als die detaillierte Zweittrimestersonographie.

Bezüglich des individuellen Risikos der Trisomie 21 im 2. Trimenon ist wichtig ob und welche Screeninguntersuchung vorausgeht und welches Ergebnis sie erbrachte. Im FASTER-Trial wurde die Effektivität der Zweittrimestersonographie nach vorausgehendem Ersttrimester-Screening für Trisomien 21 evaluiert [30]. Die Studie ergab einen Anstieg der Entdeckungsraten für die Trisomie 21 um 10 % durch eine Zweittrimestersonographie im Anschluss an das kombinierte ETS, sodass durch das sequentielle Screening die Entdeckungsrate insgesamt auf 90 % gesteigert wurde. In dem Kollektiv war die verdickte Nackenfalte im 2. Trimenon der wichtigste Softmarker für die Trisomie 21. Ein bemerkenswertes Ergebnis war, dass die wenigsten Feten mit

Trisomie 21 nach falsch-negativem ETS strukturelle Anomalien aufwiesen, die in der Zweittrimestersonographie detektierbar gewesen wären.

In den letzten Dekaden sind zahlreiche sonographische Hinweiszeichen als sogenannte Softmarker für Trisomie 21 beschrieben worden, deren positiver Vorhersagewert sich im Normalkollektiv überwiegend relativiert hat, so dass bei Nachweis eines isolierten Markers im Kollektiv mit niedrigem Trisomierisiko keine Indikation für eine invasive Diagnostik besteht. Im Risikokollektiv der älteren Schwangeren gilt dies jedoch nicht und die Indikation für die invasive Diagnostik ist abhängig von den Ergebnissen vorausgehender Tests wie ETS oder NIP.

Zu den sonographischen Hinweiszeichen für die Trisomie 21 im 2. Trimenon gehören einerseits strukturelle Fehlbildung, wie Herzfehler (AV-Kanaldefekt [Abb. 7.5] oder Fallot'sche Tetralogie sowie linksventrikuläre Ausflusstraktanomalien), die Duodenalstenose, die sich häufig erst im späten 2. oder 3. Trimenon manifestiert oder eine milde Ventrikulomegalie. Andererseits existiert eine lange Liste teilweise transient auftretender Hinweiszeichen wie verdickte Nackenfalte (Abb. 7.6), Hydrops, hypoplastisches Nasenbein (Abb. 7.7 und Abb. 7.8), relativ kurze Femora oder Humeri, echogener Darm, echogener Papillarmuskel, Pyelektasie, weiter Iliacalwinkel,

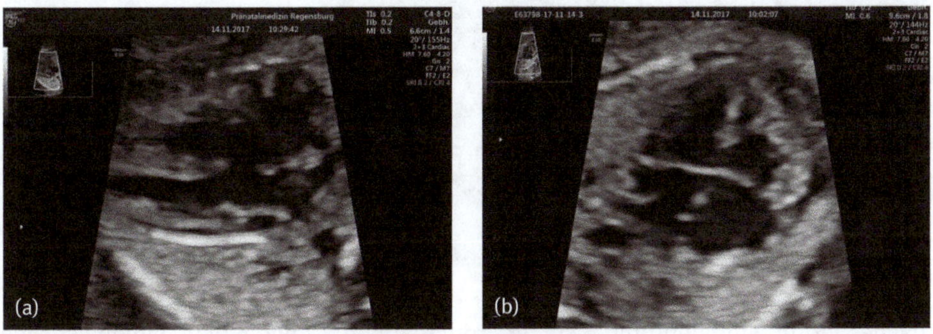

Abb. 7.5: Vierkammerblick mit AV-Kanaldefekt von einem Feten mit Trisomie 21 in 21+5 SSW; (a) mit geöffneter AV-Klappe, (b) mit geschlossener AV-Klappe.

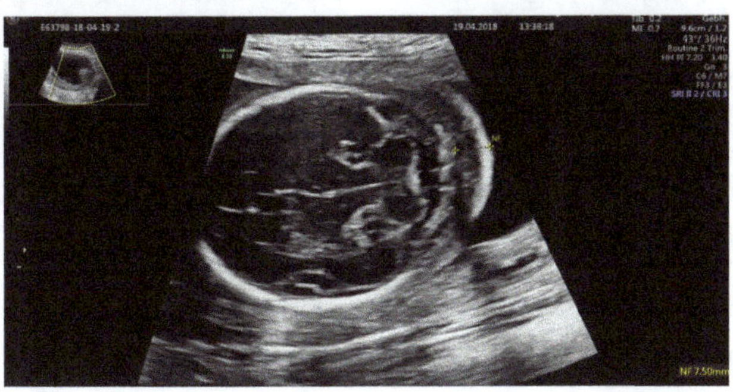

Abb. 7.6: Querschnitt eines fetalen Kopfes bei Trisomie 21 in 20+5 SSW. Die Messkaliper markieren die mit 7,5 mm von der Kalotte bis zur Hautoberfläche gemessene, verdickte Nackenfalte.

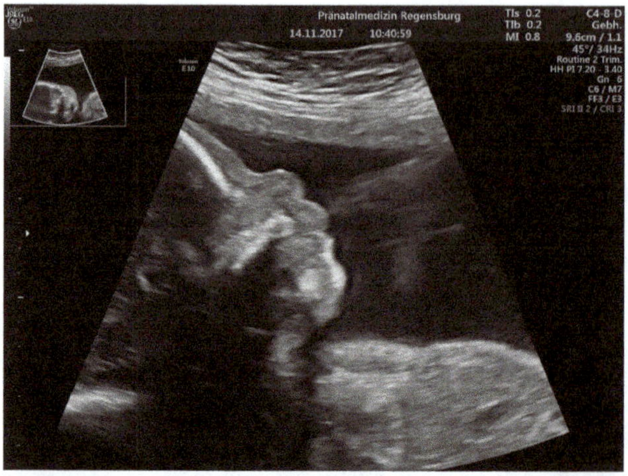

Abb. 7.7: Profil eines Feten in 21+5 SSW mit Trisomie 21 und fehlender Ossifikation des Nasenbeines.

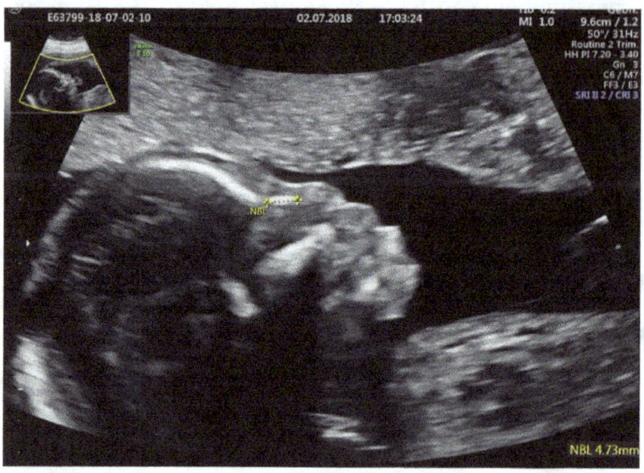

Abb. 7.8: Profil eines Feten in 20+1 SSW mit Trisomie 21, moderater mandibulärer Prognathie und unterdurchschnittlicher Nasenbeinlänge von 4,7 mm.

flaches Profil, Sandalenfurche, kurzer Frontallappen, Clinodaktylie, hypoplastische Mittelphalanx, Brachycephalie, kleine Ohren und kleines Cerebellum [31].

Die o. g. Softmarker sind im Normalkollektiv seltener als bei Feten mit einer Aneuploidie, betreffen aber in der Summe mit 10–15 % einen relevanten Anteil der Schwangerschaften. Beim Nachweis der Marker sind die Feten meistens gesund, während sie bei Vorliegen einer strukturellen Fehlbildung häufig eine Aneuploidie haben. Die Entdeckungsraten für Trisomie 21 im Zweittrimesterultraschall liegen zwischen 53 % und 93 % in Abhängigkeit vom Umfang der Untersuchung und insbesondere der Echokardiographie. Die Falschpositivrate ist mit 8–14 % hoch [32].

In den vergangenen Jahren wurden immer wieder neue Hinweiszeichen für die Trisomie 21 beschrieben, wie die aberrierende rechte Arteria subclavia (ARSA), die bei 25 % und das hypoplastische oder fehlende Nasenbein, das bei 43 % der Betroffenen nachweisbar ist. Darüber hinaus wurde die Häufigkeit bekannter Marker in größeren

Kollektiven analysiert und die verdickte Nackenfalte bei 16 %, die milde Pyelektasie bei 17 %, Herzfehler bei 41 % und extrakardiale Anomalien bei 24 % beschrieben [33].

Eine aktuellere Bewertung der Zweittrimestermarker für die Trisomie 21 im Rahmen einer Metaanalyse [34] weist auf hohe positive Vorhersagewerte für die Ventrikulomegalie, die verdickte Nackenfalte und die aberrierende rechte A. subclavia sowie das fehlende oder hypoplastische Nasenbein hin. Bei Nachweis eines der erstgenannten Marker steigert sich das Risiko für die Trisomie 21 um das 3,8-fache und beim hypoplastischen Nasenbein auf das 6,6-fache. Im Gegensatz dazu war der positive Vorhersagewert für Trisomie 21 bei hyperreflektivem Papillarmuskel, milder Hydronephrose, echogenem Darm und verkürzten Extremitätenlängen gering. Jedoch ist auch bei den neueren Markern, wie der ARSA und dem hypoplastischen Nasenbein der positive Vorhersagewert für Trisomie 21 wohl geringer als initial beschrieben.

Unabhängig vom Alter der Schwangeren gilt der Nachweis einer strukturellen Anomalie als Indikation für eine invasive Diagnostik zur Karyotypisierung. Bei Vorliegen eines isolierten Softmarker für Trisomie 21 kann auch im Kollektiv der älteren Schwangeren als alternatives Vorgehen die Durchführung des NIP-Tests erwogen werden. Allerdings können einige der o. g. Marker mit syndromalen Erkrankungen, Chromosomenstörungen oder genetischen Erkrankungen einhergehen, die im NIP-Test nicht erfasst werden. Bei Nachweis mehrerer subtiler Auffälligkeiten im Zweittrimesterultraschall ist deshalb die invasive Diagnostik zur Karyotypisierung im Kollektiv der älteren Schwangeren zu favorisieren.

7.3.3 Fetale Anomalien und maternale Adipositas

Im eigenen Risikokollektiv ist der Anteil der übergewichtigen oder adipösen Schwangeren in der 20.–22. SSW mit einem BMI von mindesten 25 mit 54 % hoch. Dabei steigt seit einer Dekade mehr das Ausmaß als der Anteil der Adipositas. Der Anteil der schweren Adipositas mit einem BM ≥ 35 hat sich von 2004 bis 2016 von 12 % auf 18 % und damit das Anderthalbfache erhöht. Ob es sich dabei um eine reale Zunahme der schweren Adipositas unter den Schwangeren handelt oder um eine vermehrte Zuweisung derselben lässt sich aus den Daten im Risikokollektiv nicht ableiten, epidemiologische Beobachtungen sprechen jedoch für eine generelle Zunahme der Adipositas.

Bei adipösen Schwangeren werden diverse Komplikationen gehäuft beschrieben wie Hypertonus, Diabetes mellitus, Thromboembolien und Hämorrhagien sub partu. Darüber hinaus gibt es eine positive Korrelation zwischen dem mütterlichen BMI und der perinatalen Mortalität mit einer erhöhten Rate an intrauterinen Fruchttoden, perinatalen und postnatalen Todesfällen [35], was die Erkennung von Warnsymptomen und ein prospektives Management in dem Risikokollektiv erfordert.

In einer großen Metaanalyse [5] wurde ein Zusammenhang diverser kindlicher Anomalien mit maternaler Adipositas (BMI ≤ 30) und Übergewicht (BMI 25–30) im Vergleich zu normalgewichtigen Mütter beschrieben. Dazu gehörten in erster Linie

Neuralrohrdefekte (OR 1,87), Spina bifida (OR 2,24), Hydrocephalus (OR 1,68) und anorektale Anomalien (OR 1,48). Aber auch kardiovaskuläre Anomalien (OR 1,30), Septumdefekte, faziale Spaltbildungen, wie Lippen-Kiefer-Gaumenspalten (OR 1,20) und Gaumenspalten (OR 1,23) sowie Reduktionsanomalien an Extremitäten (OR 1,34) wurden gehäuft beobachtet. Als mögliche Ursachen werden Glukosetoleranzstörung und relativer Folsäuremangel, aber auch eine geringere pränatale Entdeckungsrate von fetalen Anomalien diskutiert. Interessanterweise war die Häufigkeit der fetalen Gastroschisis bei maternaler Adipositas verringert (OR 0,17).

In der Gesamtbevölkerung dürfte bei Anstieg der Adipositas eine zunehmende Anzahl von Kindern von Fehlbildungen betroffen sein. Aufgrund der Assoziation fetaler Anomalien mit Adipositas, sollte mit den betroffenen Schwangeren deshalb die Möglichkeit der detaillierten Organdiagnostik im 2. Trimenon diskutiert werden.

Die Entdeckungsrate fetaler Anomalien ist bei Adipositas geringer. Dieses gilt gleichermaßen für die Standardsonographie als auch für die detaillierte Organdiagnostik. Letztere weist jedoch eine deutlich höhere Entdeckungsrate für fetale Anomalien auf. Während in der Standardsonographie die Entdeckungsrate fetaler Anomalien bei übergewichtigen Schwangeren bis zu einer Klasse III Adipositas (BMI ≥ 40) von 49 % auf 22 % sinkt, nimmt die Entdeckungsrate in der detaillierten Sonographie von 91 % auf 75 % ab [36]. Die Gründe für die geringere Entdeckungsrate von fetalen Anomalien bei Adipositas sind naheliegend. Zum einen ist die Qualität der Ultraschallbilder bei Adipositas geringer. Zum anderen lässt sich eine komplette Organdiagnostik in der 1. Sitzung bei 80,7 % der normalgewichtigen und nur bei 70,4 % der Frauen mit Adipositas durchführen [37]. Zusätzlichen Einfluss haben eine dorsoposteriore Lage des Feten, die Erfahrung des Untersuchers und die Beschaffenheit der Bauchdecke.

7.3.4 Ultraschalluntersuchung bei Adipositas

Für die praktische Durchführung der Ultraschalluntersuchung bei adipösen Schwangeren gibt es einige Möglichkeiten durch die Optimierung der Bedingung und der Geräteeinstellung eine hinreichende Bildgebung zu erzielen [38]. So sind der Einsatz von Sonden mit niedrigerer Frequenz, ein enges Bildfeld, *Harmonic Imaging* und *Compound Imaging* sowie ein *Speckle Reduction* Filter dienlich.

Auch können die Untersuchungsbedingungen durch eine optimale Lagerung der Schwangeren verbessert werden. Die Untersuchungsliege sollte möglichst waagerecht eingestellt werden damit der Oberkörper der Schwangeren in eine waagerechte Position kommt und die Bauchdecke nicht durch die Aufrichtung des Oberkörpers zusätzliche gestaucht wird. Jedoch kann in Rückenlage im fortgeschrittenen Schwangerschaftsalter ein Vena cava Syndrom oder bei schwerer Adipositas eine Dyspnoe provoziert werden.

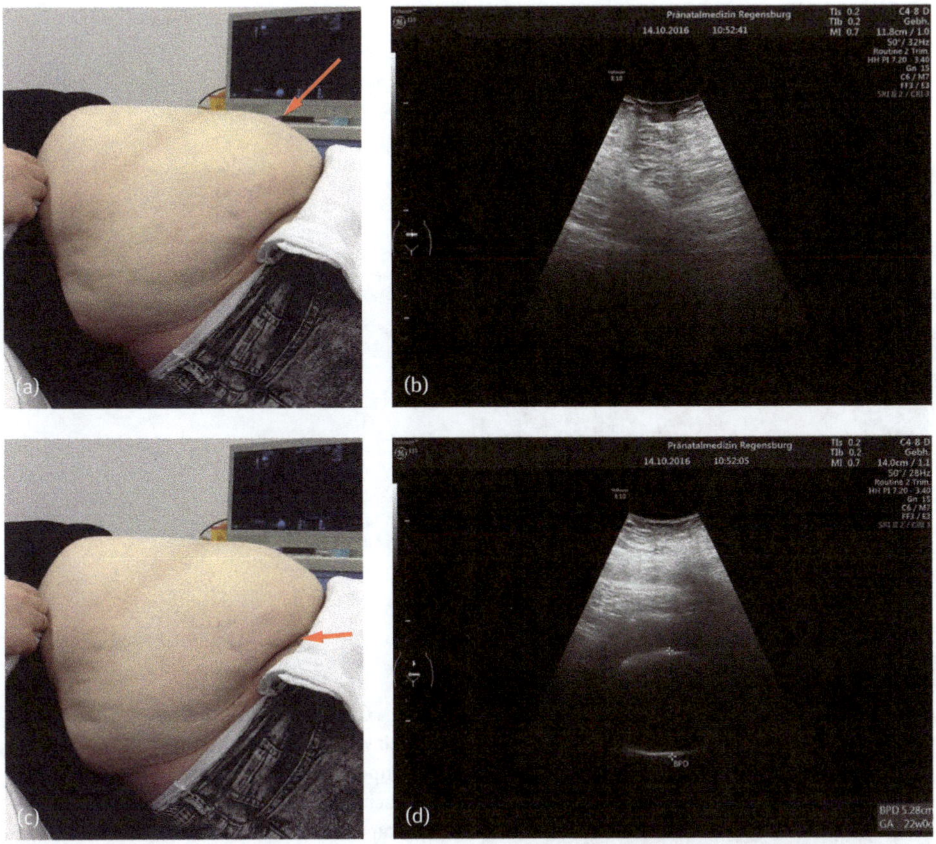

Abb. 7.9: (a) Adipöse Schwangere in Rückenlage in der 21. SSW. (b) Bei Positionierung der Sonde zwischen Nabel und Symphyse (s. Pfeil) sind auf dem Ultraschallbild wegen Schallabsorption keine fetalen Strukturen darstellbar. (c) Adipöse Schwangere in Rückenlage in der 21. SSW. Nutzung der akustischen Fenster am Nabel oder in der suprapubischen Hautfalte, die durch einen Pfeil markiert ist. (d) Bei suprabubischer Positionierung der Sonde ist der fetale Kopf auf dem Ultraschallbild darstellbar.

Es ergeben sich 3 natürliche Schallfenster: direkt oberhalb der Symphyse und am Nabel in Rückenlage (Abb. 7.9) oder in der Fossa Iliaca bei Seitenlagerung der Schwangeren (Abb. 7.10).

Die Positionierung der Schallsonde oberhalb der Symphyse kann durch die Hilfe der Schwangeren oder ihres Partners durch das Hochziehen der Fettschürze nach kranial erleichtert werden, da die Bauchdecke in der Hautfalte dünner ist. Durch eine Verringerung der Distanz zwischen Schallsonde und dem Feten kann der Untersucher eine bessere Bildqualität erzielen, was zusätzlich durch eine Kompression der Bauchdecke durch mäßigen Druck auf die Ultraschallsonde unterstützt werden kann. Für den Untersucher resultiert eine gewisse Anstrengung die mit Gel benetzte Sonde festzuhalten und ein relevant erhöhter Zeitaufwand, durch die verlängerte Untersu-

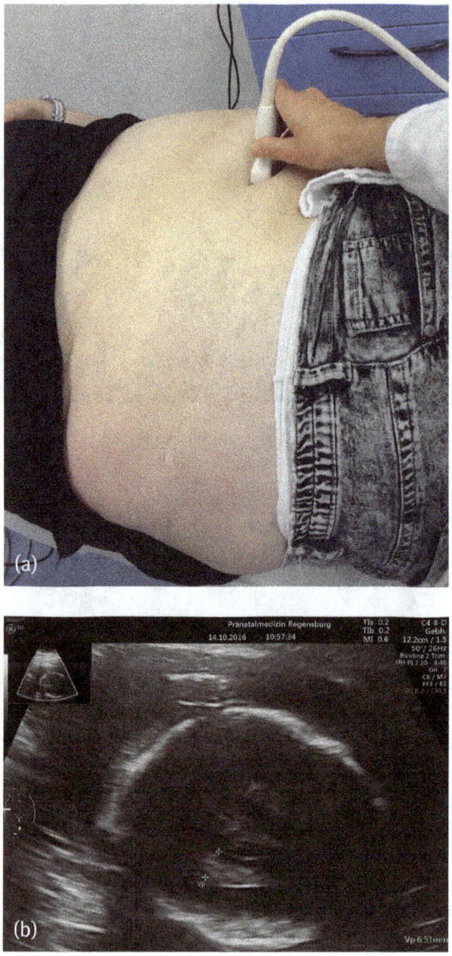

Abb. 7.10: (a) Adipöse Schwangere in Seitenlage mit waagerechtem Oberkörper. Durch die Sondenposition in der Fossa iliaca wird ein akustisches Fenster genutzt. (b) Durch Kompression der Bauchdecke verringert sich der Abstand von der Sonde zum Feten. Der fetale Kopf und Details werden auf dem Ultraschallbild sichtbar. Messkaliper markieren das Hinterhorn vom Seitenventrikels.

chungsdauer und Mehrfachuntersuchungen. Aufgrund des erhöhten Schwierigkeitsgrades empfiehlt sich die Zweittrimesteruntersuchung frühestens in die vollendete 21. SSW zu terminieren und eine vorherige Verifizierung des Gestationsalters anhand des Frühultraschalles.

7.4 Überwachung im 3. Trimenon

Das 3. Ultraschallscreening in der 28.–32. SSW zielt primär auf die Erkennung von Wachstumsstörungen als Hinweis für eine fetale Mangelversorgung. Seltener als im 2. Screening werden Hinweiszeichen für eine fetale Anomalie gefunden, die Anlass für eine weiterführende Ultraschalldiagnostik sind. Diese ist angesichts der höheren Inzidenz von fetalen Erkrankungen bei IUGR jedoch auch bei fetaler Wachstumsverzögerung indiziert. Die fetomaternale Doppleruntersuchung dient bei kleinen Feten zur Beurteilung der Plazentafunktion und der fetalen Versorgung und kann die Unterscheidung konstitutionell bedingt kleiner Feten von einer intrauterinen Wachstumsretardierung ermöglichen. Der Nachweis von Fehlbildungen oder einer Polyhydramnie bei retardierten Feten macht das Vorliegen einer fetalen Erkrankung, unabhängig von den Ergebnissen der Dopplersonographie, hochwahrscheinlich. Andererseits sind pathologische Dopplerparameter bei Feten ohne Fehlbildungen mit verringertem Bauchumfang und Extremitätenlängen fast beweisend für eine plazentare Funktionsstörung. Die Proportionen bei wachstumsretardierten Feten mit plazentaren Funktionsstörungen variieren in Abhängigkeit vom Manifestationsalter und dem Ausmaß der plazentaren Funktionsstörung. Bei früher Manifestation, die schon im 2. Trimenon beginnen kann, ist der Fet eher symmetrisch klein, während bei Spätmanifestation im letzten Trimenon der geringe Bauchumfang und/oder die geringe Extremitätenlänge, die mehr den Femur als andere Röhrenknochen betrifft, auffällt.

Trotz der wichtigen Rolle der Doppleruntersuchung ist die Berücksichtigung anamnestischer Faktoren (s. Tab. 7.1) für die Diagnose, die Einschätzung der Prognose und die Länge der Überwachungsintervalle essentiell.

Tab. 7.1: Checkliste für das Risiko von Eklampsie und IUGR.

- Maternales Alter und Erkrankungen, Medikamenteneinnahme
- Symptome einer Eklampsie
- Größe und Gewicht der werdenden Eltern
- Geburtsgewichte und Gestationsalter der vorherigen Kinder (Anmerkung: Frage nach dem Kindsvater, der bei Mehrgebärenden nicht selten variiert)
- Verlauf vorheriger Schwangerschaft und Wochenbett (Eklampsie, HELLP, Thromboembolien, Totgeburten, Aborte)
- Kontrolle des Gestationsalters anhand des Frühultraschalles oder des Ersttrimesterscreenings. Konzeptionstermin nach reproduktionsmedizinischer Behandlung. Biometriewerte im 1. (ETS) und 2. Trimenon (Größe des Kleinhirnes)

7.4.1 Intrauterine Wachstumsretardierung

Grundsätzlich muss zwischen konstitutionell bedingt kleinen Feten, oft synonym *Small for Gestational Age* (SGA) Feten genannt, und intrauteriner Wachstumsretardierung (IUGR) unterschieden werden [39]. Bei einer IUGR erreicht der Fet sein genetisch vorgegebenes Wachstumspotenzial aufgrund einer zugrunde liegenden Pathologie nicht und ist von einer höheren perinatalen Morbidität und Mortalität betroffen. Die Diagnose SGA beschreibt ein Gewicht am unteren Ende der Normalverteilung und die betroffenen Feten haben ein normales Outcome. Jedoch weisen auch SGA Feten mit einem Wachstum unter der 3. Perzentile eine signifikant höhere perinatale Mortalität und Morbidität auf.

SGA haben ein fetales Schätzgewicht oder Geburtsgewicht unter der 10. Perzentile, während IUGR Feten am geringen Gewicht und anhand zusätzlicher Auffälligkeiten (pathologische Dopplersonographie, Oligohydramnie, fehlendes Intervallwachstum, Schätzgewicht ≥ 3. Perzentile) identifiziert werden. In Abhängigkeit vom Gestationsalter wird zwischen einer frühen (< 34. SSW) und einer späten (≥ 34. SSW) IUGR unterschieden. Von IUGR sind ungefähr 5–10 % aller Schwangerschaften betroffen [40]. Ursachen können mütterlichen, plazentaren und fetalen Ursprungs sein.

Entsprechend der Leitlinien der Deutschen Gesellschaft für Gynäkologie und Geburtshilfe (AWMF Register Nummer 015/080) sollen alle Schwangeren nach potentiellen Risikofaktoren für das Auftreten einer Wachstumsretardierung evaluiert werden. Als Risikofaktoren für die Entstehung einer IUGR gelten neben den anamnestischen Risikofaktoren und präexistenten Erkrankung auch das maternale Alter über 35 bzw. 40 Jahren [41] und ein erhöhter BMI [42]. Die Diagnose einer IUGR soll mithilfe anamnestischer Angaben, klinischer Untersuchung und apparativer Diagnostik erfolgen. Die Mehrzahl der IUGR wird pränatal nicht entdeckt und hat ein 8-faches Risiko für einen intrauterinen Fruchttod [43].

7.4.2 Überwachungsmethoden bei Verdacht auf Wachstumsstörung

Bei klinischen Auffälligkeiten soll zur Abklärung eine Ultraschallbiometrie erfolgen. Zur Bewertung der gestationsaltersabhängigen Messparameter ist eine Überprüfung des Gestationsalters anhand der biometrischen Parameter aus dem 1. Trimenon erforderlich, sofern der Konzeptionstermin nicht aufgrund einer reproduktionsmedizinischen Maßnahme bekannt ist.

Insbesondere die Ultraschalluntersuchung im 3. Trimenon, die zwischen 28+0 und 31+6 SSW vorgesehen ist, dient der Erkennung einer fetalen Wachstumsstörung. Anamnestische Risikofaktoren oder Auffälligkeiten bei der Zweittrimesteruntersuchung können Anlass zur früheren Biometrie und Kontrolle der Dopplerparameter sein. Hinweiszeichen für eine Plazentafunktionsstörung sind eine belastete Anamnese, ein niedriger Serum-PappA Spiegel im Rahmen des ETS, ein relativ kurzer Femur im Zweittrimesterultraschall sowie erhöhte uterine Dopplerindizes im 2. Trimenon. Im 3. Trimenon gilt neben dem Schätzgewicht der fetale Abdomenumfang als wichtigster Indikator für eine IUGR. Auch eine Kopf-Thorax-Diskrepanz kann ein Hinweis auf das Vorliegen einer IUGR sein.

Für die Berechnung des Schätzgewichtes existieren zahlreiche Schätzformeln, wobei die Gewichtsformel nach Hadlock international weit verbreitet ist. Die Beurteilung des Schätzgewichtes sollte die elterliche Konstitution berücksichtigen. Durch die Einhaltung eines Mindestintervalls von 2 Wochen bis zur Verlaufskontrolle des fetalen Wachstums verringert sich der methodische Messfehler [44].

Bei einem fetalen Schätzgewicht unter der 10. Perzentile ist eine detaillierte Ultraschalldiagnostik indiziert, da ein großes Spektrum verschiedener Erkrankungen mit IUGR einhergeht. Dies gilt insbesondere bei früher Wachstumsretardierung um strukturelle Auffälligkeiten, die Hinweis für eine chromosomale oder genetische Erkrankung sein können, auszuschließen oder zu diagnostizieren.

IUGR ist assoziiert mit einer reduzierten Fruchtwassermenge, so dass die Beurteilung der Fruchtwassermenge im Rahmen der Abklärung einer möglichen IUGR erfolgt. Jedoch weisen viele IUGR eine normale Fruchtwassermenge auf, so dass diese nur im Kontext mit anderen Überwachungsparametern zu bewerten ist. Methodisch scheint die Bestimmung des tiefsten Depots dabei eine geringere Falschpositivrate als der Amnionfluidindex zu haben [45].

Bei Verdacht auf IUGR ist gemäß den Mutterschaftsrichtlinien die Durchführung einer Dopplersonographie indiziert. Die Dopplersonographie trägt einerseits zur Unterscheidung einer SGA und IUGR bei und dient darüber hinaus zur Überwachung des IUGR Feten. Jenseits der 23. SSW lassen erhöhte Gefäßwiderstände in den uterinen Gefäßen das Vorliegen einer Plazentainsuffizienz als Ursache der IUGR vermuten. Die Kontrolle der umbilikalen, cerebralen und venösen fetalen Flussparameter erlaubt das Ausmaß der fetalen Minderversorgung und Gefährdung abzuschätzen. Die Festlegung des individuellen Managements sowie Ausmaß und Umfang der fetalen Überwachung erfordern, insbesondere im Falle einer frühen IUGR, vom Untersucher eine spezielle Qualifikation und Erfahrung in der Pränatalmedizin. Konsensusbasierte Empfehlungen sind in der Leitlinie für die Intrauterine Wachstumsretardierung festgelegt [46] und gelten unabhängig vom maternalen Alter. Darüber geht die Plazentainsuffizienz häufig mit einer maternalen Präeklampsie einher, so dass die Überwachung der Schwangeren diesbezüglich intensiviert werden muss.

Die Dopplersonographie der Aa. uterinae kann im 1. und 2. Trimenon als Screeningmethode für IUGR eingesetzt werden, ist jedoch auch geeignet um im letzten Trimenon den SGA vom gefährdeten IUGR Feten zu unterscheiden. Am Ende des letzten Trimenons kann bei Verdacht auf eine späte IUGR durch die zusätzliche Messung der Blutflussprofile in der Arteria cerebri media die Bestimmung der cerebroplazentaren Ratio (CPR) dienlich sein, da die A. umbilikalis oftmals normale Werte aufweist [47].

Das Kardiotokogramm (CTG) hat eine bekanntermaßen hohe falsch positiv Rate für die Prädiktion eines schlechten Outcomes und kann eher akute hypoxische Zustände als chronische Verläufe detektieren. Demgemäß hilft es weniger bei der Abklärung einer IUGR und mehr in der Bewertung des aktuellen Versorgungszustandes.

Feten mit Intrauteriner Wachstumsretardierung bei Plazentainsuffizienz haben ein höheres Risiko für eine Totgeburt. Jedoch betrifft die Hälfte der Totgeburten AGA-Feten mit Normalgewicht bezogen auf das Gestationsalter. Somit sind auch diese Feten von einer Plazentainsuffizienz bedroht, die möglicherweise durch ein verringertes Wachstum im letzten Trimenon bemerkbar wird. In einer prospektiven Kohortenstudie [48] wurden antenatale, intrapartale und neonatale Indikatoren für eine Plazentainsuffizienz untersucht. In dem Studienkollektiv mit 308 Erstgebärenden wurden in der 28. und in der 36. SSW das fetale Schätzgewicht und der Abdomenumfang bestimmt. Diese beiden Messgrößen wurden hinsichtlich ihrer Assoziation mit drei klinischen Indikatoren für eine Plazentainsuffizienz, wie der cerebroplazentaren Ratio, einer neonatalen Azidose sowie einem geringen Körperfettanteil beim Neugeborenen untersucht. Dabei konnte ein deutlicher Zusammenhang zwischen dem verlangsamten Wachstum und den oben genannten Parametern nachgewiesen werden. Eine abnehmende Gewichtszunahme von mehr als 30 Perzentilen zwischen 28. und 36. SSW war assoziiert mit einer cerebralen Redistribution und eine Abnahme von mehr als 35 Perzentilen war mit einer neonatalen Azidose assoziiert. Eine ähnliche Assoziation wurde gefunden zwischen einem verlangsamten Wachstum des Abdomenumfangs und den klinischen Indikatoren für eine Plazentainsuffizienz. Die Autoren vermuten deshalb, dass eine verringerte Gewichtszunahme, beziehungsweise ein verlangsamtes Wachstum des Abdomens eine latente Plazentainsuffizienz anzeigen und somit ein Risikokollektiv für Totgeburten identifiziert werden kann. Jedoch stehen Untersuchungen mit größeren Fallzahlen zum Beweis dieser These aus.

Die Erfahrung zeigt, dass kein solitärer Parameter für die fetale Überwachung zum Ausschluss einer Risikosituation geeignet ist. Vielmehr müssen alle verfügbaren Überwachungsmethoden genutzt werden, wie die Biometrie, die Dopplerparameter, die Fruchtwassermenge, das CTG oder deren Kombination i. S. eines physikalischen Profils. Darüber hinaus gilt es anamnestische Risikofaktoren und präexistente Risikofaktoren wie mütterliche Erkrankungen beim Management der Schwangerschaften zu berücksichtigen.

Literatur

[1] Khalil A, Syngelaki A, Maiz N, Zinevich Y, Nicolaides KH. Maternal age and adverse pregnancy outcome: a cohort study. Ultrasound Obstet Gynecol. 2013;42(6):634-43.

[2] Centers for Disease Control and Prevention (CDC). Update on overall prevalence of major birth defects--Atlanta, Georgia, 1978-2005. MMWR Morb Mortal Wkly Rep. 2008;57(1):1-5.

[3] Romosan G, Henriksson E, Rylander A, Valentin L. Diagnostic performance of routine ultrasound screening for fetal abnormalities in an unselected Swedish population in 2000-2005. Ultrasound Obstet Gynecol. 2009;34(5):526-33.

[4] Feldkamp ML, Carey JC, Byrne JLB, Krikov S, Botto LD. Etiology and clinical presentation of birth defects: population based study. BMJ. 2017;357:j2249.

[5] Stothard KJ, Tennant PW, Bell R, Rankin J. Maternal overweight and obesity and the risk of congenital anomalies: a systematic review and meta-analysis. JAMA. 2009;301(6):636-50.

[6] Kleinwechter H, Schäfer-Graf U, Bührer C, et al. German Diabetes Association; German Association for Gynaecology and Obstetrics. Gestational diabetes mellitus (GDM) diagnosis, therapy and follow-up care: Practice Guideline of the German Diabetes Association(DDG) and the German Association for Gynaecologyand Obstetrics (DGGG). Exp Clin Endocrinol Diabetes. 2014;122(7):395-405.

[7] Rendtorff R, Hinkson L, Kiver V, Dröge LA, Henrich W. Pregnancies in Women Aged 45 Years and Older – a 10-Year Retrospective Analysis in Berlin. Geburtshilfe Frauenheilkd. 2017;77(3):268-275.

[8] Carolan MC, Davey MA, Biro M, Kealy M. Very advanced maternal age and morbidity in Victoria, Australia: a population based study. BMC Pregnancy Childbirth. 2013;13:80.
[9] Fitzpatrick KE, Tuffnell D, Kurinczuk JJ, Knight M. Pregnancy at very advanced maternal age: a UK population-based cohort study. BJOG. 2017;124(7):1097-1106.
[10] Nybo Andersen AM, Urhoj SK. Is advanced paternal age a health risk for the offspring? Fertil Steril. 2017;107(2):312-318.
[11] Hurley EG, DeFranco EA.Influence of paternal age on perinatal outcomes. Am J Obstet Gynecol. 2017;217(5):566.e1-566.e6.
[12] Balasch J, Gratacós E. Delayed childbearing: effects on fertility and the outcome of pregnancy. Curr Opin Obstet Gynecol. 2012;24(3):187-93.
[13] Pylyp LY, Spynenko LO, Verhoglyad NV, et al. Chromosomal abnormalities in products of conception of first-trimester miscarriages detected by conventional cytogenetic analysis: a review of 1000 cases. J Assist Reprod Genet. 2018;35(2):265-271.
[14] Dai R, Li L, Zhu H, et al. Effect of maternal age on spontaneous abortion during the first trimester in Northeast China. J Matern Fetal Neonatal Med. 2018;31(14):1824-1829.
[15] Gilbert WM, Nesbitt TS, Danielsen B. Childbearing beyond age 40: pregnancy outcome in 24,032 cases. Obstet Gynecol. 1999;93(1):9-14.
[16] Kagan KO, Abele H, Hoopmann M. Ersttrimesterscreening, aus: Ultraschalldiagnostik in Geburtshilfe und Gynäkologie Springer-Verlag GmbH Deutschland 2018, 85-116.
[17] Alfirevic Z, Navaratnam K, Mujezinovic F. Amniocentesis and chorionic villus sampling for prenatal diagnosis. Cochrane Database Syst Rev. 2017;9:CD003252.
[18] Rubio C, Bellver J, Rodrigo L, et al. In vitro fertilization with preimplantation genetic diagnosis for aneuploidies in advanced maternal age: a randomized, controlled study. Fertil Steril. 2017;107(5):1122-1129. Epub 2017 Apr 19.
[19] Kozlowski P, Burkhardt T, Gembruch U, et al. DEGUM, ÖGUM, SGUM and FMF Germany Recommendations for the Implementation of First-Trimester Screening, Detailed Ultrasound, Cell-Free DNA Screening and Diagnostic Procedures. Ultraschall Med. 2018;doi:10.1055/a-0631-8898.
[20] Petersen OB, Vogel I, Ekelund C, et al. Potential diagnostic consequences of applying non-invasive prenatal testing: population-based study from a country with existing first-trimester screening. Ultrasound Obstet Gynecol. 2014;43(3):265-71.
[21] Alldred SK, Takwoingi Y, Guo B3, et al. First trimester ultrasound tests alone or in combination with first trimester serum tests for Down's syndrome screening. Cochrane Database Syst Rev. 2017;3:CD012600.
[22] Nicolaides KH. Nuchal translucency and other first-trimester sonographic markers of chromosomal abnormalities. Am J Obstet Gynecol. 2004;191(1):45-67.
[23] Norton ME, Jacobsson B, Swamy GK, et al. Cell-free DNA analysis for noninvasive examination of trisomy. N Engl J Med. 2015;372(17):1589-97.
[24] Miltoft CB, Rode L, Ekelund CK, et al. Contingent first-trimester screening for aneuploidies with cell-free DNA in a Danish clinical setting. Ultrasound Obstet Gynecol. 2018;51(4):470-479.
[25] Gil MM, Quezada MS, Revello R, Akolekar R, Nicolaides KH. Analysis of cell-free DNA in maternal blood in screening for fetal aneuploidies: updated meta-analysis. Ultrasound Obstet Gynecol. 2015;45(3):249-66.
[26] Statistisches Bundesamt. Zahlen und Fakten: Geburten. 2017 Online: https://www.destatis.de/DE/ZahlenFakten/GesellschaftStaat/Bevoelkerung/Geburten/Frauen mit Mehrlingsgeburten.
[27] Diehl W, Diemert A, Hecher K. Twin-twin transfusion syndrome: treatment and outcome. Best Pract Res Clin Obstet Gynaecol. 2014;28(2):227-38.
[28] Merz E, Eichhorn KH, von Kaisenberg C, Schramm T; Arbeitsgruppe der DEGUM-Stufe III. Updated quality requirements regarding secondary differentiated ultrasound examination in prenatal diagnostics (= DEGUM level II) in the period from 18 + 0 to 21 + 6 weeks of gestation. Ultraschall Med. 2012;33(6):593-6.

[29] Salomon LJ, Alfirevic Z, Berghella V, et al. Practice guidelines for performance of the routine mid-trimester fetal ultrasound scan. Ultrasound Obstet Gynecol. 2011;37(1):116-26.
[30] Aagaard-Tillery KM, Malone FD, Nyberg DA, et al. First and Second Trimester Evaluation of Risk Research Consortium. Role of second-trimester genetic sonography after Down syndrome screening. Obstet Gynecol. 2009;114(6):1189-96.
[31] Benacerraf BR. The history of the second-trimester sonographic markers for detecting fetal Down syndrome, and their current role in obstetric practice. Prenat Diagn. 2010;30(7):644-52.
[32] DeVore GR. Genetic sonography: the historical and clinical role of fetal echocardiography. Ultrasound Obstet Gynecol. 2010 May;35(5):509-21. doi: 10.1002/uog.7652.
[33] Paladini D, Sglavo G, Pastore G, et al. Aberrant right subclavian artery: incidence and correlation with other markers of Down syndrome in second-trimester fetuses. Ultrasound Obstet Gynecol. 2012;39(2):191-5.
[34] Agathokleous M, Chaveeva P, Poon LC, Kosinski P, Nicolaides KH. Meta-analysis of second-trimester markers for trisomy 21. Ultrasound Obstet Gynecol. 2013;41(3):247-61. Review.
[35] Aune D, Saugstad OD, Henriksen T, Tonstad S. Maternal body mass index and the risk of fetal death, stillbirth, and infant death: a systematic review and meta-analysis. JAMA. 2014; 311(15):1536-46.
[36] Dashe JS, McIntire DD, Twickler DM. Effect of maternal obesity on the ultrasound detection of anomalous fetuses.. Obstet Gynecol. 2009;113(5):1001-7.
[37] Fuchs F, Houllier M, Voulgaropoulos A, et al. Factors affecting feasibility and quality of second-trimester ultrasound scans in obese pregnant women. Ultrasound Obstet Gynecol. 2013;41(1):40-6.
[38] Paladini D. Sonography in obese and overweight pregnant women: clinical, medicolegal and technical issues. Ultrasound Obstet Gynecol. 2009;33(6):720-9.
[39] Unterscheider J, Daly S, Geary MP, et al. Definition and management of fetal growth restriction: a survey of contemporary attitudes. Eur J Obstet Gynecol Reprod Biol. 2014;174:41-5.
[40] Parker SE, Werler MM. Epidemiology of ischemic placental disease: a focus on preterm gestations. Semin Perinatol. 2014;38(3):133-8.
[41] Odibo AO, Nelson D, Stamilio DM, Sehdev HM, Macones GA. Advanced maternal age is an independent risk factor for intrauterine growth restriction. Am J Perinatol. 2006;23(5):325-8.
[42] Gardosi J, Francis A. Adverse pregnancy outcome and association with small for gestational age birthweight by customized and population-based percentiles. Am J Obstet Gynecol. 2009;201(1):28.e1-8.
[43] Gardosi J, Madurasinghe V, Williams M, Malik A, Francis A. Maternal and fetal risk factors for stillbirth: population based study. BMJ. 2013;346.
[44] Mongelli M, Ek S, Tambyrajia R. Screening for fetal growth restriction: a mathematical model of the effect of time interval and ultrasound error. Obstet Gynecol. 1998;92(6):908-12.
[45] Kehl S, Schelkle A, Thomas A, et al. Single deepest vertical pocket or amniotic fluid index as evaluation test for predicting adverse pregnancy outcome (SAFE trial): a multicenter, open-label, randomized controlled trial. Ultrasound Obstet Gynecol. 2016;47(6):674-9.
[46] Kehl S, Dötsch J, Hecher K, et al. Intrauterine Growth Restriction. Guideline of the German Society of Gynecology and Obstetrics (S 2k-Level, AWMF Registry No. 015/080, October 2016). Geburtshilfe Frauenheilkd. 201777(11):1157-1173. Epub 2017 Nov 27.
[47] Vollgraff Heidweiller-Schreurs CA, De Boer MA, Heymans MW, et al. Prognostic accuracy of cerebroplacental ratio and middle cerebral artery Doppler for adverse perinatal outcome: systematic review and meta-analysis. Ultrasound Obstet Gynecol. 2018;51(3):313-322. doi: 10.1002/uog.18809. Epub 2018 Feb 5.
[48] MacDonald TM, Hui L, Tong S, et al. Reduced growth velocity across the third trimester is associated with placental insufficiency in fetuses born at a normal birthweight: a prospective cohort study. BMC Med. 2017;15(1):164.

8 Komplikationen bei Schwangeren über 40

Birgit Seelbach-Göbel

8.1 Einleitung

Seit den 70er Jahren des vorherigen Jahrhunderts verschieben immer mehr Frauen in den Industrieländern die Erfüllung ihres Kinderwunsches auf ein späteres Lebensalter: Damit stieg das durchschnittliche mütterliche Alter bei der Geburt des ersten Kindes deutlich an, in den USA zwischen 1974 und 2001 von 21,4 auf 24,9 Jahre, in Japan von 25,6 auf 28 Jahre und in Schweden von 24,4 auf 28,5 Jahre. In der Europäischen Union betrug es 2009 29,8 Jahre. Die Bayerische Perinatalerhebung weist seit 1999 einen ansteigenden Anteil der Gebärenden ab 35 Jahren an der Gesamtheit der Schwangeren von mehr als 10 Prozentpunkten aus. Er lag 2016 bei knapp unter 30 % mit ansteigender Tendenz. Auch der Anteil der Mütter über 40 steigerte sich um das Doppelte, hat sich aber seit 2007 auf 5 % eingependelt (Abb. 8.1).

Die Ursache dieser Entwicklung liegt einerseits in einem Wandel des Frauenbildes in der Gesellschaft, der Erwartungen welche Frauen an ihr Leben stellen, dem Streben nach Unabhängigkeit mit Hilfe einer guten Ausbildung und weiteren Lifestylefaktoren, andererseits aber auch in der Möglichkeit, aktiv den Zeitpunkt einer Schwangerschaft mit Hilfe der modernen Antikonzeption zu bestimmen. Die Selbstbestimmung und das Vertrauen in die moderne Medizin verführen dazu, die Risiken

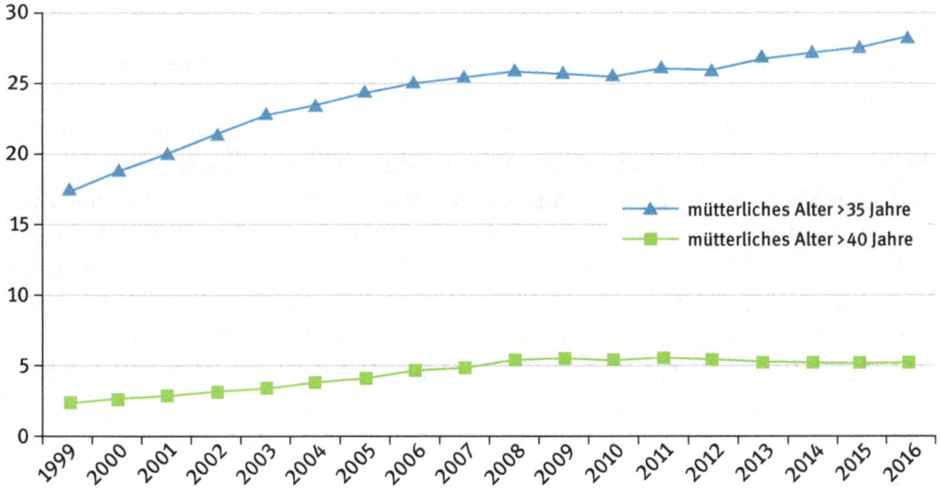

Abb. 8.1: Anteil Schwangerer über 35 Jahren und über 40 Jahren im Zeitraum 1999–2016 (Daten der BAQ 2000–2017).

https://doi.org/10.1515/9783110522808-008

einer Schwangerschaft in höherem Lebensalter zu unter- und die Möglichkeiten der reproduktionsmedizinischen Techniken zu überschätzen. Im angloamerikanischen Sprachgebrauch spricht man von einem advanced maternal age (AMA), also einem fortgeschrittenen Alter der werdenden Mutter ab einem Lebensalter von 35 Jahren und von einem very advanced maternal age (VAMA), einem sehr fortgeschrittenen mütterlichen Alter ab 45 Jahren.

Zahlreiche epidemiologische Studien haben sich ab den 90er Jahren mit den Risiken befasst, welche die Schwangerschaft dieser Frauen belasten und mit dem mütterlichen und kindlichen Outcome. Dabei wurden unterschiedliche Altersgruppen verglichen: 35–39-Jährige, 40–44-Jährige und über 45-Jährige miteinander und mit den Altersgruppen der unter 35-Jährigen, 20–24-Jährigen und 20–29-Jährigen. Eine Synopse dieser Studien ist daher schwierig. Die kanadische geburtshilflich-gynäkologische Fachgesellschaft (SOGC) hat in ihrer *Committee Opinion* 2012 die bis dato vorliegende Literatur zusammengefasst. Neben einem vierfach erhöhten Risiko für chromosomale Anomalien und Fehlbildungen bei Schwangeren über 35 wurde laut einer Studie des *Canadian Institute of Health Information* 2011 eine um 20 % höhere Rate an Frühgeburten und eine 7 % höhere Rate an SGA-Kindern gegenüber einer Vergleichsgruppe von Müttern zwischen 20 und 34 Jahren festgestellt, ein dreifach erhöhtes Risiko für einen Gestationsdiabetes und für eine Plazenta praevia bei Müttern über 40 Jahren. Kaiserschnitte wurden doppelt so oft bei über 40-Jährigen durchgeführt. Die spontane Abortrate soll bei über 35-Jährigen auf das Doppelte erhöht sein (25 % vs. 12 %), bei Frauen über 45 Jahren auf über 90 %. Auch das Risiko einer extrauterinen Schwangerschaft soll 4 bis 8 Mal so hoch sein wie bei jüngeren Frauen. Die Prävalenz vorbestehender Krankheiten wie Krebs, kardiovaskuläre, renale und immunologische Erkrankungen steigt mit zunehmendem Alter und führt zu einer zwei- bis dreifach höheren Rate an Hospitalisationen bei über 35-Jährigen, an Schwangerschaftskomplikationen und Kaiserschnitten als bei jüngeren Frauen. Eine chronische Hypertonie liegt zwei- bis viermal so häufig vor. Die Rate an Präeklampsien beträgt 5 bis 10 % bei Schwangeren über 40 Jahren und bis zu 35 % bei Schwangeren über 50 Jahren gegenüber 2 bis 4 % in der Gesamtheit der Schwangeren. Die Inzidenz eines präexistenten und eines Gestationsdiabetes ist bei über 40-jährigen Schwangeren drei bis viermal so hoch wie bei 20–29-Jährigen. Für Gestationsdiabetes bedeutet das eine Inzidenz von 7–12 % bei den über 40-jährigen Frauen, über 20 % bei den über 50-Jährigen im Vergleich zu 3 % in der gesamten Schwangerenpopulation. Plazentaanomalien wie vorzeitige Plazentalösung, Plazenta praevia und Plazenta accreta haben ältere Schwangere in Abhängigkeit von der Parität häufiger. Eine Plazenta praevia findet sich jedoch auch bei Erstgebärenden über 40 Jahren zehnmal häufiger wie bei jüngeren Schwangeren (0,25 % vs. 0,03 %). 10 % der Frauen mit Plazenta praevia haben gleichzeitig eine Plazenta accreta.

Als fetales Risiko ist eine erhöhte Rate an Totgeburten bei einem mütterlichen Alter über 35 und insbesondere über 40 Jahren beschrieben. Sie sollen sich vor allem zwischen 38 und 42 Schwangerschaftswochen ereignen. Über erhöhte Raten an Frühgeburten, Neugeborenen mit niedrigem Geburtsgewicht, SGA-Kindern mit einem Geburtsgewicht unter der zehnten Perzentile, makrosomen und LGA-Kindern mit einem Geburtsgewicht über der neunzigsten Perzentile wurde ebenfalls berichtet. Allerdings ist die Datenlage hier widersprüchlich. Der jüngsten Metaanalyse aus dem Jahr 2017 zufolge, sind die Risiken für eine Totgeburt, für fetale Wachstumsretardierung, neonatale Mortalität, Verlegung auf die Intensivstation sowie für mütterlichen Gestationsdiabetes erhöht. Exemplarisch sind für Europa in Tab. 8.1 die Ergebnisse einer großen prospektiven Kohortenstudie aus Schweden dargestellt.

In jüngeren Studien wird der alleinige kausale Zusammenhang dieser Risiken mit dem mütterlichen Alter anhand größerer Kollektive mit differenzierter Analyse von

Tab. 8.1: Gesamtgeburtenzahl Schweden 1987–2001: 1.566.313. Prozentualer Anteil in der Altersgruppe mit ODDs-Ratio (95 % CI) [11].

Komplikationen	**Altersgruppe n = Fallzahl**	**Altersgruppe n = Fallzahl**	**Altersgruppe n = Fallzahl**
	20–29 Jahre	**40–44 Jahre**	**>= 45 Jahre**
	n = 876.361	**n = 31.662**	**n = 1.205**
Perinatale Mortalität	0,54 %	0,95 %	1,4 %
OR	1	1,7 (CI 1,5–1,9)	2,4 (CI 1,5–4,0)
IUFT	0,32 %	0,64 %	1,16 %
OR	1	2,1 (CI 1,8–2,4)	3,0 (CI 2,8–6,4)
GDM	0,28 %	0,97 %	1,33 %
OR	1	3,4 (CI 3,04–3,87)	4,71 (CI 2,87–7,73)
Schwere Präeklampsie	0,81 %	1,12 %	1,49 %
OR	1	1,4 (CI 1,26–1,56)	1,86 (CI 1,17–2,97)
Plazenta praevia	0,16 %	0,73 %	0,17 %
OR	1	4,61 (CI 4,01–5,3)	1,04 (CI 0,26–4,2)
Sectio	9,92 %	23,45 %	30,2 %
OR	1	2,7 (CI 2,58–2,73)	3,77 (CI 3,33–4,26)
Frühgeburt < 37 SSW	6,2 %	8,7 %	9,4 %
OR	1	1,54 (CI 1,47–1,66)	1,68 (CI 1,32–3,0)
Frühgeburt < 34 SSW	1,8 %	2,89 %	3,53 %
OR	1	1,57 (CI 1,41–1,69)	1,88 (CI 1,36–2,56)
SGA	2,56 %	3,77 %	5,03 %
OR	1	1,94 (CI 1,8–2,09)	2,67 (CI 2,05–3,4)
LGA	2,97 %	4,76 %	5,23 %
OR	1	1,63 (CI 1,55–1,72)	1,8 (CI 1,4–2,32)

Kofaktoren in Frage gestellt. Besonders das gleichzeitige Vorhandensein von Übergewicht und Gestationsdiabetes verändert das Risiko für Schwangerschaftskomplikationen unabhängig vom mütterlichen Alter. Mit welchen Komplikationen bei älteren Schwangeren aus heutiger Sicht gerechnet werden muss und wie man sie vermeiden bzw. behandeln kann, ist Thema dieses Kapitels.

8.2 Störungen der Frühschwangerschaft

Die Spontanabortrate steigt mit dem mütterlichen Alter an. Verglichen mit der Vergleichsgruppe der 20 bis 24-jährigen Schwangeren mit einer Abortrate von 10 % beträgt diese 25 % bei den 35 bis 39-jährigen Frauen, bei den Frauen zwischen 40 und 44 Jahren 50 %. Bei den über 45-Jährigen soll sie bis auf 90 % ansteigen. Wenn man davon ausgeht, dass die Ursache für spontane Fehlgeburten im ersten Trimenon zu zwei Dritteln in Chromosomenanomalien besteht, lässt sich bei einem Risiko von 1 zu 66 bei den über 40-Jährigen und 1 zu 21 bei den über 45-Jährigen leicht nachvollziehen, dass die Abortrate mit dem Alter steil ansteigt. Gegenläufig entwickelt sich die Fertilität. Bereits ab einem Alter der Frauen von 32 Jahren fällt die Rate von Schwangerschaften auf 1.000 Frauen steil von ca. 400 auf nur noch 100 Schwangerschaften bei Frauen über 45 Jahren ab. Die Abnahme der ovariellen Reserve ist die Hauptursache für die abfallende Schwangerschaftsrate. Die sinkende Fertilität kann auch durch die modernen reproduktionsmedizinischen Techniken nicht vollständig ausgeglichen werden. Die Häufigkeit von Eileiterschwangerschaften nimmt dagegen mit dem mütterlichen Alter zu. Während sie bei unter 20-Jährigen 0,3 % beträgt, liegt sie bei über 40-jährigen Schwangeren bei rund 1 % (Abb. 8.2). Über die Jahre bleibt der Anteil jeweils auf dem gleichen Niveau. Ursächlich für die höhere Inzidenz bei älteren Schwangeren kommen in erster Linie eine Schädigung der Eileiter, z. B. infolge einer vorausgehenden Extrauteringravidität, Obstruktionen bei unbehandelten sexuell übertragbaren Erkrankungen oder sonstigen entzündlichen Veränderungen im Becken infrage. Unter einer Antikonzeption mittels Intrauterinpessaren oder nach Tubenligatur sind Eileiterschwangerschaften ebenfalls häufiger. Zusätzlich können manche reproduktionsmedizinischen Techniken für eine ektope Nidation der Embryonalanlage prädisponieren.

Entsprechend der höheren Rate an ektopen Schwangerschaften bei älteren Schwangeren ist auch die diesbezügliche mütterliche Mortalität gegenüber jüngeren Frauen erhöht, obwohl ein Rückgang der Mortalität im Rahmen einer Extrauteringravidität gerade bei den älteren Schwangeren über die letzten drei Jahrzehnte in den USA zu verzeichnen ist (Abb. 8.3).

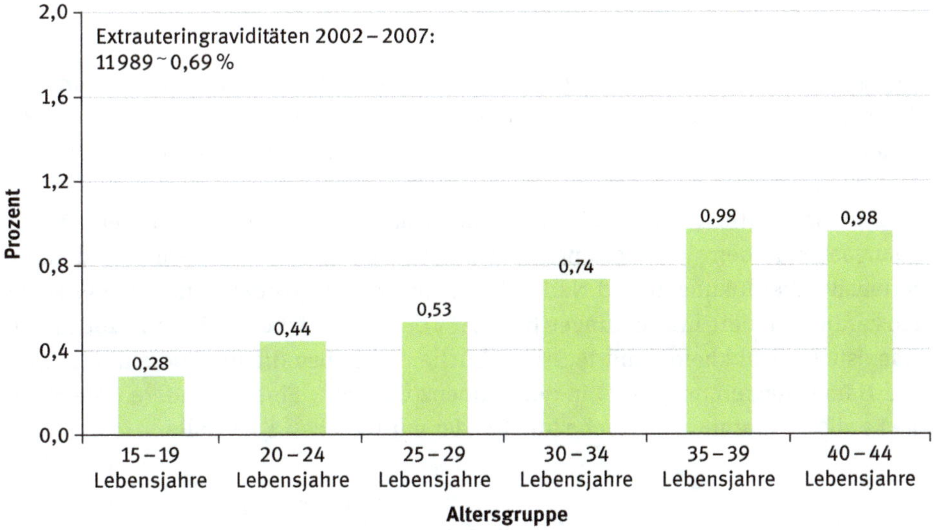

Abb. 8.2: Anteil an Extrauteringraviditäten bezogen auf 5-Jahres-Altersgruppen [10].

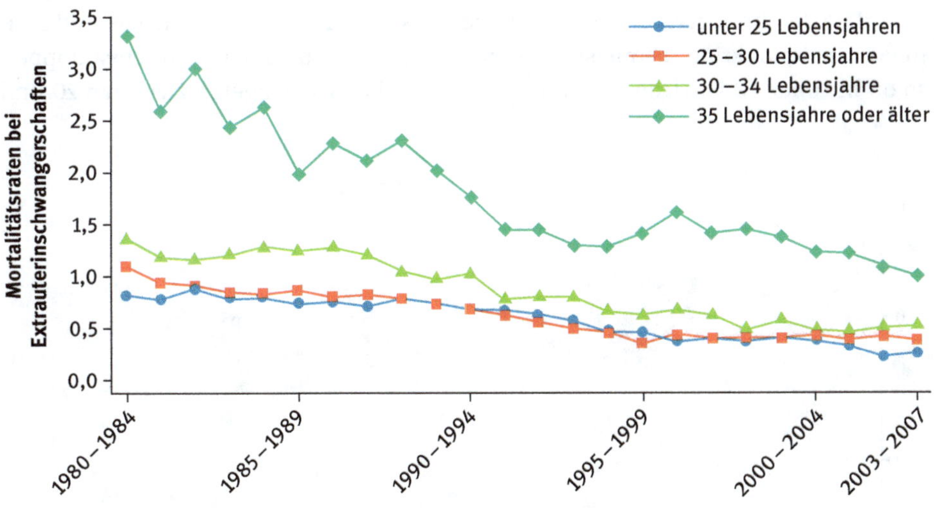

Abb. 8.3: Mortalitätsraten bei Extrauterinschwangerschaften USA 1980–2007 bezogen auf Altersgruppen [4].

8.3 Mütterliche schwangerschaftsassoziierte Mortalität

Insgesamt steigt die totale schwangerschaftsassoziierte Mortalität nach der jüngsten US-amerikanischen Analyse von 2017 mit zunehmenden Alter an und ist bei den über 40-jährigen Schwangeren mit über 65 Todesfällen auf 100.000 Lebendgeburten am höchsten (Abb. 8.4).

Durchschnittlich beträgt die Mortalität 17 auf 100.000 Lebendgeburten. Die Todesursachen haben sich allerdings gewandelt. Vor 2010 standen Hämorrhagien, hypertensive Erkrankungen und Narkosezwischenfälle im Vordergrund; seither schlagen kardiovaskuläre Erkrankungen bei 15,5 % der mütterlichen Todesfälle und andere präexistente Krankheiten mit 14,5 % zu Buche und haben die Infektionen mit 12,7 % und Hämorrhagien mit 11,4 % in der Inzidenz überholt. Eine besondere Rolle spielt die Kardiomyopathie als Ursache für 11 % der mütterlichen Todesfälle.

8.4 Präexistente mütterliche Krankheiten

Präexistente mütterliche Erkrankungen nehmen mit steigendem Lebensalter der Schwangeren zu. So leiden fast viermal mehr Schwangere über 40 Jahren unter chronischem Hypertonus (7,7 % vs. 2,1 %) und Diabetes mellitus (4,7 % vs. 1,2 %) als Schwangere zwischen 20 und 24 Jahren. Andere chronische Krankheiten wie kardiovaskuläre, nephrologische, gastrointestinale Erkrankungen, psychiatrische und neurologische, endokrine, neoplastische und Bluterkrankungen kommen etwa doppelt so oft bei über 40-jährigen Schwangeren vor, als bei Schwangeren zwischen 20 und

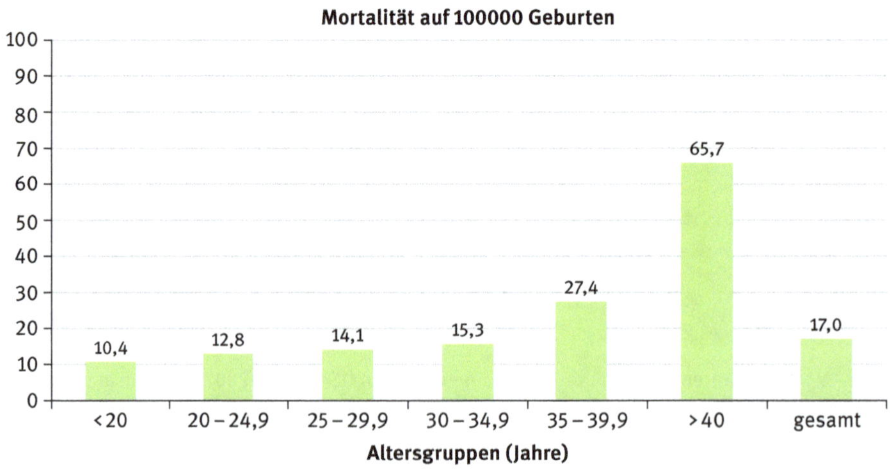

Abb. 8.4: Schwangerschaftsassoziierte mütterliche Mortalität pro 100.000 Lebendgeburten (USA 2011–2013) [5].

24 Jahren (6 % vs. 2,7 %). Bei über 45-Jährigen wurden sogar Raten von über 9,5 % für die chronische Hypertonie und 5,4 % für präexistenten Diabetes gefunden. Unabhängig vom mütterlichen Alter stellt das Vorliegen präexistenter Erkrankungen ein Risiko für die Schwangerschaft dar und kann für echte spezifische Schwangerschaftskomplikationen wie z. B. die Präeklampsie prädisponieren.

8.5 Schwangerschaftsspezifische Komplikationen

Unbestritten haben Schwangere mit steigendem Alter ein zunehmendes Risiko für Schwangerschaftskomplikationen wie Präeklampsie und Gestationsdiabetes. Hier stimmt die Literatur trotz Unterschieden in den angegebenen Inzidenzen in der Kernaussage weitestgehend überein. Laut einer amerikanischen Multicenterstudie steigt die Häufigkeit eines Gestationsdiabetes von 1,6 % bei unter 20-jährigen Schwangeren bis auf 14,3 % bei über 45-Jährigen kontinuierlich und signifikant an (Abb. 8.5), die Rate an Präeklampsien ab einem mütterlichen Alter von 25 bis 29,9 Jahren von 1,9 % auf 4,9 % (Abb. 8.6).

Eine wesentliche Rolle für die Entwicklung einer Präeklampsie spielt der Konzeptionsmodus, d. h. Schwangere scheinen nach assistierter Reproduktion ein höheres Risiko für eine Präeklampsie zu haben und dieses soll mit zunehmendem Abstand zwischen den Geburten und mit zunehmendem mütterlichen Alter ansteigen. Aber auch hier gibt es widersprüchliche Daten, denn es ist andernorts auch beschrieben, dass nach ART das Präeklampsierisiko verringert sei. Keine Bedeutung scheinen dagegen Partnerwechsel und Rauchen zu haben. Plazentationsstörungen, insbesondere

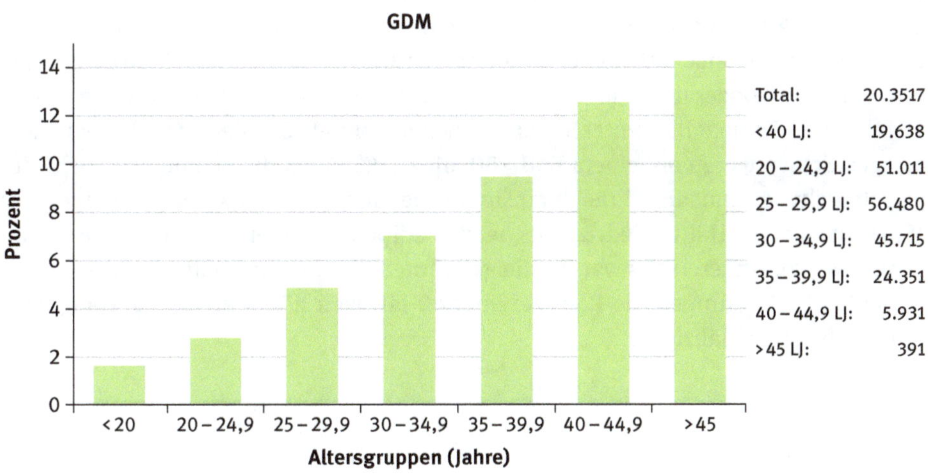

Abb. 8.5: GDM. Retrospektive Analyse von Schwangerschaftskomplikationen an 12 Zentren im Distrikt Columbia 2002–2006; n = 203.695 [25].

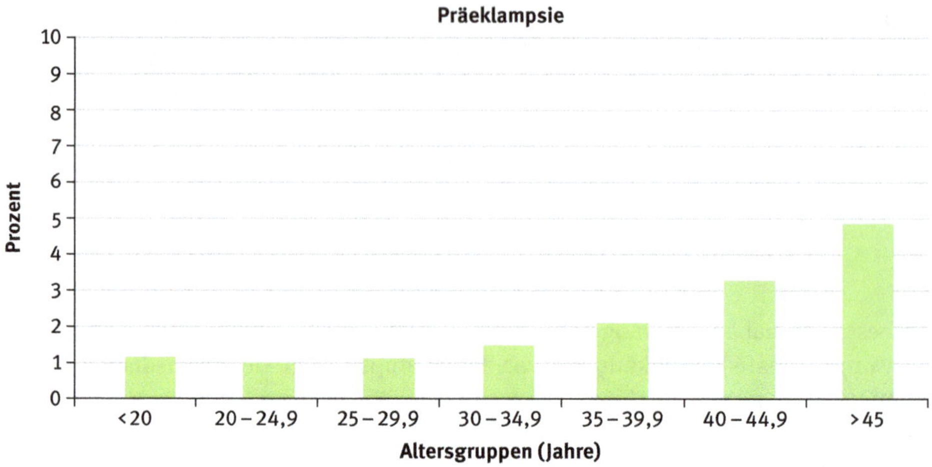

Abb. 8.6: Präeklampsie. Retrospektive Analyse von Schwangerschaftskomplikationen an 12 Zentren im Distrikt Columbia 2002–2006; n = 203.695 [25].

die Plazenta praevia, steigen in ihrer Frequenz kontinuierlich von 0,3 % bei den unter 20-Jährigen bis auf 3,1 % bei den über 45-Jährigen mit zunehmenden mütterlichen Alter kontinuierlich an (Abb. 8.7). Das betrifft auch Erstgebärende.

Das Thromboserisiko nimmt mit zunehmendem mütterlichen Alter von 0,2 % bei den unter 20- Jährigen auf 2,1 % bei den über 45-Jährigen signifikant zu. Die mütterliche Morbidität spiegelt sich auch in einem Anstieg der Verlegungsrate auf intensivmedizinische Stationen ab einem mütterlichen Alter über 35 wider, der allerdings nur für die Altersgruppe der 40 bis 44,9-Jährigen signifikant ist. Gleichzeitig spielt neben dem Alter der Mutter der Bodymassindex eine große Rolle für die Entwicklung von Schwangerschaftskomplikationen. Bei ansonsten gesunden Erstgebärenden nach Spontankonzeption war die Rate an Gestationsdiabetes bei Schwangeren ab 40 Jahren und einem BMI unter 30 mit 6,7 % um mehr als 2/3 niedriger als bei gleichaltrigen Schwangeren mit einem BMI > 30 mit 21,1 %. Auch die Frequenz an Schwangerschaftshypertonus und Präeklampsie war bei den normalgewichtigen Frauen mit 10,1 % um fast die Hälfte niedriger als bei den adipösen Frauen derselben Altersgruppe mit 18,4 %. Andererseits war für die genannten Schwangerschaftskomplikationen in beiden BMI- Gruppen die Rate bei über 40-Jährigen höher als in der Vergleichsgruppe der 20–29-Jährigen.

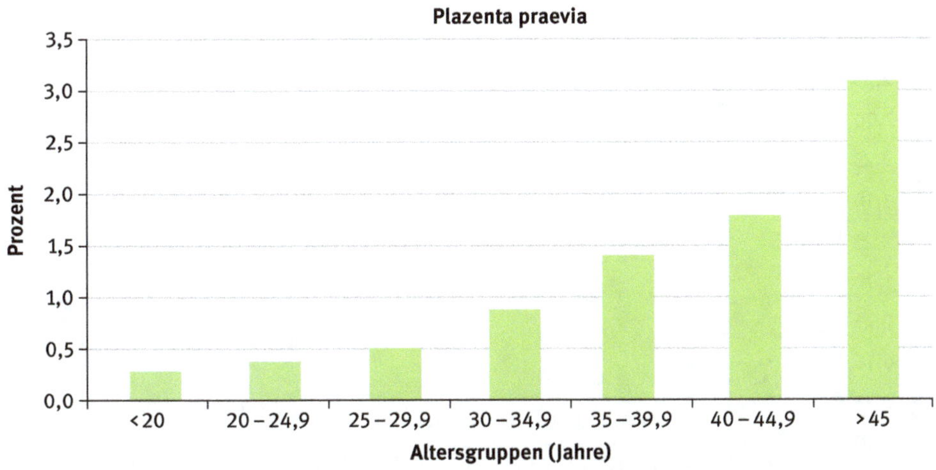

Abb. 8.7: Plazenta praevia. Retrospektive Analyse von Schwangerschaftskomplikationen an 12 Zentren im Distrikt Columbia 2002–2006; n = 203.695 [25].

8.6 Geburtsmodus

Übereinstimmend wird in der Literatur eine signifikant höhere Kaiserschnittrate bei Schwangeren über 40 Jahren nachgewiesen, die bei Erstgebärenden bis zu 75 % betragen soll. Vor allem elektive Sektiones werden bei Frauen über 40 Jahren doppelt so oft durchgeführt als bei jüngeren Frauen. Aber auch die Rate an sekundären Sektiones steigt mit dem mütterlichen Alter. Als Gründe werden vermehrt Wehenschwäche, eine altersbedingte Abnahme von Oxytocinrezeptoren, mehr präexistente Erkrankungen, Schwangerschaftskomplikationen und eine engere Überwachung verantwortlich gemacht. Es werden mehr protrahierte Geburtsverläufe und Einstellungsanomalien als Indikation angegeben, aber auch der Status nach Sectio stellt eine häufige Indikation dar. Bei Primiparae über 40 Jahren dürfte allerdings eine großzügige Indikation zur Vermeidung von Geburtsrisiken dem Sicherheitsbedürfnis der Frauen am meisten entgegenkommen und damit eine Hauptrolle für die Entscheidung spielen.

8.7 Kindliches Outcome

Mehreren Studien zufolge sollen ältere Schwangere ein höheres Risiko für eine Totgeburt haben, Frauen über 35 ein etwa zweifaches Risiko, Frauen über 40 ein 2,5-faches. Nach einer bedeutenden amerikanischen Untersuchung besteht eine deutliche Abhängigkeit vom Schwangerschaftsalter. Während bei Frauen unter 35 Jahren das Risiko für einen IUFT ab ca. der 38. Schwangerschaftswoche ansteigt mit einem Gipfel in der 41. Woche, beginnt der Anstieg bei über 40-Jährigen schon früher und erreicht

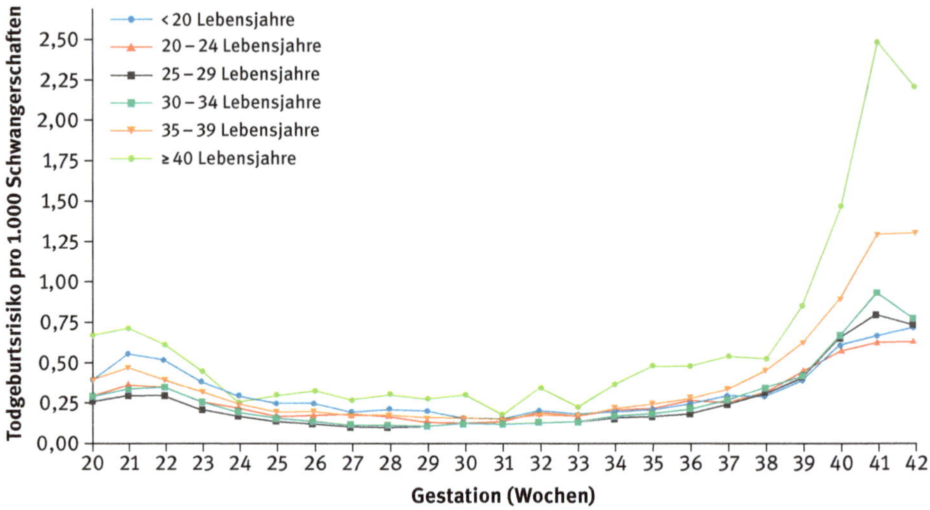

Abb. 8.8: Totgeburtsrisiko in Abhängigkeit vom Gestationsalter und mütterlichem Alter [18].

bereits mit 39 Schwangerschaftswochen die Höhe, welche von unter 35-Jährigen erst in der 41. Woche erreicht wird (Abb. 8.8). In dieser Studie hatten Mehrgebärende in allen Altersgruppen ein mindestens um die Hälfte reduziertes Risiko. Während die Erstgebärenden zwischen der 37. und 40. SSW mit einem mütterlichen Alter unter 35 Jahren 3,72 Totgeburten auf 1.000 Geburten erlitten, die Erstgebärenden zwischen 35 und 39 Jahren 6,41 und die über 40-Jährigen 8,65, waren es bei den Mehrgebärenden 1,29, 1,99 und 3,29 auf 1.000 Geburten.

Die Feststellung, dass ältere Schwangere häufiger von einer Totgeburt nach 37 Schwangerschaftswochen betroffen sind, stützt eine eigene Analyse von 126 Totgeburten oberhalb der 24. Schwangerschaftswoche an der Klinik für Geburtshilfe und Frauenheilkunde der Universität Regensburg St. Hedwig. Zwischen 37 und 40 Schwangerschaftswochen machten Schwangere über 35 Jahren mit ca. 1/3 die Mehrzahl aller intrauterinen Fruchttode in diesem Zeitraum aus (Abb. 8.9). Der Frage, ob ein aktives Vorgehen ab 39 SSW die Zahl der Totgeburten bei älteren Schwangeren verringern kann, geht eine aktuelle prospektive randomisierte Studie in Großbritannien nach und vergleicht die Geburtseinleitung mit 39 SSW bei Erstgebärenden über 35 Jahren mit dem exspektativen Vorgehen. Die Studie zeigt, dass die Kaiserschnittfrequenz bei aktivem Management nicht ansteigt, hat aber nicht die genügende statistische Relevanz um einen Benefit bezüglich des kindlichen Outcomes nachzuweisen.

Dagegen konnte laut einer amerikanischen unizentrischen Studie durch eine intensivierte Schwangerenbetreuung mit Erstellung eines biophysikalischen Profils zweimal pro Woche bei älteren Schwangeren ab 37 Schwangerschaftswochen die Totgeburtenrate derjenigen für jüngere Schwangere angeglichen werden. Die amerikanischen Zahlen lassen sich jedoch nicht unmittelbar auf die europäischen und

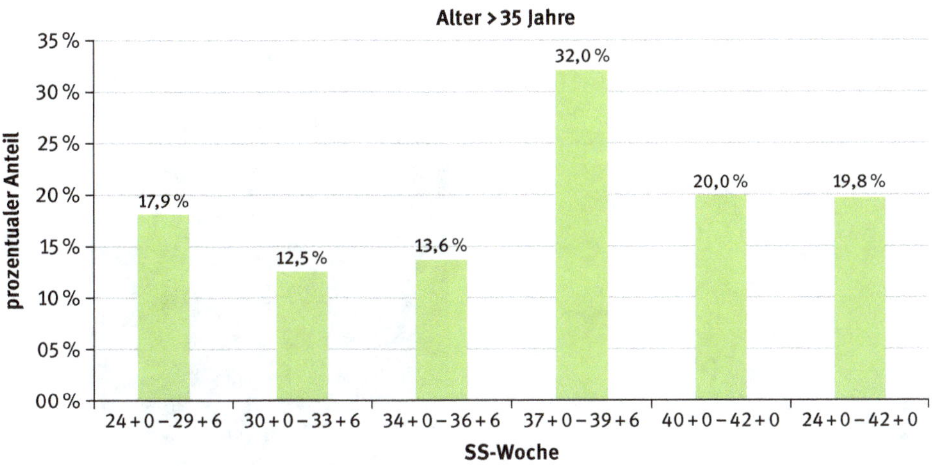

Abb. 8.9: Anteil von Schwangeren über 35 an Totgeburten in verschiedenen Gestationsalterzeiträumen.

deutschen Verhältnisse übertragen, denn es bestehen deutliche Unterschiede im Zugang zur Schwangerenversorgung für verschiedene soziale Schichten und ethnische Gruppen. Deshalb lässt sich ein signifikanter Anstieg der Totgeburtenfrequenz mit zunehmendem Alter nicht generell belegen.

Als einer der Risikofaktoren für einen intrauterinen Fruchttod gilt die intrauterine Wachstumsretardierung. Doch nicht immer ist ein intrauteriner Fruchttod in einer fetalen Wachstumsretardierung begründet. Viele Studien sehen eine ansteigende Zahl von Kindern, die für ihr Schwangerschaftsalter zu klein sind, mit zunehmendem mütterlichem Alter. Andererseits wird auch berichtet, dass ältere Schwangere vermehrt makrosome Kinder zur Welt brachten. Wenn aber Diabetes, mütterlicher BMI und Gewichtszunahme in der Schwangerschaft mitberücksichtigt werden, so stellt das mütterliche Alter kein unabhängiges Risiko für die fetale Makrosomie mehr dar.

In vielen Studien wurde eine erhöhte Frühgeburtenrate bei älteren Schwangeren gefunden. Die meisten dieser Studien haben nicht zwischen spontaner Frühgeburt infolge vorzeitiger Wehen oder Blasensprung und iatrogen induzierter Frühgeburt unterschieden. Spontane Frühgeburten scheinen nicht häufiger bei älteren Schwangeren vorzukommen als bei jüngeren, jedoch ist die Rate an iatrogenen Frühgeburten bei älteren Schwangeren deutlich höher. Als Haupursachen werden Präeklampsie und intrauterine Wachstumsretardierung genannt (Abb. 8.10). Die dargestellten Ergebnisse einer Studie aus England mit über 76.000 Teilnehmerinnen, bei welchen prospektiv zwischen der 11. und 14. Schwangerschaftswoche die Datenerhebung begann, fanden sich signifikant höhere Raten an Fehlgeburten, Präeklampsie, Gestationsdiabetes, SGA-Kindern, iatrogenen Frühgeburten sowie elektiven und sekundären

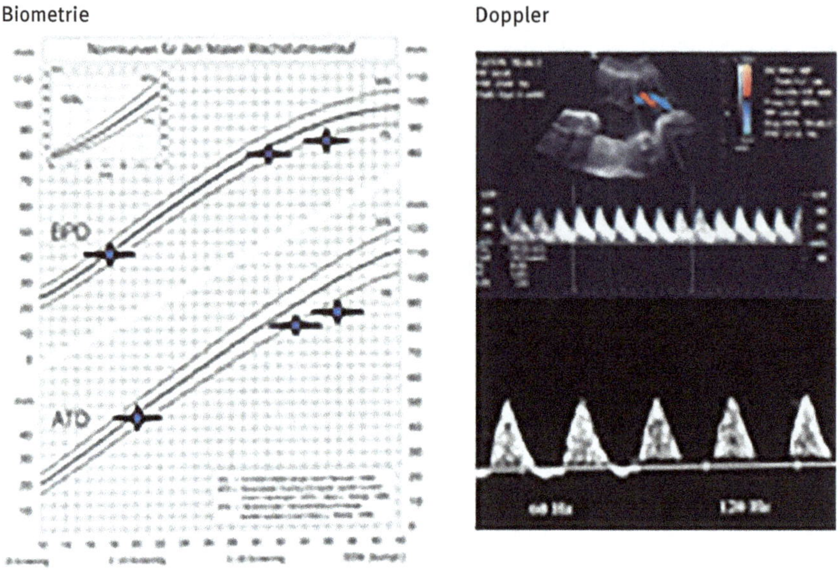

Abb. 8.10: Sonographischer Nachweis einer intrauterinen Wachstumsretradierung und pathologischer Dopplerbefund in der Art. umbilicalis.

Kaiserschnitten bei älteren Schwangeren, aber nicht an LGA-Kindern sowie spontanen Frühgeburten und Totgeburten.

Eine eigene Gegenüberstellung von Erstgebärenden über 40 Jahren und unter 35 Jahren an der Hedwigsklinik ließ keinen signifikanten Unterschied in der Rate an Totgeburten, Frühgeburten, Plazenta praevia und vorzeitiger Plazentalösung erkennen. Die Rate an primären, sekundären und Wunschkaiserschnitten waren jedoch bei den über 40-Jährigen signifikant höher (Tab. 8.2). In der Zusammenschau haben ältere Schwangere ein höheres Risiko für Schwangerschaftskomplikationen als Frauen unter 35 Jahren. Dennoch sind die Absolutzahlen niedrig. Mit einer risikoadaptierten Schwangerenvorsorge sollte es möglich sein, die Komplikationen rechtzeitig zu erkennen, adäquat zu behandeln und Mutter und Kind vor Schaden zu bewahren.

Tab. 8.2: Schwangerschafts- und Geburtskomplikationen bei Erstgebärenden über 40 Jahren im Vergleich zu Erstgebärenden unter 35 an der Klinik St. Hedwig Regensburg 6/2000–12/2012.

Komplikationen	**Altersgruppe n = Fallzahl <= 35 Jahre n = 10.563**	**Altersgruppe n = Fallzahl >= 40 Jahre n = 285**	
Mütterliche Erkrankung	4,7 %	13,5 %	p < 0,001
Mehrlinge	5 %	9,5 %	p < 0,001
ART	5,3 %	17,5 %	p < 0,001
Z. n. Uterus-Operation	1,6 %	6,0 %	p < 0,001
1. Gravida	83,8 %	61,8 %	p < 0,001
Präeklampsie	1,4 %	3,2 %	p = 0,015
HELLP	0,9 %	2,1 %	p = 0,029
Plazentainsuffizienz	2,3 %	2,5 %	n.s.
Plazenta praevia	0,2 %	0,7 %	n.s.
IUFT	0,4 %	1,1 %	n.s.
Frühgeburt < 37 SSW	17,7 %	20,7 %	n.s.
Über Termin	2,7 %	3,2 %	n.s.
Geburtseinleitung	24,1 %	28,1 %	n.s.
Geburtseinleitung wegen (G)DM	0,6 %	1,8 %	p = 0,018
Vorzeitige Plazentalösung	0,7 %	0,6 %	n.s.
Pathologisches CTG	13,5 %	21,4 %	p < 0,001
Primäre Sectio	10,9 %	22,7 %	p < 0,001
Sekundäre Sectio	15,6 %	28,8 %	p < 0,001
Wunschsectio	0,8 %	2,5 %	p = 0,021
Geburtsstillstand EP	7 %	3,3 %	p < 0,001
Geburtsstillstand AP	6,8 %	7,7 %	n.s.

8.8 Schwangerenvorsorge bei älteren Schwangeren

8.8.1 Erstes Trimenon

Für die Schwangerenvorsorge gelten grundsätzlich die Mutterschaftsrichtlinien. Nach vorausgegangener reproduktionsmedizinischer Behandlung wird nach Absprache die medikamentös eingeleitete Therapie in der Regel weitergeführt. Die Geburten- und Schwangerschaftsanamnese ist bei älteren Schwangeren über 35 Jahren besonders wichtig. Auch die Erfassung präexistenter Erkrankungen spielt für die weitere Betreuung eine ausschlaggebende Rolle. Frühzeitig müssen die entsprechenden Disziplinen wie Kardiologie, Nephrologie, Diabetologie und Neurologie bei den entsprechenden Krankheitsbildern hinzugezogen werden. Die Ultraschalluntersuchung nimmt eine herausragende Position ein. Generell soll bei der ersten sonographischen Untersuchung mittels vaginalem Ultraschall der intrauterine Sitz der Schwangerschaft festgestellt werden. Das ist besonders wichtig bei den Schwangeren über 35 und 40 Jahren, weil bei ihnen die Rate an ektopen Schwangerschaften um den Faktor 5 gesteigert ist. Da aufgrund der Anwendung reproduktionsmedizinischer Maßnahmen auch die Mehrlingsrate erhöht ist, muss festgestellt werden, um wie viele Fruchthöhlen bzw. Embryonen es sich handelt und wie die Chorion- und Amnionverhältnisse sind. Bei Monochorionizität beträgt das Risiko eines fetofetalen Transfusionssyndroms 5 bis 20 %. Da das Risiko für Chromosomenaberrationen mit zunehmendem mütterlichen Alter ansteigt, muss die Schwangere über die diagnostischen Möglichkeiten aufgeklärt werden. In erster Linie kommt hierfür für Frauen ab 35 Jahren das Ersttrimester-Screening zwischen 11 + 6 und 13 + 6 Schwangerschaftswochen infrage. Neben der sonografischen Nackenfaltenmessung und Nasenbeindarstellung fließen das Alter der Mutter und die biochemischen Marker PAPP-A *(pregnancy associated plasma protein A)* und freies β-HCG *(Human chorion gonadotropin)* bei exakt gemessener Scheitelsteißlänge in die Risikokalkulation mit ein.

Außerdem wird die fetale Anatomie zur Früherkennung nicht-chromosomaler Fehlentwicklungen beurteilt. Das Ersttrimester-Screening erfordert eine spezielle Qualifikation des Untersuchers, nämlich entweder die Zertifizierung durch die *Fetal Medical Foundation* (FMF) London oder durch die FMF Deutschland. Da bei Frauen über 40 Jahren das Risiko für eine Chromosomenstörung schon allein aufgrund des Alters sehr hoch ist, ist eine nichtinvasive Bestimmung fetaler DNA aus mütterlichem Blut aussagekräftiger als das Ersttrimester-Screening für die Risikokalkulation. Hierzu stehen eine Reihe von Tests zu Verfügung: Praenatest®, Harmony®, Panorama ®. Diese können jedoch auch allen anderen Frauen angeboten werden. Bei auffälligen Testergebnissen wird eine invasive Diagnostik in Form einer Chorionzottenbiopsie oder Amniozentese angeschlossen. Im Rahmen des Ersttrimester-Screenings kann auch ein Screening auf Präeklampsie erfolgen. Es soll Schwangere detektieren, die ein erhöhtes Risiko für eine spätere Präeklampsie haben, insbesondere für eine Präeklampsie, die vor 34 Schwangerschaftswochen eintritt. Hierbei wird zusätzlich zum PAPP-A der *Placental Growth Factor* (PlGF) im Blut der Mutter bestimmt. Außerdem gehen mütterliche Größe, Gewicht, BMI, Ethnizität, Raucherstatus, Schwangerschaftsanamnese, der maternale Blutdruck gemessen an beiden Oberarmen sowie der Pulsatilitätsindex beider Arteriae uterinae und die fetale Scheitelsteißlänge in die Risikokalkulation mit ein. Bei einer Falschpositivrate von 5 bis 10 % kann eine Detektionsrate von über 90 % erzielt werden. Die Einnahme von 100 bis 150 mg Aspirin pro Tag mit Beginn vor der 16. Schwangerschaftswoche bis zur 36. Schwangerschaftswoche soll die Manifestation einer Präeklampsie bei auf diese Weise identifizierten Hochrisikopatientinnen in zwei Dritteln der Fälle verhindern.

Im ersten Trimenon erfolgt das Screening auf Infektionen und eine Beratung zur Infektionsprävention. Zusätzlich kann der Serostatus für Toxoplasmose und CMV-Infektionen bestimmt werden und eine risikoadaptierte Beratung zur Prävention erfolgen. Die Beratung im ersten Trimenon erstreckt sich auch auf Lifestyle-Faktoren und Ernährung. Wie allen anderen Schwangeren sollen auch die älteren Frauen den Konsum von Alkohol, Tabak und Drogen vermeiden und über Medikamente aufgeklärt werden. Da Übergewicht und die Gewichtszunahme entscheidende Kofaktoren für die Entwicklung eines Gestationsdiabetes und makrosomer Kinder sind, soll eine Ernährungsberatung durchgeführt werden, welche auch die Richtlinien des *Institute of Medicine* zur Gewichtszunahme in Abhängigkeit vom mütterlichen BMI beinhaltet (Tab. 8.3). Der Nutzen körperlicher Bewegung soll in diesem Zusammenhang ebenfalls thematisiert werden.

Tab. 8.3: Empfohlene Gewichtszunahme in der Schwangerschaft in Abhängigkeit vom Ausgangs *Body Mass Index* für Einlings- und Zwillingsschwangerschaften nach den Guidelines des *Institute of Medicine* 2009.

***Body Mass Index* Kategorie vor der Schwangerschaft**	**Empfohlene mütterliche Gewichtszunahme**		
	Mütter Einlingsschwangerschaft		**Mütter Zwillingsschwangerschaft**
	Ges. Gewichtszunahme (lb)	**Gewichtszunahme/ Woche (lb/Woche)**	**Ges. Gewichtszunahme (lb)**
Untergewicht (< 18,5 kg/m²)	28–40	1,0 (1,0–1,3)	No guideline available
Normalgewicht (18,5–24,9 kg/m²)	25–35	1,0 (0,8–1,0)	37–54
Übergewicht (25,0–29,9 kg/m²)	15–25	0,6 (0,5–0,6)	31–50
Adipositas (≥ 30,0 kg/m²)	11–20	0,5 (0,4–0,6)	25–42

Da das Risiko einen Gestationsdiabetes zu entwickeln bei älteren Schwangeren signifikant erhöht ist, sollte insbesondere bei adipösen Schwangeren ein oraler Glucosetoleranztest schon im 1. Trimenon durchgeführt werden, damit bei auffälligem Befund frühzeitig eine optimale Stoffwechseleinstellung mit Hilfe von Diät oder Medikamenten erfolgen kann, um eine Fetopathia diabetica und eine fetale Makrosomie zu verhindern. Die Kooperation mit Diabetologen ist bei der Stoffwechseleinstellung wichtig. Da bei vielen Frauen in höherem Alter schon im Rahmen der Kinderwunschbehandlung wegen eines PCO-Syndroms oder gestörter Glukosetoleranz Metformin verabreicht wurde, ist es in Zukunft nach der Überarbeitung der deutschen Diabetesleitlinie möglich, diese Medikation während der ganzen Schwangerschaft beizubehalten. Da in der Schwangerschaft die Insulinresistenz gesteigert ist, gilt Metformin in den USA und England als Behandlungsalternative zu Insulin und Diät, weil es die Insulinresistenz verbessert. In Deutschland findet Metformin nur allmählich Eingang in die Leitlinien zur Behandlung des Gestationsdiabetes. Die Verabreichung von Insulin steht nach wie vor im Vordergrund der Behandlung des nicht-diätetisch einstellbaren Gestationsdiabetes.

8.8.2 Zweites Trimenon

Die Schwangerenvorsorge entspricht den Mutterschaftsrichtlinien. Auch hier spielt die 2. Ultraschalluntersuchung zwischen der 18. und 22. Schwangerschaftswoche eine zentrale Rolle. Ziel sind die Erkennung bzw. der Ausschluss von Organfehlentwicklungen, aber auch die Feststellung des Plazentasitzes und von Plazentationsstörungen. Zwischen der 20. und 24. Schwangerschaftswoche kann die Doppleruntersuchung der Arteria uterina bds. mit Bestimmung des Pulsatilitätsindexes zur Risikobeurteilung für eine spätere Präeklampsie oder die Entwicklung einer fetalen Wachstumsretardierung herangezogen werden. Die Bestimmung des Quotienten aus dem Antiangiogenesefaktor s-FLt-1 und dem Angiogenesefaktor PlGF lässt sich bei einem *Cut-off* von 38 als Prädiktionsmarker für die Entwicklung einer frühen Präeklampsie unter 34 Schwangerschaftswochen bedingt einsetzen. Die Zuverlässigkeit wird noch nicht einheitlich beurteilt. Bei Mehrlingen dient das zweite Ultraschallscreening auch der Detektion einer diskordanten Entwicklung. Unter der Bedingung monochorialer Plazentation können serielle Ultraschalluntersuchungen ab der 16. Schwangerschaftswoche frühzeitig Hinweise auf ein fetofetales Transfusionssyndrom geben, die dann die Indikation zur Überweisung in ein pränatalmedizinisches Zentrum darstellen, in dem therapeutisch eine Laserkoagulation der zugrundeliegenden Gefäßanastomosen vorgenommen werden kann.

Im frühen zweiten Trimenon werden bei Bedarf nach auffälligem Ersttrimester-Screening oder NIPD auch die invasiven diagnostischen Maßnahmen wie Chorionbiopsie und Amniozentesen durchgeführt. Bei anamnestisch wiederholten Frühgeburten ist eine prophylaktische Cerclage bzw. ein frühzeitiger Muttermundsverschluss in Erwägung zu ziehen.

Unabhängig von der Anamnese lassen sich mit der vaginalsonographischen Cervixlängenmessung zwischen der 18. und 24. Schwangerschaftswoche Schwangere identifizieren, welche ein erhöhtes Risiko für eine spontane Frühgeburt vor der 33. Schwangerschaftswoche aufweisen. Je kürzer die Zervix, desto höher ist das Frühgeburtsrisiko, bei einer Cervixlänge unter 15 mm beträgt es rd. 50 %. Die vaginale Anwendung von 100 bis 200 mg Progesteron pro Tag ist geeignet, das Frühgeburtsrisiko in diesen Fällen um die Hälfte zu reduzieren Als *Cut-off* wird eine CX-Länge unter 25 mm angesehen. Alternativ kann eine Cerclage bzw. ein operativer Muttermundsverschluss erwogen werden. Spätestens im 2. Trimenon sollte ein oraler Glucosetoleranztest bei allen Schwangeren durchgeführt worden sein.

8.8.3 Drittes Trimenon

Auch in dieser Phase läuft die Schwangerschaftsvorsorge nach den Mutterschaftsrichtlinien ab. Dazu gehören regelmäßige Blutdruckkontrollen und Urinuntersuchungen zur Erkennung einer schwangerschaftsinduzierten Hypertonie oder gar einer Präeklampsie. Zwischen der 29. und 32. Schwangerschaftswoche ist die dritte Ultraschalluntersuchung zur Beurteilung der fetalen Entwicklung und insbesondere des Wachstums vorgesehen. Da bei älteren Schwangeren vermehrt mit einer Wachstumsretardierung gerechnet werden muss, sollten die biometrischen Wachstumskontrollen schon ab der Grenze zur Lebensfähigkeit mit 24 Schwangerschaftswochen beginnen. Die intrauterine Wachstumsretardierung ist eine der Hauptursachen für einen intrauterinen Fruchttod. Daher reicht bei älteren Schwangeren das dritte Basisultraschallscreening nicht aus, um eine intrauterine Wachstumsretardierung rechtzeitig zu erkennen. Serielle Untersuchungen alle zwei Wochen sind geeignet, eine Abflachung der Wachstumskurve festzustellen und daraus weitere Maßnahmen abzuleiten: Dopplersonographie, CTG, stationäre Aufnahme bis hin zur vorzeitigen Entbindung (Abb. 8.10).

8.9 Geburtsplanung

Unabhängig davon, ob eine fetale Wachstumsretardierung vorliegt oder nicht, muss bei Schwangeren ab 35 Jahren mit einem höheren Risiko für einen intrauterinen Fruchttod gerechnet werden. Auch ohne zusätzliche mütterliche Risiken haben Frauen zwischen 35 und 39 Jahren ein 1,28-fach höheres, Frauen über 40 ein 1,79-fach höheres Risiko für eine Totgeburt zwischen 37 und 41 Wochen als Frauen unter 35. Bei Mehrgebärenden ist dieses Risiko geringer. Es liegt jedoch nahe, zumindest Erstgebärenden eine aktive Schwangerschaftsbeendigung ab der 37. Schwangerschaftswoche anzubieten. Bisher fehlt der Nachweis, dass sich damit wirklich eine Verbesserung des fetalen Outcomes erzielen lässt. Eine Alternative stellen kurzfristige Kontrollen ab 37 Schwangerschaftswochen dar, die etwa zweimal in der Woche mit Ultraschall zur Fruchtwasserkontrolle, Dopplerflussmessungen sowie der Kardiotokographie durchgeführt werden. Bei zusätzlichen Risiken wie z. B. einem Gestationsdiabetes empfehlen wir großzügig eine Terminierung der Schwangerschaft vor dem errechneten Geburtstermin. Bei konkordant entwickelten Zwillingen bieten wir den Spätgebärenden analog zu jüngeren Schwangeren die Geburtseinleitung mit 37, spätestens mit 38 Schwangerschaftswochen an, wenn keine Kontraindikationen vorhanden sind. Alternativ kann die Schwangere sich für einen primären Kaiserschnitt entscheiden. Im

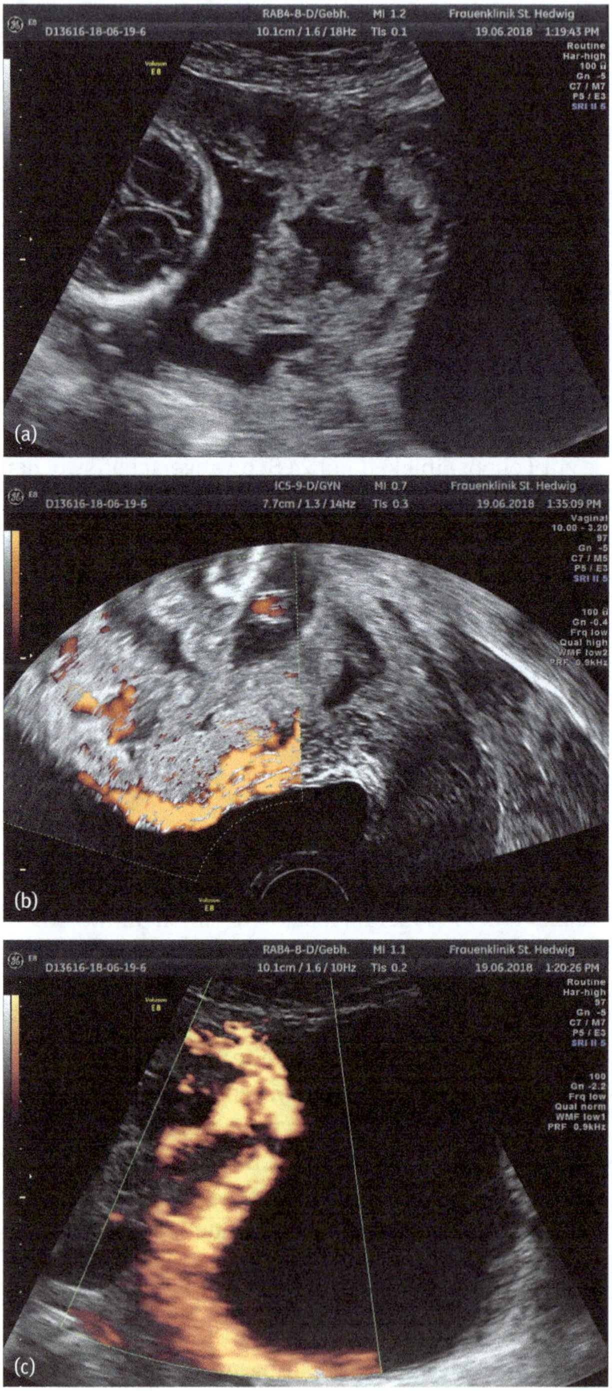

Abb. 8.11: Sonographischer Verdacht auf eine Plazentationsstörung (a, b, c).

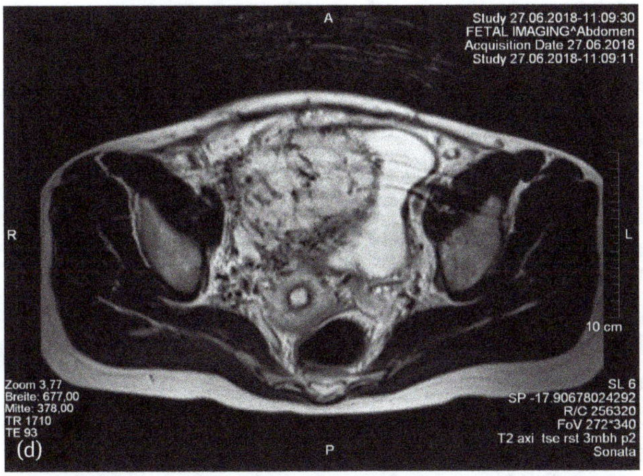

Abb. 8.11: (Fortsetzung) MRT: Plazenta percreta (d).

Zustand nach Kaiserschnitt wird auch die ältere Schwangere über die Alternative von vaginalem Entbindungsversuch oder primärer Resektio aufgeklärt. Bei Verdacht auf Plazentationsstörungen (Abb. 8.11) wird die Geburt risikoadaptiert vorbereitet und in der Regel als Kaiserschnitt geplant.

8.10 Entbindungsmodus

Aus den allermeisten epidemiologischen Studien geht hervor, dass bei Schwangeren mit zunehmendem Alter signifikant häufiger ein Kaiserschnitt vorgenommen wird als bei jüngeren Frauen. Ob das im Wesentlichen medizinische Gründe hat oder aber auf eine großzügigere Indikationsstellung zurückzuführen ist, sei dahingestellt. Grundsätzlich muss man aber Schwangeren über 35 Jahren, sogar über 40 Jahren ohne weitere Risiken und normaler fetaler Entwicklung nicht von einer vaginalen Entbindung abraten. Unter sorgfältiger Geburtsüberwachung und sicheren Strukturen der Klinik besteht für die Gebärenden und ihre Kinder keine erhöhte Gefährdung. Ältere Erstgebärende sollen häufiger einen protrahierten Geburtsverlauf haben, der dann eine Indikation zum Kaiserschnitt darstellt. Daher sind Frauen über die Möglichkeit vaginaloperativer Entbindungsverfahren oder der sekundären Kaiserschnittentbindung bei Geburtsstillstand und bei Auftreten einer kindlichen Gefährdung genauso aufzuklären wie jüngere Schwangere. Häufig beobachten wir jedoch bei Schwangeren über 40 Jahren, insbesondere bei denjenigen, die nach jahrelanger reproduktionsmedizinischer Behandlung ihr erstes Kind erwarten, den Wunsch nach einem primären Kaiserschnitt, weil sie jedes erdenkliche Risiko für ihr Kind vermeiden möchten. Diesem Wunsch kommen wir gerne nach.

8.11 Fazit

Immer mehr Frauen verschieben die Erfüllung ihres Kinderwunsches auf ein späteres Lebensalter. Vielen ist jedoch nicht bekannt, dass die Fertilität bereits ab dem 32. Lebensjahr abnimmt und dass diese Abnahme mit zunehmendem Alter immer seltener durch reproduktionsmedizinische Maßnahmen abgefangen werden kann. Darüber müssen wir Frauenärzte die jungen Frauen aufklären und auch über die möglichen Komplikationen bei Schwangerschaften in einem Lebensalter über 35 Jahren: Vermehrte Fehlgeburten, Eileiterschwangerschaften, Chromosomenanomalien, Gestationsdiabetes, Präeklampsie, kindliche Wachstumsstörung und intrauterinen Fruchttod. Allerdings sollten wir auch darauf verweisen, dass die Absolutzahlen sehr klein und die Komplikationen durch eine sorgfältige Schwangerschaftsvorsorge verhindert bzw. beherrscht werden können. Neue Screeningverfahren wie die NIPD und das Präeklampsiescreening gehören zum empfohlenen Angebot. Eine intensive kompetente und zugleich einfühlsame individuelle Schwangerenbetreuung ist das Kennzeichen guter Pränatal- und Geburtsmedizin, insbesondere bei Schwangeren im Alter über 35 Jahren. Individuell soll auch die Planung des Geburtsmodus die Bedürfnisse der werdenden Mütter berücksichtigen.

Weiterführende Literatur

Akolekar R, Syngelaki A, Poon L, Wright D, Nicolaides K. Competing Risks Model in Early Screening for Preeclampsia by Biophysical and Biochemical Markers. Fetal Diagn Ther 2013;33:8-15.

Barton JR, Sibai AJ, Istwan NB, et al. Spontaneously Conceived Pregnancy after 40: Influence of Age and Obesity on Outcome. Am J Perinatol. 2014;31:795-798.

Cleary_Goldman J, Malone FD, Vidaver J, et al. Impact of maternal age on obstetric outcome. Obstet Gynecol 2005;105:963-90.

Creanga AA, Shapiro-Mendoza CK, Bish CL, et al. Trends in ectopic pregnancy mortality in the United States 1980-2007 Obstet Gynecol 2011;117:837-43.

Creanga AA, Syverson C. Pregnancy-related mortality in the United States, 2011-2013. Obstet Gynecol. 2017; 130:366-73.

Dietl A, Cupisti S, Beckmann M, et al. Pregnancy and Obstetrical Outcomes in Women over 40 years of age. Geburtsh Frauenheilkd. 2015;75:827-832.

Dong B, Yu H, Wei Q, et al. The effect of pre-pregnancy body mass index and excessive weight gain on the risk of gestational diabetes in advanced maternal age. Oncotarget 2017;8:58364-58371.

Fox NS, Rebarber A, Silverstein M, et al. The effectiveness of antepartum surveillance in reducing the risk of stillbirth. Euopean J Obstet Gynecol Reproductive Biology 2013;170:387-390.

Heffner LJ. Advanced Maternal Age-How old is too old? N Engl J Med. 2004;351:1927-29.

Hoover KW, Tao G, Kent CK. Trends in the diagnosis and treatment of ectopic pregnancy in the United States. Obstet Gynecol 2010;15:495-502.

Jacobsson B, Ladfors L, Milsom I. Advanced Maternal Age and Adverse Perinatal Outcome. Obstet Gynecol 2004;104:727-33.

Johnson J, Tough S, et al. Delayed Child-Bearing. J Obstet Gynaecol Can 2012;34(1):80-93.

Kenny LC, Lavender T, McNamee R, et al: Advanced Maternal Age and Adverse Pregnancy Outcome. Evidence from a Large Contemporary Cohort. PlosOne 2013;8(2): e56583.

Khalil A, et al. Maternal age and adverse pregnancy outcome: a cohort study. Ultrasound Obstet Gynecol 2013;42:634-643.

Lean SC, Derricott H, Jones RL. Heazell AEP: Advanced maternal age and adverse pregnancy outcomes: A systematic review and meta-analysis. Plos One Oct 17, 2017. https://doi.org/10.1371/journal.pone.0186287

Ogawa K, Urayama K, Tanigaki S, et al. Association between very advanced maternal age and adverse pregnancy outcomes: a cross sectional Japanese study. Pregnancy and Childbirth 2017;17:349-58.

Rasmussen K, Catalano P, Yaktine A. New guidelines for weight gain during pregnany: what obstetricians/gynecologists should know: Curr Opin Onstet Gynecol 2009;21(6):521-526.

Reddy UM, Ko C, Willinger M. Maternal age and the risk of stillbirth throughout pregnancy in the United States. Am J Obstet Gynecol 2006;195:764-770.

Richtlinien des Gemeinsamen Bundesausschusses über die ärztliche Betreuung während der Schwangerschaft und nach der Entbindung („Mutterschafts-Richtlinien") in der Fassung vom 10. Dezember 1985 (veröffentlicht im Bundesanzeiger Nr. 60 a vom 27. März 1986) zuletzt geändert am 21. April 2016 veröffentlicht im Bundesanzeiger AT 19.07.2016 B5 in Kraft getreten am 20. Juli 2016.

Rolnik D, Wright D, Poon L, et al. Aspirin versus Placebo in Pregnancies at High Risk for Preterm Preeclampsia. N Engl J Med 2017;377:613-622.

Romero R, Nicolaides K, Conde-Aguledo A. Vaginal progesterone in women with an asymptomatic sonographic short cervix in the midtrimester decrease preterm delivery and neonatal morbidity: A systematic review and metaanalysis of individual patient data. Am J Obstet Gynecol 2012 February;206(2):124.e1–124.19.

Schimmel MS, Bromiker R, Hammerman C, et al. The effects of maternal age and parity on maternal and neonatal outcome. Arch Gynecol Obstet 2015;291:793-798.

Sovio U, Gaccioli F, Cook E, et al. Prediction of Preeclampsia Using the Soluble fms-Like Tyrosine Kinase 1 to Placental Growth Factor Ratio - A Prospective Cohort Stuy of Unselected Nulliparous Women: Hypertension 2017;69:731-728.

Tandberg A, Klungsøyr K, Romundstad LB, Skjærven R. Pre-eclampsia and assisted reproductive technologies: consequences of advanced maternal age, interbirth intervals, new partner and smoking habits. BJOG 2015;l22:915-922

Timofeev J, Reddy UM, Huang CC, et al. Obstetric Complications, Neonatal Morbidity, and Indications for Cesarean Delivery by Maternal Age: Obstet Gynecol 2013;122:1184-1193.

Walker KF, et al. Induction of labour versus expectant management for nulliparous women over 35 years of age: a multi-centre prospective, randomised controlled trial. BMC Pregnancy and Childbirth 2012;12:145.

Stichwortverzeichnis

A

Abdomenumfang
– fetaler 158
aberrierende rechte Arteria subclavia (ARSA) 152
Abortrate 46, 52, 55, 71, 115
Abortrisiko 10, 24
Abstossungsreaktion 39, 45, 49
Adipositas 139, 153
adult 39, 41, 42, 45, 46, 56, 60
Akupunktur 105
Allogenität 46
Alter des Vaters 140
Alternativen 126
altersbedingte Fertilitätsstörungen 22
Alterseffekt 13
AMH-Rezeptormutationen 8
Ammenfunktion 39, 48, 49, 63
Amniozentese 141
Androgene 7
aneuploid 81
Aneuploidie 9
Aneuploidierate 12, 71
Aneuploidierisiko 138
Aneuploidiescreening 95, 109
Anomalien
– kindliche 153
Anovulation 79
Antigenität 40, 54
Antigenlast 57, 61
Antikörper 56, 59, 60, 61, 63, 64
– antiembryonal 62
– antitrophoblastär (ATAK) 59
Antikörpertarget 55
Anti-Müller-Hormon (AMH) 2, 71
antipaternalen 56, 62, 63
antrale follicle count (AFC) 81
APC 40, 41, 50, 54, 55
Apoptose 4, 108
Apoptoseeffekt 98
Apoptoseprozess 79
Aromataseinhibitoren 92
ART-Behandlungen 52, 53
ART-Therapie 73
Aspekte der Bezahlung 130
ASRM 99
ASS 62
assisted hatching 105
assistierte Reproduktion 21
Atresie 2
Atresierate 12
Autoimmunerkrankung 40, 46, 52, 53, 60, 61, 62
– sklerosierend 61
Autoimmunthyreoiditis 40, 60
Autonomie 129
– reproduktive 30
Azoospermie 56

B

Bakterien 107
Befruchtungsfähigkeit 10
Beratung
– fachgebundene genetische 144
bevölkerungspolitische Maßnahmen 22
Bilirubin 63
Blastomerbiopsie 96
Blastozyste 48, 52, 93, 115
Blastozystenflüssigkeit 97
Blockierungsfaktor
– progesteroninduziert 51
BMI 77
Bologna Kriterien 93

C

Cavum uteri 50
CD56bright CD16+/- 43, 47
Centromers 9
Cervix 147
Checkliste 34
Chimäre 58
Chlamydieninfektion 47
Chorionizität 145
Chorionzottenbiopsie 141
Chromosomen 9
– Anomalie 81
Chromosomenstörung 138
Clomifen 84
Coenzym 109
Cohesinring 9

Co-Parenting 25
Corpus-luteum-Insufizienz 72
Cortison 53
CSF 46, 52, 58
– G 52
– GM 52
CT 42
Cumulus-Oozyten-Komplex 114
Cürettage 61
Cytotrophoblast 42

D
Darm 61
Datenregister
– zentrales 27
Dermatomyositid 61
Desquamation 57
Deutschen Mittelweges 131
deutsches IVF-Register (DIR) 21, 93
Dezidua 51, 54, 57
– parietalis 57
Diabetes Forschung 112
Diagnostik
– invasive 142
dichorial 146
Dichorionizität 146
DIG 63
Diktyotänstadium 79
DM 41
DNS
– zellfrei 59
DO 41
Doppleruntersuchung
– fetomaternale 157
DP 39, 41
DQ 39, 41
DR 39, 41

E
Eggs for later 30
Ehe für Alle 23
Eisprung 4
Eizellen
– imprägnierte 27
Eizell- oder Embryonenspenden 40, 42, 45, 46, 48, 56, 57, 60, 61, 63
Eizellspende 30, 121
– anonym 26
– Behandlung 26
– Indikationen 122
– kommerziell 26
– nicht-anonym 26
– offener Umgang mit der 125
Eltern-/Kind-Beziehung 124
Embryonen
– überzählige 27
Embryonenschutzgesetz 95, 122, 127
embryorezeptiv 50
Embryospende 121
Embryotransfer 93
Endobiom 50
endogene Opioide 113
Endometriose 71, 72
Endometritis 46
– chronisch 50, 52
– chronische 76
Endometrium 43, 47, 49, 50, 53, 54, 57
Endometriumbiopsie 106
Endozytose 54
Entdeckungsrate 154
Entscheidungsfindung zur Familiengründung 33
Entzündungszytokin 72
Enzym 109
Epithel
– luminal 57
Erfolgsraten 123
Erkrankung
– gender-spezifisch 61
– MC
–– fetal 61
–– maternal 61
Erkrankungsrisiko
– maternales 137
– Neugeborenes 138
Ersttrimestertest
– kombinierter 143
ESHRE 99
Estradiol 50
Estrogene 50, 51
Ethikkommission 96
euploid 81
EVT 42, 57
Extrauteringravidität 140

F

Faktor
- koloniestimulierend 46, 52, 58
Fehlbildung 76
Fehlgeburt 19
Fekundabilität 19
Femora
- realtiv kurze 151
Fertilität 10, 53
fertilitätsbezogenes Wissen 18
finanzielle Erwägungen 124
Fluoreszenz-in-situ-Hybridisierung (FISH) 96
Follikel 2
- Pool 5
- Selektion 3
Follikulogenese 111
Formen der Leihmutterschaft 127
fortlaufende Schwangerschaftsrate 114
Freiwilligkeit 129
Fremdantigenität 39, 40, 45, 48, 54, 56, 60, 62, 63, 64
Frischtransfer 91
Fruchtbarkeitsdiät 105
Fruchttod
- intrauteriner 149, 158
Fruchtwassermenge 159
Frühgeburt 139
Frühgeburtlichkeit 52, 76
Frühgeburtsbestrebungen 46
Frühschwangerschaft 51
FSH 2, 84
Funktionsstörung
- plazentare 139

G

Gebähren
- lebend 48
Geburtenraten 129
Geburtsdefekte 129
Gedächtnis
- immunologisch 46, 56, 57
Gefäßpermeabilität 62
genetische Herkunft 125
Genexpression 106
Genitaltuberkel 146
Genmix 60
Genpolymorphismus 55
Gerinneung
- intravasal 63
Gerinnungskaskade 62
gesellschaftliche Rahmenbedingungen 21
Gestationsdiabetes 139
Gewebe
- maternales 42
- trophoblastär 59
Glukokortikoid 62
GnRH
- Agonisten 73
- Analoga-Therapie 73
- Analogon 74
- Antagonisten-Protokoll 92
Gonadotropine 84
Graft-versus-Host-Reaktion (GvH) 56, 62
granulocate-colony stimulating factor (GM-CSF) 105

H

Hämolyse 63
Haploidentitäten 46
Hashimoto-Thyreoiditis 60, 61
Heparin 62
Herzfehler 138, 151
Heterodimer 41
Histokompatibilitätsantigene
- minore 41, 61
Histokompatibilitätskomplex
- majoren 41
Hitzeschockproteine 41
HLA-A 41, 46
HLA-B 41, 46
HLA-C 41, 42, 46, 47, 48, 49, 59
- maternale 46
HLA-D 46
HLA-E 41, 42, 43, 44, 45, 48, 49, 53, 59, 61
HLA-F 41, 42, 43, 44, 48, 49, 53, 55, 59, 61
HLA-G 41, 43, 44, 48, 49, 53, 56, 59, 61
HLA-Gruppen
- maternale 46
HLA-H 41
HLA-Matching 62
HMG 84
hochintensiv fokussierter Ultraschall 74
Holo-Transplantat 40
Hormonelle Stimulation 79
HSP 41
Hutterer 19
H-Y-Genkomplex 41, 61
Hyperöstrogenismus 7

Hypoöstrogenismus 7
hypothalamische-hypophysäre-ovarielle Achse 1
hysteroskopische Resektion 75

I
ICSI 28
ILT 43
Immun-Checkpoints 55
Immunglobuline 53
Immunsuppression 40, 49
Immunsystem
– maternales 40, 48
Immunzellattraktion 46
Implantation 39, 40, 41, 47, 48, 49, 51, 52, 53, 54, 56, 57, 58, 63, 64
Implantationspotential 10
Implantationszeitpunkt 51, 54
Implantatiosstörung 76
Imprinting 52
Imprintingeffekt 97
inert 40, 55, 59
Infektabwehr 50
Infektion
– aszendierend 55
inflammatorischer Zytokine 73
Insemination (IUI) 72
Interferon-y 46, 52, 58
Interleukine 52
internationalen Daten 122
intracytoplasmatische Spermieninjektion (ICSI) 90
Intrauterine Insemination 90
intrauterine Wachstumsretardierung (IUGR) 157
in-vitro-Fertilisation
– Eizellspende 144
– ICSI 144
in vitro Kultur 114
Isoformen 41, 44, 49, 53
IUFT 141
IUGR 156
IVF/ICSI 72, 91

K
Kardiotokogramm 159
Karyotypisierung 138
Keimaszension 50, 55
Killerzellen
– natürliche 39, 43, 44, 47, 48, 49, 50, 51, 52, 54, 57, 58
Kindeswohl 33
Kindeswohl nach Eizellspende 124
KIR 39, 43, 48, 63
Klasse I
– HLA 41
Klasse Ib 41, 53, 59
Klasse II 41, 45, 54
Klasse III 41
klinische Schwangerschaft 113
KLR 43
komparative genomische Hybridisierung (array-CGH) 97
Komplikationen
– schwangerschaftsassoziiert 57
Kontingentscreening 143
Kontraktilität der Gebärmutter 113
Konzeptionswahrscheinlichkeiten 5
Konzeptiosoptimum 73
Kopienzahl 108
Körnchenzellen 43
Kreatin 63
Kryokonservierung 93
Kryotransfer 91
Kryozyklus 115
Kulturmedium 97, 114
kumulative Lebendgeburtenrate (LGR) 92
kumulativen Spontanschwangerschaftsraten 11
künstliche Befruchtung 139

L
Lactobazillus 107
Lagerung der Schwangeren 154
Lambda-Zeichen 146
Large granular leucocytes 43
Lebendgeburtenrate 24, 30, 84, 114
– kumulative 24
Lebendgeburtswahrscheinlichkeit 10
Lebenserwartung
– durchschnittlich 60
Lebensgeburtenrate 131
Lebenskrise 126
Leber 63
Leihmutterschaft 122
– Indikationen 127
– Kontraindikationen 128
– teilweise 127

Leihmutterschwangerschaft 40, 42, 45, 46, 48, 54, 56, 64
Leitlinie für die Intrauterine Wachstumsretardierung 159
Leitlinien 27
LGL 43
LH-Anstieges 3
LIF 52
Lifestyle-Gründe 29
Ligand
- B7-1 55
- B7-2 55
- PD-L-1 55
LILR 43
Lipide 53
- Sojalipide 53
α-Liponsäure 109
long-protocoll 92
LUF-Syndrom 71
Lupus erythematodes 53, 61
- systematisch 53
Lutealphaseninsuffizienz 71
Lutealphasensupport 73
Lymphozyten 39, 44, 51, 53, 54, 55
- B 50, 54
- d 51
- T 41, 50, 54, 55, 63
- y 51
Lymphozytopenie 63

M

Makrophagen 50, 51, 52, 57
- Granulozyten 52
Makrophagen-Migration-Inhibitionsfaktor (MMIF/MIF) 57
Malignom 55
Mangelversorgung
- fetale 156
männlicher Subfertilität 73
maternal 49, 52, 55, 56, 59, 60, 61, 62, 63
M. Crohn 47
Medikalisierung gesellschaftlicher Missstände 28
mediterraner Lebensstil 112
medizinische Komplikationen 123
Mehrlingsgeburt 145
Mehrlingsrisiko 73
Mehrlingsschwangerschaft 139
Meiose 2
Meiose I 82
Meiose II 82
Meiosestörungen 4
meiotischen Arrest 4
Memory-Cell 56
Menopause 5
Menstruation 50, 57
menstruellen Zyklus 1
Metaphase-II 4
Methylierungseffekt 97
Methylierungsschemata 112
MHC 41
Microarray 106
micro-RNS 59
MiHA 41, 61
Mikrobiom 50, 105
Mikrochimäre 58
Mikrochimärismus 40, 48, 56, 58
Mikrochimerismus (MC) 58
Mikroglobulin
- ß2 41
Mikronährstoff 109
Mikropartikel
- trophoblastär (TMP) 59
milde Stimulation 92
Milieu
- soziokulturelles 28
Milz 61
mitochondriale DNA (mtDNA) 108
Mitochondrium 105
monochorial 146
Monochorionizität 146
Monosomie X 141
Monozyten 50, 54
Morbidität
- perinatale 158
Mortalität
- perinatala 158
Mosaikbefunde
- plazentare 144
Mosaikbildung 98
Motivation 124
MS 52
Müllerschen-Gänge 76
Multiplen Sklerose 52
Mutterschaftsrichtlinien 149
Myom 71, 73
Myomembolisation 74

Myomenukleation 74
Myositis 61

N
Nackenfalte 150
- verdickte 151, 153
Nackentransparenz 143
Nahrungsergänzungsmittel 111
Narbengewebe 58
Nasenbein
- fehlendes 152
- hypoplastisches 151
natürlicher Zyklus 92
Neona 61
Nervensystem
- zentral 59, 60
Next Generation Sequencing (NGS)-Technologie 97
nicht invasiver-pränatal-Test (NIPT) 143
Nidationsort 49
Nidationszeitpunkt 49
Niere 61, 63
NIP-Test 138
NKG2 39, 43
Non-disjunktion 82
Noxe
- teratogene 150
Nullipara 56, 62, 63, 64

O
Omega-3-Fettsäure 109
Omega-6-Fettsäure 109
oogonial stem cells 105
oozytär 54
oozytären Mitochrondrienzahl 4
Oozyten 2
Organ
- immunologisch 50
- lymphatisch 54
Organismus
- maternaler 40
Östradiol 2
ovarielle Funktionsreserve 6
ovariellen Zyklus 1
Ovulation 49, 51
Ovulationsauslösung 79

P
Parodontitis 46
Partnerschaft
- psychosexuell 56
paternal 40, 46, 48, 54, 56, 62, 63
PCP 47, 52
Perimenopause 1
Phagozytose 54
PIBF 51
Pinozytose 54
PKD/PID 95
Placenta
- accreta 57
- percreta 57
Plazenta 39, 41, 42, 46, 49, 58, 62
pluripotent 98
Polkörper 95
Polkörperdiagnostik 72
Polyarthritis
- primär chronische 47, 52
Polyhydramnie 139, 157
Polyp 71, 75
poor ovarian response (POR) 93
poor response 93
POSEIDON Kriterien 110
post partum 53, 60
postrezeptiv 106
Präeklampsie 40, 56, 57, 62, 63, 64, 139
Prägung
- maternale 48
Präimplantationsdiagnostik 72, 141
Präimplantationsembryon 42
Präkonditionierung 56, 57
Pränataldiagnostik (PND) 95
- nichtinvasiv (NIPD) 59
prärezeptiv 106
premature ovarian failure (POF) 8, 93
Primordialfollikel 2, 71
Progesteron 50, 51
Proliferationsfähigkeit 50
Pronukleusstadium 93
Pseudogene 39, 41, 44, 59
psychologische Aspekte 128
psychologische Auffälligkeiten 129
psychologische Follow-up der Spenderinnen 124
Pyelektasie 153

Q

Q10 109
Qualitätskontrolle 30

R

Ratio
– cerebroplazentare 159
reaktive Sauerstoffspezies (ROS) 109
rechtliches Risiko 126
Refertilisierung 77
Regenbogenfamilie 25
Reifeteilung 3
repetitives Implantationsversagen (RIF) 77
reproduktive Autonomie der Frau 30
reproduktives Reisen 25
Restitutio ad integrum 60
Resveratrol 109
rezeptiv 106
Rezeptivität 105
Rezeptor
– BTLA 55
– Checkpoint 55
– CTLA-4 55
– Killer-immunglobulinähnliche 39, 43, 48, 63
– Killer-lezithinähnliche 43
– LAG 55
– Lymphozyten-immunglobulinähnliche 39, 43
– NK
–– Gruppe 2 39, 43
– PD-1 55
– vasoendotheliale Wachstumsfaktor (VEGF) 58
rezidivierender Abort 76
Risikokollektiv 150

S

Schallfenster 155
Schätzgewicht 158
Scheidungsrate 23
Schwangerschaft
– gegengeschlechtlich 61
schwangerschaftsinduziertem Hypertonus 123
Schwangerschaftsrate 114
Schwesterchromatidenseparation 9
Screeningtest 138
Selbstmedikation 111
selektives Progesteron-Rezeptor-Modulator 74
Semi-Transplantat 40
Sequenzierung 108
sHLA-G 53
Sims-Huhner/Postkoitaltest 90
Single-Embryotransfer (SET) 94
Sklerodermie 61
Small for Gestational Age (SGA) 157
social freezing 4, 28
Softmarker 150
Soluble
– membranständig 42
soluble fms-like tyrosinkinase-1 (sFlt-1) 58
Spermatogenese 79
Spermien 41, 50, 56
Spermienextraktion
– testikulär 56
Spindelapparat 82
Spleißingvariante 41, 58
Spontanabort
– wiederholt 46, 53, 59
Spontankonzeption 79
Spontanschwangerschaftsraten 10
ST 42
Stammzellen
– embryonal (ES) 59
–– pluripotent 60
– hämopoetisch 46, 50
– hämopoetischen 50
Stammzelle (oogonial stem cell) 111
Sterilität unerklärt 46
Stigmatisierung der Paare 130
Subfertilität 12
Surrogatschwangerschaft 64
Syndrom
– HELLP 40, 56, 62, 63
– Sjögren 61
Synzitiotrophoblast 42

T

TESE 56
TH-1-Antwort 52, 55
– inflammatorisch 52
TH-2-Antwort 52, 55, 58
THelfer/TSuppressor-Shift 72
third-party-reproduction 27
Thrombozytopenie 63
Thyreoperoxidase 60
TNF 52, 55
TNF-a 46, 58

TNFRSF 55
Totgeburt 160
Totgeburtrisiko 24
Totipotenz 96
traditionelle chinesische Medizin (TCM) 105
traditionelle Familienform 23
Transfusionssyndrome 147
Transkripte
- immunglobulinähnliche 43
Transplantat
- Holo 40
- Semi 40
Trimenon
- I 52, 53
- II 39, 53, 55, 57, 62
Trisomie 81, 141
Trisomie 13 141
Trisomie 18 141
Trisomie 21 141
Trisomierisiko
- altersabhängiges 142
- erhöhtes 145
Trophektodermbiosie (TEB) 96
Trophoblast 39, 41, 45, 46, 48, 49, 52, 53, 57, 58, 59
- extravillös 42, 57
Trophoblastinvasion 76
Tubenfaktor 71
Tumornekrosefaktor 52, 58
- Superfamilie 55
Turner-Syndrom 123

U

Ubichinon-10 110
Ultraschalluntersuchung
- detaillierte im 2. Trimenon 150
- weiterführende 150
ungewollte Kinderlosigkeit 21
uteriner Blutfluss 113
Uterus
- arcuatus 76
- bicornis 76
- septus 76
- unicornis 76

V

Vagina 50
vanishing twin 61
Vater in spe 56
Vater-Kind-Beziehung 124
Verwandtenehe 144
Vitamin 109
Vitrifikation 30
Vitrifizierung 93
Vollumfängliche Leihmutterschaft 127
VZO (Verkehr zum Zeitpunkt des Konzeptionsoptimums) 72

W

Wachstumsfaktor 39, 43, 46, 48, 49, 52, 58
- plazental (PIGF) 58
Wachstumsretardierung 142
Wachstumsstörung 139
Wehen
- vorzeitig 52, 55
wiederholter Spontanabort (RSA) 77
wiederholtes Implantationsversagen (recurrent implantation failure, RIF) 105
window of implantation 105
Wochenbett 53, 60
- Blues 60
Wundheilung 50
Wunschkinder 31

Y

Yummy Mummies 19

Z

Zellen
- antigenpräsentierenden 40, 41, 50, 54, 55
- Hofbaur 57
- Langerhans´schen 50
- NK 39, 43, 44, 47, 48, 49, 50, 51, 52, 54, 57, 58
-- peripher 47, 53
-- uterine 39, 43, 47, 49, 50, 52
- NK
-- peripher 47, 53, 54
- regulatorisch B (Breg) 54, 55, 62
- regulatorisch T (Treg) 54, 55, 62
- thyreoidal 60
zentrale Pulsgenerator 1
Zervikalkanal 50
Zirrhose
- primär biliär 61

Zona pellucida 115
Zweittrimesterultraschall 142
Zwillinge 145
Zygotie 147
Zyklushälfte
– erste 50, 54
– zweite 51, 57
Zyklusmonitoring 73
Zytokine 49, 52, 58, 114
– inflammatorisch 46, 52
– proinflammatorisch 58
zytotoxisch 43, 47

www.ingramcontent.com/pod-product-compliance
Lightning Source LLC
LaVergne TN
LVHW060617300926
849162LV00008B/1640